安徽师范大学教材出版基金项目（2013）

医务社会工作

编著　赵怀娟
　　　宋宇宏
　　　杨正霞

北京大学医学出版社

YIWU SHEHUI GONGZUO

图书在版编目（CIP）数据

医务社会工作 / 赵怀娟，宋宇宏，杨正霞主编.
—北京：北京大学医学出版社，2015.7（2020.9 重印）
ISBN 978-7-5659-1086-9

Ⅰ.①医… Ⅱ.①赵… ②宋… ③杨… Ⅲ.①医学—社会工作 Ⅳ.① R19

中国版本图书馆 CIP 数据核字（2015）第 071511 号

医务社会工作

主　　编：赵怀娟　宋宇宏　杨正霞
出版发行：北京大学医学出版社
地　　址：（100083）北京市海淀区学院路 38 号　北京大学医学部院内
电　　话：发行部 010-82802230；图书邮购 010-82802495
网　　址：http://www.pumpress.com.cn
E-mail：booksale@bjmu.edu.cn
印　　刷：北京捷迅佳彩印刷有限公司
经　　销：新华书店
责任编辑：畅晓燕　杨善芝　责任校对：金彤文　责任印制：罗德刚
开　　本：889 mm × 1194 mm　1/32　印张：8.25　字数：251 千字
版　　次：2015 年 7 月第 1 版　2020 年 9 月第 3 次印刷
书　　号：ISBN 978-7-5659-1086-9
定　　价：28.00 元

版权所有，违者必究

（凡属质量问题请与本社发行部联系退换）

作者简介

赵怀娟（1974— ），女，安徽师范大学教授，法学博士，硕士研究生导师。长期从事社会工作专业教育，拥有"社会工作师"职业资格。以社会政策与社会工作为研究方向，特别关注老年社会工作、医务社会工作、社会工作教育领域的相关议题。主编、参编社会工作专业教材4部，主持、参与研究课题8项，公开发表学术论文30余篇。

宋宇宏（1968— ），女，广州医科大学副教授，医学博士，主治医师，社会工作师。从事临床与医学教育工作，长期关注院前急救普及教育、妇女儿童健康教育、老年人社区健康教育、残疾人康复、志愿者培训等问题。曾在中山大学社会工作硕士课程班学习，致力于推动医务社会工作的发展，对临终关怀、慢性病社会工作有独到的见解。

杨正霞（1973— ），女，本科，主管护师，安徽省皖南医学院附属弋矶山医院（三级甲等）EICU护士长。具有丰富的临床护理工作经验，以医患沟通、医学伦理为研究方向，在护理研究领域发表论文多篇，主持、参与课题多项。

内容提要

本书探讨了医疗卫生领域开展社会工作的相关问题。第一至三章梳理了医务社会工作的发展史与基础知识，第四、五章分别从直接、间接层面说明了社会工作在卫生服务中的干预方法，第六至九章重点分析了疾病防控、临床治疗、康复服务、精神卫生领域中社会工作的运用，第十章着重探讨了针对特殊人群的社会工作服务问题。本书内容简明扼要，素材新颖得当，注重实务运用，可供普通高校社会工作专业专科、本科、研究生教学使用，也可供政府卫生行政部门、各级各类医院、公共卫生机构、社会服务组织的管理人员和工作人员参考使用。

前　言

　　医务社会工作诞生于欧美发达国家,至今已逾百年。在医院、精神卫生机构、康复中心、社区等场所,医务社会工作者协助服务对象防治疾病、解决困难、改善环境,为提升社会福祉做出了重要贡献。近几年,随着一些公立医院开展社会服务试点,我国医务社会工作的发展问题被提上日程。客观地说,目前对医务社会工作有所了解的人群尚比较有限,因医务社会工作而有所受益的患者也比较少,以致于很多人认为医务社会工作是一个外来的新鲜事物。事实上,早在20世纪20年代,北平协和医院就设立了社会服务部,拉开了亚洲地区医务社会工作的序幕,只是后来因为众所周知的缘故销声匿迹了而已。可以说,20世纪初我国医务社会工作的发展与英美几乎是同步的,而且从一开始就非常强调服务的专业化与职业化。故此,2007年卫生部(现称国家卫生和计划生育委员会)人事司在一项专题调研中特别指出,当前我国医务社会工作制度建设的性质是"恢复与重建",而非从零开始。

　　医务社会工作缘何再度浮出水面,且医院还主动为之?这与当前医疗服务领域存在的突出问题密切相关。自20世纪80年代我国实行医疗服务市场化改革以来,"看病贵、看病难"的问题日益突显、医患信任趋于瓦解、医患关系不断恶化。近些年,各地屡屡发生的辱医、伤医、杀医事件更令人惊愕。患者对医院的责难与怨恨使医疗服务面临着未知的风险。为了提高患者的满意度、减少纠纷的发生,医院必须提高管理水平与服务质量。2000年,上海东方医院率先开展社会工作服务,开启了医务社会工作的重建之旅。此后,北京、深圳的一些公立医院开始跟进。医院希望通过引入社会工作,建立一种矛盾化解机制,以缓解医患关系的紧张。面对医疗服务困局,2009年,中共中央、国务院发布的《关于深化医药卫生体制改革的意见》(中发[2009]6号)指出"开展医务社会工作,完善医疗纠纷处理机制,增进医患沟通"。可见,医务社会工作的重建问题已进入政府顶层设计。

可以说,在特定的时代背景下,我国医务社会工作迎来了发展机遇。对此,最感到欢欣鼓舞的莫过于我们这些从事社会工作教育的老师了。因为中国社会工作的发展路径与西方国家不同,他们是先有服务实践,再有理论提炼、专业教育、学科建设,而我们则是先恢复专业教育,再开辟实践领域、运用理论、摸索经验。也正是因为如此,在过去的20余年间,每当社会工作教育界人士集会时,大家慨叹最多的就是服务机构少、社工岗位少、社会认同低、薪酬待遇低等问题。而现在,随着政府推动社会工作发展,上述现象正在逐步改观。学生们有机构可以实习了、有岗位可以就业了、工资待遇也提高了,老师们当然感到开心。然而,高兴之余,我们更需要思考的是:社会工作毕业生真的能够解决复杂多样的社会问题吗?毕竟,当前最亟待解决的问题往往都与制度设计、社群利益、公平正义相关,但它们是社会工作者可以化解的吗?

以医疗服务为例。医患关系的紧张、医患冲突的发生有一个矛盾累积的过程。表面看来,其可能与医疗资源分布不均、医德医风不正、医院管理水平不高有关,但实际上则反映了社会快速转型背景下社会价值观芜杂、社会治理水平不高、卫生管理体制不健全等深层次问题。治沉疴需用猛药。重塑医患信任,需要在制度设计、运行机制、服务供给多个层面发力,仅有服务方式的改善是不够的。所以,社会工作进医院是好事,但社会工作要做自己能做的事情,那就是,围绕患者的实际需要提供支持,如情绪疏导、协助建立支持网络、向有关方面反映患者的诉求、帮助患者争取资源、协调医患关系等。之所以这样说,是因为在过去的十几年间,包括教育工作者在内的一些人似乎夸大了社会工作的功能,把社会工作说成了解决各类问题的"万能钥匙"。这种现象是值得警惕的,因为泛化会削弱社会工作的专业性。事实上,社会工作发挥的主要是纾解、缓和与预防功能。

在外部环境趋于改善的背景下,社会工作教育工作者应该追求的是提高人才培养质量,提升社会服务的专业化水平。目前,全国有300余所高等院校在办社会工作专业，有些院校将医务社会工作设为培养方向，或作为自身的办学特色。现在，也有越来越多的医院正在尝试引入社会工作，以期改善医疗服务质量。人才是基础，高等院校社会工作专业有责任向学生提供在医疗服务领域开展社会工作所需要的知识。而人才培养离不开教材建设。尽管最近10年，国内社会工作专业教材建设取得了不少成果，但针对特定实务领域的专业教材依然不足，医务社会工作就是一例。基于此，我们撰写了这本《医务社会工作》。我们的初衷就是讲清楚医务社会工作的主要内容与服务方法，以便为学习者提供参考。

编写时，虽然我们力求做到模块设置合理、体系架构简明、理论与实践相结合，但由于可供参考的著作与教材较为有限，本书在内容编排上还存在一些不足。特别是由于我国专业社会工作刚刚起步，医务社会工作领域中积累的实践经验、研究成果比较有限，因而本书在实务技巧训练、本土经验提炼方面还有待再版时予以改进。本书各章的写作分工如下：赵怀娟撰写第一、三、四、五、七、九、十章；杨正霞撰写第二、六、八章，并整理附录；宋宇宏参与撰写第九章。教材由赵怀娟、宋宇宏统稿完成。本教材得到了"安徽师范大学教材出版基金项目（2013）"的资助，特此说明并致谢。写作中，我们参考了学界同仁的相关研究成果，在此深表感谢。感谢我的研究生吴瑾赟、罗单凤帮助校对了书稿。非常感谢北京大学医学出版社提供的支持和指导。对于教材存在的不足，恳请读者提出宝贵意见。祝愿我国医务社会工作快快发展、前景光明！

赵怀娟
2014年10月

目　录

第一章　医务社会工作的发展与内涵 ·············· 1
　一、西方医务社会工作的发展脉络 ·············· 1
　二、西方医务社会工作的内涵演变 ·············· 7
　三、我国医务社会工作的演进轨迹 ·············· 11
　四、医务社会工作的服务对象 ·············· 16
　五、医务社会工作的主要特点 ·············· 18
　六、我国发展医务社会工作的现实意义 ·············· 20

第二章　医务社会工作的内容与功能 ·············· 24
　一、医疗过程与服务范围 ·············· 24
　二、公共卫生社会工作的主要内容 ·············· 28
　三、医院社会工作的主要内容 ·············· 30
　四、康复社会工作的主要内容 ·············· 36
　五、精神健康社会工作的主要内容 ·············· 38
　六、医务社会工作的基本功能 ·············· 41

第三章　医务社会工作者的角色与素质 ·············· 44
　一、医务社会工作者的角色 ·············· 44
　二、医务社会工作者的伦理要求 ·············· 47
　三、医务社会工作者的知识结构 ·············· 54
　四、医务社会工作者的职业能力 ·············· 57
　五、医务社会工作者的培养 ·············· 60

第四章　医务社会工作直接服务 ·············· 64
　一、医务个案工作的内涵与模式 ·············· 64
　二、医务个案工作的流程与技巧 ·············· 68

三、个案管理在医务社会工作中的运用 75
四、医务小组工作的内涵与类型 77
五、医务小组工作的过程与注意事项 79
六、医务小组活动的设计技巧 82

第五章 医务社会工作间接服务 86

一、医务社区工作的内涵与过程 86
二、医务社区工作的技巧 88
三、医务社会行政的内涵与内容 90
四、医务社会工作中的督导 98
五、医务社会工作中的倡导 103

第六章 疾病防控与社会工作介入 108

一、健康观念的演变 108
二、医学模式的转型 110
三、生活方式与疾病谱的变化 114
四、影响健康的社会因素 117
五、疾病防控与社会工作介入 122
六、突发公共卫生事件与社会工作介入 127
七、社会工作介入健康促进 134

第七章 临床诊疗与社会工作介入 140

一、医院的分类分级与组织架构 140
二、医院社会工作部门的设置 143
三、院内患者的问题和需要 148
四、门诊患者的社会工作服务 150
五、住院患者的社会工作服务 151
六、出院计划与社会工作介入 153
七、和谐医患关系重构与社会工作介入 158
八、当前医院社会工作面临的挑战 164

第八章 康复服务与社会工作介入 168

一、康复的内涵与模式 168

二、康复社会工作的内涵及发展历程 …………………………… 171
三、康复对象的问题和需要 …………………………………… 172
四、社区康复与社会工作介入 ………………………………… 173
五、机构康复与社会工作介入 ………………………………… 178

第九章 精神健康与社会工作介入 ……………………………… 185
一、精神卫生运动的历史 ……………………………………… 185
二、精神健康社会工作的发展 ………………………………… 188
三、精神疾病患者的问题和需要 ……………………………… 190
四、精神健康社会工作的内容 ………………………………… 194
五、精神健康社会工作的理念与介入手法 …………………… 200

第十章 特殊患者的社会工作服务 ……………………………… 206
一、"三无"患者的社会工作服务 …………………………… 206
二、肿瘤患者的社会工作服务 ………………………………… 210
三、艾滋病感染者与患者的社会工作服务 …………………… 217
四、临终患者的社会工作服务 ………………………………… 226

附录一 健康教育服务规范 ……………………………………… 234

附录二 医务社会工作实务常用工具 …………………………… 238

附录三 医务社会工作常用政策法规资源列表 ………………… 243

参考文献 …………………………………………………………… 245

第一章 医务社会工作的发展与内涵

> 医务社会工作是一个强有力的工具,可以协助医生做出更加准确的诊断,并提供更加有效的治疗。
>
> Richard C. Cabot

医务社会工作诞生于西方工业化国家,是社会工作的一个实务领域,也是吸纳职业社会工作者较多,较早走向成熟的实务领域之一。医务社会工作是社会工作的知识和技能在临床医疗、公共卫生、健康照顾、精神卫生等领域的运用。本章首先梳理了医务社会工作在西方的发展历程,然后分析了医务社会工作的内涵及其演变轨迹,介绍了我国医务社会工作发展状况。最后,就医务社会工作的特点、意义等问题进行了探讨。

一、西方医务社会工作的发展脉络

(一)医疗救助阶段

医务社会工作最早可追溯至英国济贫法时代的医疗救助。当时,资本主义制度处于发展初期,失去生产资料的劳动者的生活较为困苦,个体和家庭抵御疾病和灾难的能力十分有限。失业者、贫困人士常因经济窘迫而患病不医。为了帮助患病的穷人,弥补家庭服务和政府救助的不足,医务社会工作便应运而生。17世纪,英国开始出现"施赈者",在医院里开展救孤济贫工作,取得了一定效果,其被视为医务社会工作的萌芽。当然,这些赈济活动往往是由教会组织的,施赈活动是以志愿服务的面目出现的,受益对象局限于贫苦无依的患者。

1885年,罗查理爵士与蒙地菲上校向英国上议院提交报告,请求政府在医院设立专门的"施赈者"岗位,帮助医院解决贫苦患者因患病产生的相关问题。1895年,上议院最终同意伦敦皇家医院聘用放赈员,为贫苦患者提供救助。放赈员由伦敦慈善组织协会(Charity Organization Society,COS)派遣社会工作者充任。当时,社会工作者主要采用个案工作、调查访视等方法帮助患者解决与医疗相关的问题。在美国,早期的医院是专门为穷人开办的救济院。1713年,费城成立了第一家救济院,1736年纽约成立了第二家救济院——贝尔维尤医院。除了专门的救济院外,一些社会救济机构也设立了病房及疗养院,为贫困者提供有限的医疗救助。例如,1893年,纽约亨利街贫民区发起了"邻居探病活动",为患病贫民提供护理服务。总的看来,20世纪前,英、美等国虽然出现了宗教团体、善心人士支持患者的活动,但受益者往往局限于失依老人、孤儿和穷人等特殊人群,奉行的是宗教价值观与人道主义精神,在性质上是社会救助。而且,当时提供医疗救助的机构相当有限,医务社会工作处于萌芽阶段。

(二)医院社会工作阶段

现代意义上的医务社会工作诞生于20世纪初,诞生地是医院。1905年,美国麻省综合医院的理查德·卡伯特(Richard C. Cabot)医生[①]任命詹妮特·派尔顿(Garnet I. Pelton)护士为内科诊所的社会工作者。卡伯特医生认为,医生的关注力十分有限,他们通常只对患者的一小部分有所了解。他们不知道患者的背景,而事实上,患者的背景(如心理状况、经济状况、所处环境等)往往与疾病的发生有着密切的关系。他认为社会工作在医疗保健服务中的功能在于,"填补医疗方面的漏洞,提供实用性的建议事项,减少医疗界与患者群之间的差距。"卡伯特把社会工作者描述成医院与患者之间的桥梁,认为他们可以"将医院与社会力量和助人机构有机结合起来"[②]。以麻省综合医院设立社会工作者岗位为标志,医务社会

---

① 卡伯特(1868—1939),曾在哈佛大学研习哲学,后转向医学,是临床血液学方面的专家,医务社会工作的先行者。
② Cabot R C. Hospital and dispensary social work//Goldstine, Dora. Expanding Horizons in Medical Social Work. Chicago: University of Chicago Press, 1955:260.

工作发展开始步入新阶段——医院社会工作阶段。

不久,卡侬(Ida Cannon)接替派尔顿成为内科诊所的社会工作者。她成为医院社会工作的先驱。卡侬认为,随着医院成为专门的诊断和治疗机构,内科医生们普遍出现了"专业视野的压缩"的问题,他们不再去社区和家庭探视患者,而只专注于研究患者的生理状况。由于对患者的生活状况缺乏了解,医生们虽然能够诊治疾病,但却不能处理疾病导致的其他问题。卡侬指出,社会工作者可以弥补医务工作者的不足,因为社会工作者可以通过社区探访、家庭访问等方式了解患者的家庭和生活情况,为医护人员提供患者的相关信息,促进医生了解患者,进而作出更加合理有效的处置。卡侬认为,医院社会工作者的职责是"致力于消除患者的环境或个人态度中的障碍,从而配合成功的治疗,协助其进行有效的康复"。她提出,"有必要让能全面理解社会问题、经验丰富、接受过专业训练的人来引导患者处理他们自己的问题。这些问题可能是他们疾病的结果,也可能是疾病的部分原因"[1]。

1907年,麻省综合医院的神经学诊所也开始为患者提供社会工作服务,这被视为精神卫生社会工作的开端。麻省综合医院的做法受到业界认可,此后,一些医疗机构纷纷设立社会工作岗位。据统计,截至1913年,美国有100所医院配备了社会工作者。1923年,雇佣社会工作者的医院已达到400余所。在此期间,1918年,美国医院社会工作者协会(American Association of Hospital Social Workers,简称AAHSW)成立,并于次年创办了杂志《医院社会服务》(*Hospital Social Service*)。该杂志从1919年一直出版到1933年。20世纪20年代,美国的大学中开始出现了以"医务社会工作"为名的专业训练课程。1926年,美国精神科社会工作者协会(American Association of Psychiatric Social Workers,简称AAPSW)成立。总的看来,在20世纪初期,医院主动引入社会工作,主要是基于专业分工及专业化的考虑,因为有了社会工作者的协助,医生就可以把更多的精力放在科学研究和临床治疗上了,所以,在当时,社会

---

[1] 洛伊斯·A.考尔斯. 医疗社会工作: 保健的视角. 刘梦, 王献蜜, 译. 2版. 北京: 中国人民大学出版社, 2011: 5.

工作者往往被视为医生的助手。

20世纪20年代,美国医院协会颁布了第一个《医院社会工作指南》。该指南规定,医务社会工作者的职责是:第一,通过研究、报告和缓解患者的痛苦,扩大医生对患者的治疗,力求在大的范围内,促进医疗照顾计划与患者社会问题的解决相联系;第二,在医生和患者之间,在医生和所需社区资源之间充当联系人;第三,通过患者教育与健康促进活动,加强其与医疗照顾计划的合作。可见,当时医院期待的社会工作者的角色,就是要填补医院环境与患者社会环境之间的空白,消除妨碍医学治疗的相关障碍。30年代,受心理分析及精神医学的影响,医院社会工作逐渐分化为一般医疗和精神医疗两个部分,后者逐渐发展成为精神卫生社会工作。

在此时期,美国的医院社会服务制度开始向英国、法国、德国等欧洲国家传播。亚太地区的医务社会工作也拉开了序幕。1921年,美国罗氏基金会选派蒲爱德女士到北平协和医院,指导、协助协和医院建立了"社会服务部",为患者提供帮助。早期,医院中的社会工作部门都是由医生作为主管,而财力支持则多来自于社会。医务社会工作的生存环境决定于医生及医院行政管理人员,个案也通常由他们转介而来。医院希望社会工作者在不挑战医生的权威的前提下,与医生、护士等专业人员合作,努力增进患者的福利。因此,在医疗团队中,医生是主导者,护士与社工是辅助者,医务社会工作者的职业地位不高。

(三)医务社会工作阶段

医务社会工作步入新的发展阶段是与健康观念的转变密切相关的。20世纪中期以前,人们对健康问题的认识是单维的,认为健康就是不患病,健康就是生物体功能和形态的正常化。1948年,世界卫生组织(World Health Organization, WHO)在其签署的章程中对"健康"提出了新的定义,后经修改后表述为,"健康不仅仅是指没有疾病或身体虚弱,而且要有健全的身心状态和社会适应能力"。这一概念把关于人们身体的判定和人类精神、社会行为的判定结合在一起,较之过去,是一个质的飞跃。70年代,WHO进一步完善了"健康"概念,认为"健康不仅仅是躯体没有疾病,而且还要具备心理健康、社会适应良好和道德健康"。健康观的变化反映了人们对健康问题的深入认识,也推动了医务社会工作从医院内扩展到医院外。毕竟,诊治疾病只能在生物层面增进人的健康,但良好的心理状态和社会功能并不能依靠医疗技术来解决。

在这一背景下,医务社会工作逐渐超出医院范围,成为"一种医疗处境中的社会工作"(social work in a medical setting)。社会工作者除了为患者提供就医服务和疾病知识外,也注重分析心理与社会因素对患者的影响,进而努力改善患者所处的社会环境。医疗社会服务的内容也从情绪疏导、知识传递等拓展到扩大患者的社会支持网络、倡导医疗服务政策的改变等方面。与医院社会工作相比,20世纪40~70年代的医务社会工作,无论是工作场所,还是服务对象与服务内容,均有了显著扩展。医务社会工作越来越多地讨论疾病和医疗照顾的社会问题。患者管理与个案工作成为医务社会工作的主要方法。医务社会工作者被视为健康照顾团队的重要一员,在医疗服务中的地位不断提高。1961年,美国医院社工协会与社会工作协会联合委员会指出,医务社会工作的新功能是:第一,协助健康照顾团队理解疾病、情感、经济问题的社会意义;第二,促进患者及其家人建设性地使用医疗照顾,提高其福祉;第三,协助医院为患者提供更优质的医疗照顾,努力改善患者的生存质量。

(四)健康照顾社会工作阶段

1977年,美国《科学》杂志刊登了罗彻斯特大学精神病学和心身医学教授乔治·利布曼·恩格尔(George L. Engel)的一篇文章《需要新的医学模式:对生物医学的挑战》。在文中,恩格尔教授指出,生物医学模式的缺陷是"用偏离正常的、可测量的生物(躯体)变量来说明疾病。没有给疾病的社会、心理和行为方面留下余地"[①]。他认为,为了理解疾病的决定因素,采取适当的治疗保健策略,医学模式必须考虑患者、患者生活的环境和社会因素,因而生物医学

---

① Engel G L. The need for a new medical model: a challenge for biomedicine. Science, 1977, 196(4286): 129-136.

模式转向生物-心理-社会医学模式（又称恩格尔模式）是医学发展的必然要求。恩格尔模式的提出折射出现代健康观念的变化，为医务社会工作拓展服务对象、服务领域、服务内容提供了理论基础。

表1-1列出了社会工作者与健康照顾服务的关系。从表中可见，在不同领域服务的社会工作者都有可能遇到服务对象的健康问题。例如，在企业中，工作者可能需要协助服务对象处理职业病及其相关的问题；在家庭服务中，工作者也会遇到服务对象健康状况不佳，需要协助其解决医疗、照顾、经济援助等问题。在青少年服务中，则可能会涉及药物滥用的预防与干预。可见，协助服务对象战胜困扰、提高健康水平和生活质量是现代社会工作的应有之义。

表1-1　不同领域工作的社会工作者可能遇到的与健康有关的问题

社会工作者的分类	工作中可能遇到的与健康照顾有关的问题
社区工作者	营养不良、环境污染等
企业社会工作者	职业病
家庭社会工作者	家庭成员的慢性病、失能等
医疗机构社会工作者	医院与诊所中的心理社会问题
康复社会工作者	压力、精神迟滞、自杀等
青少年社会工作者	药物滥用、自杀企图
老年社会工作者	慢性病、疼痛、自我照顾问题
社会规划者	缺乏健康知识、服务者的参与、服务输送问题

资料来源：全国社会工作者职业水平考试教材编写组.社会工作实务（中级）.北京：中国社会出版社，2007：417.

20世纪70年代后期以来，随着新的健康观念的普及和现代医学模式的出现，医务社会工作开始步入新阶段。社会工作者不仅在医疗机构为患者及其家人提供支持性服务，还在社群中普及健康知识，推动社区康复，或参与公共卫生事件的处置。人们逐渐认识到，疾病的发生有着非常复杂的原因，个体的行为模式、生活方式，以及社会经济发展、文化价值观等都可能与疾病的发生密切相关。临床医学及生物医学模式虽然可以缓解或治愈生理疾病，但不能解释诸如结核病和性病，尤其是艾滋病等疾病的发生、流行和预防问题。

因此,医务社会工作不应将视野局限于医疗机构内部或患者身上。20世纪80年代,受医院注重成本效益和绩效评估的影响,医务社会工作开始关注行政管理、品质控制、信任与问责等问题,并将出院计划视为工作重点。在英、美等国,医务社会工作以健康促进和公共卫生为战略目标和核心领域。

正如学者安德里亚·韦基(Andrea Vaghy)所言,20世纪后叶美国卫生保健领域发生了多种变化,包括:卫生保健提供中心从医院转移到了社区;在健康问题的病因学中增加了社会和环境因素;在复杂医疗和手术干预选择增多的情况下,公众要求更多参与个体卫生保健决策;家庭成员不得不为其家人提供各种形式的保健服务,且这种需求在不断增加;健康问题从急性病症逐渐过渡到慢性病,需要更多的长期保健;利益导向管理型保健及其原则与上述变化之间相互影响[1]。这些变化要求社会工作者能够为不同人群提供社会服务,更加关注健康促进和预防性干预,掌握个案管理知识与技巧。总之,社会工作者应当与其他专业人士一道,广泛参与各领域的健康服务工作,为增进人类的福祉做出贡献。

二、西方医务社会工作的内涵演变

(一)医务社会工作内涵的变化

在我国,医务社会工作的恢复和重建虽然仅有20余年,但是在英美等国,医务社会工作的发展历史却已超过一个世纪。在100多年的发展历程中,医务社会工作的内涵随着人类健康观的变化而变化,大致经历了一个从医院社会工作(hospital social work)到医务社会工作(medical social work)再到健康照顾社会工作(health care social work)的演化过程。医务社会工作内涵的变化和外延的拓展,回应了医学模式的转型,是人类深入认识医学与社会、医疗与健康等问题的产物。

从远古时代到现代社会,人们对于疾病和健康问题的认识不断

---

[1] Vaghy A. Report identifies heath care issues affecting social work education. Social Work Education Reporter, 1998, 46(3): 8-36.

深化。与之相应，医学模式也在漫长的历史时空中经历了数次转型。按照有关学者的观点，人类社会奉行的主要的医学模式大致有5种：神灵主义医学模式、自然哲学医学模式、机械论医学模式、生物医学模式和生物-心理-社会医学模式。其中，生物医学模式和生物-心理-社会医学模式被视为现代医学模式。生物医学模式强调关注生物体结构和形态的异常，认为健康就是没有疾病。在该模式下，医生们总是习惯于考察人的生物学特性，并试图从细胞或生物大分子、器官等方面寻找疾病的原因和结果。

生物医学模式盛行两三个世纪，对人类医疗卫生事业的发展产生了非常深远的影响。该模式将医学的核心任务定义为攻克生理疾病，以使人体、环境和病因之间达到动态平衡。基于此认识，医务工作者的相关工作应围绕着治疗疾病展开，即便为患者提供社会服务，其目的也是协助医生治疗疾病。在20世纪40年代前，英美等国虽然已将专业社会工作引入到医疗服务领域，但受到生物医学模式的影响，社会工作者的工作场所局限于医院内部，工作目标是为医生提供协助，因此，这个阶段的医务社会工作被称作医院社会工作。所谓医院社会工作，就是在医院中协助医生解决患者及其家属因患病而产生的相关问题的社会服务活动。

20世纪40年代中期，世界卫生组织（WHO）拓展了对健康问题的认识，将健康定义为身体、心理和社会功能的完善状态。健康观念的变化促使社会工作者关注疾病背后的心理、社会、环境因素，关注疾病治愈的长久效果，于是，他们将社会服务的场所拓展到医院以外，将服务对象延展至患者的家庭和所在社区。社会工作的功能不再局限于为医生服务，促进患者的心理健康，维护或发展患者的社会功能也成了医务社会工作的应有之义。

20世纪70年代，随着生物-心理-社会医学模式的提出，人们对健康问题的认识更加全面。人们认识到，与健康有关的社会服务有很多，不只是罹患疾病以后的治疗，也包括对疾病的预防。健康保护不仅发生在医疗场所，也发生在日常生活之中。与之相应，医学照顾开始关注预防疾病，降低慢性疾病发病率，干预不良生活方式等问题。社会工作者也被期待能够广泛参与到与健康有关的社会服务中,如开展健康教育活动、为特定人群提供干预服务、促进人们改变生活方式等。医务社会工作的内涵和外延继续扩展,步入健康照顾社会工作阶段。

综上可见,医院社会工作的内涵最为有限,其服务对象主要是患者,介入目的是协助医生诊疗疾病,工作场所基本限于医疗机构内部。较之医院社会工作,医务社会工作的内涵有所扩展,服务对象包括患者、家人、医护人员、社区等,工作场所已延伸到院外。健康照顾社会工作的内涵最为宽泛,服务对象已扩展至包括患者及其家属、亚健康人群、健康人群在内的所有社会成员,工作场所也涉及社会生活的各领域,服务范围涵盖疾病预防、临床治疗、疾病康复等各环节。三者之间的关系可参见图 1-1。

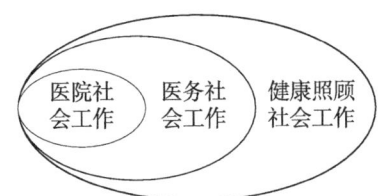

图 1-1　医院、医务、健康照顾社会工作之间的关系

(二)医务社会工作的内涵

医务社会工作自诞生以来,其内涵与外延就始终处于发展变化之中。这给准确定义医务社会工作带来了困难,因为不同的研究者关注的重点不尽相同。例如,姚卓英认为,"医务社会工作是社会工作的一环,其目的是协助患者解决其与疾病相关的社会、经济、家庭、职业、心理等问题,以改善医疗效果"[1]。金蔚如认为,医务社会工作是将社会工作实施于医疗机构中,并且与其他专业合作,将社会工作的知识、技巧、态度和伦理价值应用于医疗健康领域中[2]。与之类似,斯基德摩尔和萨克雷指出,医务社会工作是"将社会工

---

[1] 姚卓英.医务社会工作.台北:正中书局,1978:4.
[2] 金蔚如.医务社会工作.台北:五南图书出版公司,1988:2.

作的知识、技术、态度与价值应用于卫生照顾工作,而其本身则侧重对于在疾病中因社会或环境之紧张而导致社会功能与社会关系失败之探索"。莫藜藜强调,医务社会工作者不仅在医院中扮演"治疗者"角色,也承担行政事务工作,如研究、培训、资金募集、社会倡导等①。这些概念有的强调在医院内开展社会工作服务,有的则关注更大范围的医疗服务问题。

其实,界定概念的困难关键在于医务社会工作的外延太大。举凡与健康问题有关的社会服务似乎都可以囊括到医务社会工作名下。正因如此,我国台湾学者廖荣利在其所著《医疗社会工作》一书中,依据"实施医疗卫生保健的机构的特性"的不同,将医务社会工作分为医院社会工作、公共卫生社会工作、精神病理社会工作和复健社会工作。在现代社会,人们对于健康问题的认识不断深化,健康已成为一个多维的概念。其不仅指生物机体的功能正常,还包括心态积极、社会功能完好、道德完善等。在 WHO 提出的"十大健康标准"中,精力充沛、处事乐观、适应环境等均位列其中。多维健康观使得医务社会工作的外延不断拓展。

综合上述观点,笔者认为,我们可以从广义和狭义两个层面界定医务社会工作。从广义层面看,医务社会工作就是健康照顾社会工作。即将社会工作的价值观、知识和技能运用于与健康相关的服务工作中,以提高人们的健康水平。其工作者从事与健康服务有关的工作,广泛分布在医疗服务、社会福利服务、医疗保险服务、计划生育服务、卫生保健服务等诸多领域。从狭义层面看,医务社会工作主要指:在社会工作价值观和医学伦理的指导下,运用社会工作的知识、技能,协助受疾病、失能、伤害影响的服务对象及其家庭或相关社群,恢复身心及社会功能的专业化服务活动。其工作者主要分布在卫生系统中,基本职责是协助患者及其家人处理因患病、创伤、残疾等引起的情绪、生活、社会适应问题。狭义上的医务社会工作仍然是医务社会工作的主体。

---

① 莫藜藜.医务社会工作.台北:桂冠图书股份有限公司,1998:3.

三、我国医务社会工作的演进轨迹

(一)我国医务社会工作发展历程

医务社会工作在中国的起源可溯及20世纪20年代。1921年,美国石油钢铁大王洛克菲勒设立基金会,全额投资成立北平协和医院。同年,基金会选派埃达·蒲爱德(Ida Pruitt)[①]女士到北平协和医院,指导医院建立"社会服务部",这标志着医务社会工作在我国的诞生。在亚太地区,北平协和医院开展医务社会工作也是最早的。协和医院的社会工作者通过开展个案辅导、家庭访视、社区调查等活动,了解患者的生活状况和家庭经济条件、家庭关系等,帮助在医患之间进行沟通,协助人们正确认识西医学治疗技术,在一定程度上促进了国人健康观念的变化。新中国成立前的协和医院不仅在医疗技术水平上与世界同步,在医务社会工作方面同样也成绩卓著。

1935年,蒲爱德曾在《中华医学杂志》第49卷上撰文,记述了自己在北平开展医务社会工作的经历和感受。据她记述,1921年北平协和医学院设立社会服务部时只有2名工作人员。他们尝试着根据患者的需要制订服务计划,受到了医护人员的尊重与认可。很多服务对象都是由医护人员转介而来。除了提供院内服务,医务社会工作者还努力将服务延伸至民间福利机构。20世纪20年代,一些医护人员、社会学专业毕业生也加入到医务社会工作队伍中来。到1935年,协和医院已经拥有15位社会工作者、6位个案督导员、1位社会工作主任和3位主任助理。蒲爱德说,协和医院社会服务的发展和壮大清晰地证明:医务社会工作不仅是医疗服务发展的需要,也是医院医疗实践中不可缺少的重要的辅助性功能[②]。

在协和医院的影响和指导下,20世纪30年代,国内一些医院纷纷设立社会服务部。例如,1930年,济南齐鲁大学医学院附属医院设立了社会服务部。1931年,南京鼓楼医院、上海红十字会

---

① 蒲爱德(1891-1985),出生于中国山东,是美国传教士的女儿,毕业于哥伦比亚大学,曾在麻省综合医院的社会服务部学习。1912—1918年,蒲爱德在中国山东担任女子学校的教师及校长,后返回美国研习社会工作。1921—1938年在北京协和医院工作,为中国医务社会工作的发展做出了重要贡献。
② 蒲爱德.医务社会工作者:他们的工作与专业训练.社会工作,2008,4:4-9.

医院、上海仁济医院、重庆仁济医院设立了社会工作部。1932年,南京中央医院也开始提供医务社会工作服务。但由于封建思想浓厚、国家积贫积弱、军事冲突频发等各种原因,医务社会工作者的工作环境非常艰苦,工作难度也相当大。他们不仅要协助医生和护士开展患者的住院照顾、家庭探访、功能评估,还要协助政府开展难民救济、难民医疗、紧急救济、空袭救济等特殊救济活动。当时,为了推进医疗服务中的社会服务,医务社会工作者付出了艰辛的努力。

新中国成立后,随着学科调整和院系撤并,社会学以及作为应用社会学的社会工作被取消,医务社会工作自然也就失去了生存的土壤。改革开放后,随着社会学的恢复,特别是民政部门、高等学校对专业社会工作的大力推进,医务社会工作的重建问题开始受到关注。在实践中,以上海东方医院为代表的医疗机构设立社会工作部,积极探索医务社会工作实务;医学院校申请开设社会工作专业,以培养本土的医务社会工作者;高等学校、研究机构、社会团体多次组织专门会议,探讨医务社会工作的发展问题。对于改革开放30年余年间医务社会工作的发展历程,刘继同进行了深入研究。他提出,可以将改革开放以来我国医务社会工作的发展分为4个阶段(表1-2)。

表1-2 改革开放以来我国医务社会工作发展阶段分析

评价维度	1978—1991年 孕育萌芽期	1992—1999年 研究准备期	2000—2006年 初步发展期	2007—2011年 稳步发展期
医务社会工作研究	偶有涉及	停滞不前	知识介绍增加	研究与实务并进
医务社会工作者	无	很少	有所增加	显著增加
医务社会工作实务	无	萌芽	开始出现	逐渐多样化
医务社会工作组织	无	上海浦东	东方医院等医疗机构	全国与地方组织增多
医务社会工作地位	无	低	成政府政策议题	入国家医改方案

资料来源:刘继同.改革开放30年以来中国医务社会工作的历史回顾、现状与前瞻.社会工作,2012,1:7(有改动).

第一阶段（1978—1991年）为孕育萌芽期。虽然医学社会学研究偶尔涉及医务社会工作，但专业医务社会工作者、医务社会工作实务、医务社会工作组织等都"无从谈起"，基本上处于空白状态。

第二阶段（1992—1999年）为研究准备期。这一时期，虽然有少数社工进入社会福利与医疗卫生机构，但医务社会工作研究仍处于休眠沉寂和停滞不前的状态。不过，在此时期，中国社会问题大量涌现，对专业社会工作的需要日益迫切，为医务社会工作的破土而出埋下了伏笔。

第三阶段（2000—2006年）是医务社会工作初步发展期。在此时期，随着社会工作教育、研究和实务的发展，医务社会工作开始步入实践轨道。2000年上海东方医院首设"社会工作部"，拉开了中国本土医务社工机构重建的序幕，2001年4月正式进入实质性运作阶段，建立了工作人员岗位职责和相关制度，并着手开展了个案、小组等社会工作专业活动。2003年，"医务社会工作高级研讨班"在上海召开。会上，有关领导提出，上海市将着手把医务社会工作纳入医疗工作领域，使之成为卫生领域内继医生、护士、医技之后的第四种职业。在此时期，北京、深圳、广州等地也尝试推动医务社会工作，"医务社会工作实务"开始出现在医疗卫生机构中。社会工作与医务社会工作地位作用、功能角色由地方议题逐渐演变为全国性的重大社会福利政策议题。

第四阶段，（2007—2011年）为稳步发展期。这一时期，医务社会工作研究显著增多，社会工作职业化、专业化与实务模式研究等课题出现。上海、深圳等地推动医务社会工作职业化取得了良好效果，真正的医务社会工作实务逐渐形成。以深圳为例，2008年，原深圳市卫生局向民政局提议，在市级医院开展医务社会工作试点工作，由民政局以购买服务方式向医院派驻社会工作者。在香港督导的指导下，医院社会工作一经启动就按照专业流程进行运作。此一时期，全国各地开展医务社会工作服务的医院显著增加。2009年，新医改方案明确提出，要发展医务社会工作，增进医患沟通，说明推动医务社会工作发展已进入顶层制度设计。2010年中国医院协会成立了"医院社会工作暨志愿服务工作委员会"，2011年上海医学会"医务社会工作专科分会"成立，这些都说明我国医务社会工作组织建设迈出了历史性步伐。改革开放以来中国大陆机构举办医务社会工作专题研讨会基本状况见表1-3。

表1-3 改革开放以来中国大陆机构举办医务社会工作专题研讨会基本状况

时间	主办者	会议名称
2003	上海儿童医学中心	医务社会工作高级研讨班
2008.3	北京大学医学部	中国-加拿大医院质量管理与医院社会工作论坛
2010.7	徐汇区中心医院	2010年医务社会工作理论与实践研讨会
2010.12	中国社会工作协会	首届全国医务社工论坛
2011.3	上海市医学会	上海市医学会医务社工学专科分会成立大会暨学术报告会
2011.11	李嘉诚基金会	姑息治疗中的社会工作
2011.11	福建医科大学	中国医务社工研究:教育培训体系与实务模式建构研讨会
2011.11	上海儿童医学中心	2011医务社会工作国际研讨会
2012.6	深圳市卫人委等	深圳市医务领域社会工作专题研讨会
2012.6	上海市东方医院	两岸三地医务社会工作与医院志愿者服务实务研讨会
2012.7	上海市徐汇区中心医院	2012海峡两岸医务社会工作理论与实践研讨会暨医疗机构社会工作和志愿者管理方法学习班

资料来源:刘继同.改革开放30年以来中国医务社会工作的历史回顾、现状与前瞻.社会工作,2012,7:7.

(二)当前我国医务社会工作开展情况

2007年,我国卫生部人事司在全国卫生系统开展了"社会工作和社会工作人才队伍建设现状调查和岗位设置政策研究"专题调研,最终形成了"医务社会工作者调查与政策研究"报告。在报告中,调查组指出,全国医疗机构建立"社会工作部"主要有6种模式。第一,虽然对社会工作和医务社会工作不了解,但实际上在"不知不觉"从事着医务社会工作服务。第二,通过共青团系统开展的"青年志愿服务"进入医疗机构。第三,由一些有见识的医院院长"从国外介绍和引进"。第四,医院为了公共关系和重塑社会形象,为了预防、减少和最大化避免医疗纠纷而"自主、自愿"成立社会工作部,开展医务社会工作服务。第五,通过社会工作专业学生专业实习和服务"打动或感动"院方,日后被院方正式聘用。第六,制度环境、社会工作教育、开拓型医务社会工作领袖人物和制度创新等多种因素"有机结合的综合性模式",如深圳模式。

课题组调研发现,各地普遍根据医院的实际情况和自身理解来界定医务社会工作的职责范围。虽然社会工作者的职责与医生的职责有较为清晰的界限,但与护士的职责范围、服务内容存在一定交叉。各地医务社会工作服务较多集中在临床医疗服务、预防和减少医疗纠纷方面,为患者、家属提供直接社会服务和经济援助服务相对较少。许多医疗机构提供的社会工作服务还不够专业化,有些还停留在志愿服务层面。不过,调研也指出,虽然全国各地社会工作者的职责范围与服务内容有限,但由于各医院开展医务社会工作的服务重点不同,总体上基本覆盖了医疗卫生的所有领域。

此外,卫生部的调研也发现,与医院与患者的潜在需要相比,在岗社会工作者的数量远远不足。他们较多分布在经济发达地区的公立医院中,存在着结构上的失衡问题。大部分医务社会工作者由医护人员转型而来,以医生、护士和卫生法律人才为主,受过社会工作专业教育的医务社会工作尚比较有限。全国医院设立的"社会工作部",基本上属于医疗机构的职能部门,与院方存在着管理与被管理的关系。但调查也指出,无论受访者是否理解医务社会工作,他们都对医务社会工作者的加盟表示"欢迎",认为他们是"医生的助手,护士的伙伴,患者与其家属的朋友,家庭的保护人,社区的组织者,其他专业技术人员的合作者"。

在报告中,调研组对我国医务社会工作的发展进行了总体评价,认为全国医务社会工作制度建设的性质是"恢复、重建",而非从零开始。各地医务社会工作制度建设呈现出"星星之火、散点分布"的状态,地区、领域、医疗机构间差距巨大。各地医疗机构大多是自主、自愿、自主创新和由下而上设置社会工作部,建立医务社会工作者队伍,开展医务社会工作服务。调研组认为,医疗机构开展医务社会工作服务的主要动机是为了有效预防、减少、调节医疗纠纷,改善就医环境,构建和谐医患关系,其根本目的是促进医疗机构健康稳定地发展。报告指出,全国卫生系统是目前最迫切需要建立和发展医务社会工作制度的部门。

在报告中,课题组将我国医务社会工作的发展历程分为5个阶段:①初步发展期(1949年以前);②销声匿迹期(1950—1978年);③昙花一现期(1979—1986年);④再度沉寂期(1987—1999年);⑤快速发展期(2000年以来)。这一分期构想虽然与前述刘继同教授的观点有所不同,但也揭示出医务社会工作在中国大陆的发展主要是最近10余年的事情。正是因为我国医务社会工作仍处于重建初期,因而,无论是学术研究,还是实践探索,都亟待加强。在实践领域,当前最迫切的是将社会工作引入医疗机构,使之在医患之间传递信息、化解矛盾,与医务工作者一道为患者提供专业服务,提升患者福祉。在学术研究领域,亟需开展医务社会工作理论基础研究、国(境)外医务社会工作经验研究、本土实务工作模式探究等。

四、医务社会工作的服务对象

(一)患者

医务社会工作以医院为主要服务场所。在医院内,社会工作者最主要的服务对象是患者。患者是医疗服务的接受者。他们因罹患疾病或身体受到创伤,需要到医疗机构进行诊查和治疗。患者通常包括门诊患者和住院患者。对于患者而言,其在医疗服务中经常遇到的问题包括:不清楚诊疗流程;不能很好地适应住院生活;因信息不对称,无法做出知情决策;因患病遭受身心痛苦,缺乏安全感和控制感;缺少资源来满足自己的需求;不知道如何安排出院后的生活等。对于患者表达出来的服务需求,社会工作者要提供介入,帮助其处理与患病相关的生理、心理、社会功能等方面的问题。例如,提供信息,帮助其做出选择;为患者寻找、整合相关服务资源等。

(二)患者家属

家属是患者最重要的支持资源。他们陪同患者就诊,照顾住院患者的起居,配合医院办理相关手续。他们虽然没有身体上的病痛,但也常常承受着较大的身心压力。例如,不得不暂停工作,以便照顾患者；需要为患者筹措治疗费用；可能要在家庭、单位和医院之间来回奔波，十分辛苦；为患者的病情、治疗等问题而感到痛苦或担心。如果家人的情绪不良，必然会对患者产生消极影响。因此，社会工作者要充分重视针对患者家属的服务工作。顺畅的沟通、经常性的鼓励、有效的情绪疏导、提供护理知识等，都有助于帮助患者家属更乐观、更坚强地处理因患病带来的种种问题，进而也会有利于患者的治疗和康复。

（三）医务工作者

医务工作者是从事医疗事务的工作人员，包括医生、护理人员、药剂人员、技术人员、防疫人员等。医疗服务是专业化、职业化的，医务人员的医德医风、职业能力直接影响着患者的福祉。当前，在成果主义的驱动下，医务人员往往把精力集中在自己的专业领域，较少关注其他学科的知识发展。正如卡侬所言，医学的专业化使得医生们的视野被压缩，他们注重在生物层面解决患者的问题，对于与健康有关的其他问题（如患者的心理、社会背景等）了解较少。此外，医务人员也是人们公认的职业压力较大的群体。尤其是在三级甲等医院，因就诊者众多，医务人员常超负荷工作。他们既要忙于诊断、手术、护理，又要兼顾科研、职称等，容易产生职业倦怠，也容易与患者及其家属发生正面冲突。因此，社会工作者在实务工作中也要把医务人员作为服务对象，协助他们为患者提供更有效服务，帮助他们拓展知识结构，为其提供心理及情绪支持。

（四）重点人群

在医疗服务领域，有些人群值得重点关注。例如，在临床治疗中，医务人员应特别关注急重症患者、绝症患者、新生儿、精神状态异常的患者等群体；在公共卫生服务中，0~6岁儿童、孕产妇、老年人、慢性病患者（如高血压患者、糖尿病患者等）、重性精神病患者等群体则需要重点关注。对于重点人群，医疗机构、公共卫生机构都采取了一定的管理策略，以防范意外风险，维护其健康权益。如，加大巡查力度、规范管理流程、建立健康档案、实施健康教育等。社会工作者可以和医生、护士、营养师、健康管理师等职业群体一道，开展针对重点人群的专业服务，如需求评估、健康教育、社会倡导等。社会工作者虽然不能治疗生理疾病，但可改变服务对象的态度、行为，或者是在改善服务对象所处的社会环境方面有所作为。

（五）一般民众

健康关系到每个人的切身利益，关乎个体的生存质量。提高人群的健康意识，对不良的生活方式进行干预，也是医务社会工作者的常规工作之一。例如，面向一般民众开展健康保健知识宣传，为社区居民提供健康检查，发动居民开展公共卫生活动，倡导民众关爱患者等，都有助于改变居民的错误观念，提高疾病防控意识，促进其形成健康的生活方式。有研究者将健康照顾机构分为四大类：疾病预防与健康促进机构（如，健康教育中心）、急性照顾机构（如，各类医院）、非住院照顾机构（如，社区卫生中心）、长期照顾机构（如，护理之家），认为医务社会工作不仅要参与急性照顾，也要在疾病预防、基础保健、复健与长期照顾领域发挥作用。可见，一般民众也是医务社会工作者的服务对象。

五、医务社会工作的主要特点[①]

（一）与医疗卫生体系相融合

通过医务社会工作的发展历程可见，其是医疗卫生服务体系的重要一员。医务社会工作秉承社会工作的理念，在医疗卫生系统中开展社会服务，与医疗卫生系统的服务融为一体。医务社会工作者在医疗团队中连接各方资源，以服务对象为中心进行专业服务。这一团队通常包括医师、药师、护理人员、物理治疗师、语言治疗师和营养师等，各成员通过不同专业知识技巧优势的综合与发挥，共同为患者服务。在跟这些人共同工作时，社会工作者表达基于专业知识的服务建议，介绍有关人类行为与社会环境的知识，帮助服务对象寻求支持资源，为患者提供精神关怀与压力调适，以增进健康

---

① 全国社会工作者职业水平考试教材编写组. 社会工作实务(中级). 3版. 北京: 中国社会出版社, 2014: 339.

服务的整体品质。

（二）以促进服务对象的健康为目的

医务社会工作服务的对象主要是那些受到疾病困扰，或面临潜在的患病风险的人士，甚至包括健康人士。渴望健康是每个人的天性，健康问题在今天已经不仅仅是个人的问题，同时还是一个社会问题，与此相关的医务社会工作就是为服务对象提供有关健康方面的服务。无论是对普通人群的健康宣传，还是对疾病患者的服务，都是以服务对象的健康作为核心和主导，这是医务社会工作的基本方向。现代社会对于健康的理解：是一种生理、心理和社会适应的良好状态。如果从这3个维度看，医护人员的工作侧重于对疾病（身体、心理）进行治疗，社工则侧重于对服务对象的心理与社会功能进行修复，比如，树立信心，发展应对危机的技能，拓展其社会支持网络等。而这些无疑都有助于提高人们的健康水平和生存品质。

（三）强调"以患者为中心"的服务理念

现代医务社会工作服务的发展是与医学模式的转变紧密相连的。现代医学模式从"以疾病为中心"转向"以患者为中心"之后，它在服务理念方面与社会工作有很多契合之处。正如有人所言，"了解什么样的人得了病"比"了解人得了什么病"更重要，可见，新的理念强调关照患者的需要，给患者以人性化、个性化的服务。医务社会工作者在医疗团队中，往往从患者的角度出发，为患者的康复，寻求各种资源的合理配置，发挥它们的重要作用。医务社会工作为患者提供有关的病情分析及照顾训练、沟通治疗的计划，并且为患者及其家属提供有效的社区资源，解决他们因患病而引发的困难，减轻患者在精神上的压力。医务社会工作者通过和患者建立良好的互动关系，为更深入地了解患者的病情、家庭经济状况等提供条件，并可以把这些信息提供给相关的医疗小组。

（四）注重服务手段的专业化

医务社会工作是社会工作的一个实务领域，要求从业者认同社会工作价值观，具备社会工作基础知识和实务工作技能。包括能够准确筛选服务对象,从专业视角看待患者及其问题,制订可操作的、有效的服务计划,能够科学运用个案会谈、团体活动、社区工作等社会工作的专业方法。总之,医务社会工作者提供的服务是不同于医生、药剂师、营养师、护士等专业人员的,其所开展的介入服务是以社会工作专业为依托的,服务的内容、质量是符合社会工作职业发展要求的。

六、我国发展医务社会工作的现实意义

(一)是顺应医学模式转型的需要

自20世纪70年代恩格尔教授提出生物-心理-社会医学模式以来,医学实践开始由生物医学模式向现代医学模式转型。医务工作者不仅致力于解决患者的生理疾痛,也关注患者心态情绪的调整和社会功能的维持。但生物医学模式的影响依然非常强大,广大医护人员的工作重心仍然是为患者提供临床治疗和照顾,其所开展的科学研究也主要聚焦于治疗技术及其效果。相对而言,患者的心理及社会因素受到的关注仍较为有限。而在现代医学模式看来,健康是生物、心理、社会因素共同作用的结果,如果仅关注生物因素的治疗,效果就可能受到局限。但受到工作任务、时间精力、专业背景等条件的限制,医护人员又不可能花大量时间去解决患者的所有问题,特别是心理及社会问题。一些医务工作者认为,现代医学模式的理念是值得肯定的,但操作起来有难度。在此情形下,医务社会工作的介入可以弥补上述不足,通过专业分工,为患者提供社会服务,以顺应医学模式转型的需要。

(二)是减轻医院诊疗压力的需要

20世纪中叶以来,随着物质生活条件的改善、医疗卫生事业的进步和生活方式的变化,人类疾病谱系已悄然发生了改变。原来医学界重点防范的传染性疾病已得到有效控制,有的甚至已被消除。与之相反,高血压、冠心病等非传染性疾病却日益成为威胁健康的杀手。从传染性疾病转向非传染性疾病,使得相关人群带病存活时间延长,在一定程度上导致了医疗服务供需失衡。此外,在现代社

会，因自然灾害、意外伤害导致的残疾人口不断增加，他们需要的医疗和康复服务多，如果长期住院势必占据大量的医疗资源。为了提高医疗服务的效率和效果，近些年来，各国都尝试推动医院诊疗模式向医院、社区、家庭共同参与的综合服务模式转变。目前我国虽然初步建构了从社区到医院的三级服务体系，但运行机制仍不够顺畅。社会工作秉承系统视角，一直致力于在资源体系间建立联结。如果将之引入卫生服务领域，无疑可以减轻医院的诊疗压力，协助解决"看病难"问题。

（三）是促进生命关怀的需要

近些年，带有医务社会工作性质的临终关怀服务在我国开始出现。1988年8月，我国第一个研究死亡的机构——天津临终关怀研究中心成立。之后，中国心理卫生协会临终关怀专业委员会和临终关怀基金会相继成立。1988年上海首创了第一个临终关怀机构。1992年北京市接收濒危患者的松堂医院正式成立。10多年来，我国临终关怀事业得到一定程度的发展，目前全国有各类临终关怀机构100家左右，病床3000多张。但是，在服务水平和层次上，我国大陆地区的临终关怀事业与英、美等国及中国港、澳、台地区相比，差距还很大。在国外，典型的临终关怀照料由一支专业队伍提供，这是一个由注册护士、内科医生、社会工作者、牧师、法律顾问等专业人士组成的跨学科队伍，通过提供缓解性照料、疼痛控制和症状处理来改善个人余寿的质量。而我国现有的临终关怀服务多由医护人员担当，服务对象主要为癌症晚期患者，提供的服务旨在减轻患者痛苦，对患者家属少有顾及。

（四）是提升医疗服务质量的需要

影响医疗服务质量的因素是多种多样的。提供高水平的诊疗服务固然是保障医疗服务质量的核心，但院方为患者提供的生活服务、心理关怀、社会服务等也会影响患方对医疗服务质量的整体评价。目前，我国绝大多数医院为患者提供的心理与社会服务还不多，更谈不上专业化。很多患者因为担心病情、治疗费用、照顾压力等问题而紧张焦虑。如果医疗机构缺乏对患者的人文关怀，患者的需要就不能得到满足,他们的无用感、无力感、无助感就会增强。患者情绪不良,既不利于治疗效果的维持,也会导致医患关系紧张,甚至发生矛盾纠纷。将社会工作引入医疗机构,通过医务社会工作者这支人才队伍协助医方解决患者的心理与情绪问题,帮助其获得社会支持,无疑可以促进医患沟通,改善就医环境,使患者更积极地配合院方,进而提高医院的服务效率和服务质量。

> **《沪"医务社工"助力患者沟通》**
>
> 一位中年人在骑车时晕厥,送医院检查被告知患了严重冠心病。正当他焦虑紧张之际,其家庭也因"主心骨"的突然发病乱了套,影响了患者的情绪和治疗。上海东方医院的"医务社工"主动介入,通过一次次到病床前恳谈疏导,帮助患者恢复了自我控制和调节能力。同时,社会工作者为家属们解疑释惑,引导他们用亲情和患者充分沟通,让患者把因疾病产生的负面情绪释放出来,找回信心,并逐步适应术后生活。上海东方医院是我国大陆第一家设立社会工作部的医院,其在2000年即开始了医院社会工作服务。据悉,目前上海浦东新区已有11家医疗机构挂牌设立了医务社会工作部。
>
> 载自《新华每日电讯》,2010-9-20(有改动)

(五)是构建和谐医患关系的需要

20世纪80年代,我国启动了医疗卫生事业的市场化改革。伴随着优质医疗资源的日益聚集和医疗服务价格的不断攀升,医患双方因疾病诊疗、服务收费、服务态度等问题引发的冲突也快速增加,甚至有愈演愈烈之势。医患矛盾成为人民群众反响强烈的重大民生问题。2005年,中华医院管理学会对270家医院的调查显示:73.3%的医院出现过患者及其家属殴打、威胁、辱骂医务人员现象;61.5%的医院发生过患者家属摆花圈、设灵堂现象。2006年,中国医师协会调查了114家医院,发现98%的医院遭遇过"医闹",每家医院年均发生医患纠纷66起,平均每件纠纷赔偿10.81万元,单件最高赔偿93万元。2013年,一项针对执业医师的调查显示,我国已经出现"医不过二代"现象,78%的医生不希望子女将来从医。

医患关系是一种特殊的人际关系,其因诊治疾病而产生,并围绕着与疾病有关的问题而展开。建立良好的医患关系要求医方关照患方的合理需要,以其最大利益为行动指南,同时也要求患方信任并依靠医方,积极配合医方的诊疗安排。但是,在经济利益的扭曲下,医患关系的根本属性已发生异化。日益紧张的医患关系不仅损害了患方的权益,还恶化了医疗机构的执业环境。针对我国医疗纠纷增多,医患矛盾突出的现状,2009年中共中央、国务院在新医改方案中明确提出"开展医务社会工作,完善医疗纠纷处理机制,增进医患沟通"的主张[①]。医务社会工作关注患者功能的复健,致力于在医患之间搭建沟通平台,因而在优化医疗执业环境、促进医患和谐方面扮演着重要角色。

【本章关键词】

医院社会工作;医务社会工作;健康照顾社会工作

【复习指导】

1. 回顾西方医务社会工作的发展脉络,理解其内涵的变化。
2. 结合中外医务社会工作的发展历程,分析其基本特点。
3. 以我国当前医疗卫生服务状况为背景,思考当前我国发展医务社会工作的现实意义。
4. 通过网络搜索,了解国内相关医疗机构开展医务社会工作的基本情况,比较它们在服务内容、岗位设置、服务手段等方面的相似性与差异性,并尝试作出解释。

---

① 中共中央国务院关于深化医药卫生体制改革的意见.北京:人民出版社,2009.

第二章　医务社会工作的内容与功能

> 社会工作者致力于消除患者的环境与其个人态度中的障碍，从而配合成功的治疗，协助其进行有效的康复。
>
> Ida Cannon

医务社会工作的内涵丰富、外延广泛，与之相应，其服务内容自然也相当多样。依据不同的标准，我们可以将医务社会工作划分出不同的实践领域，进而可以归纳出服务内容。例如，如果依据服务干预的时点，我们可以将医务社会工作分为预防医学领域的社会工作、临床医学领域的社会工作和康复医学领域的社会工作。如果依据医疗服务机构的性质，又可以将其分为医院社会工作、公共卫生社会工作、精神健康社会工作和康复社会工作。在不同的实践领域，社会工作的服务内容是不同的。

一、医疗过程与服务范围

医疗过程与疾病发生是紧密相连的。从疾病发生看，存在着病前、病中、病后等阶段，与此对应，医学领域可以分为预防医学、临床医学、康复医学。1976年《阿拉木图宣言》将医学划分为预防、临床、保健、康复4个部分。在我国有关部门对学科的分类中，医学被分为基础医学、临床医学、预防医学与卫生学、军事医学与特种医学、药学、中医学与中药学等。下面，笔者主要对预防医学、临床医学、康复医学的基本知识加以简介。

（一）预防医学及其服务范围

现代医学发展的趋势之一，是从个体医学发展到群体医学。预防医学是以人群健康为主要研究对象，采用现代化科学技术和方法，研究环境因素对人群健康和疾病的作用规律,分析和评价环境中致病因素对人群健康的影响,提出改善不良环境因素的卫生要求,并通过公共卫生措施达到预防疾病、增进健康的一门科学。预防医学的主要特点包括:第一,以群体为工作对象,工作重点是健康和无症状患者;第二,所采取的对策与措施更具积极预防作用,更关注人群健康效益;第三,在研究方法上更注重微观和宏观相结合,研究重点是环境与人群健康之间的关系。

预防医学研究内容包括卫生学、环境与职业病学、卫生毒理学、营养与食品卫生学、儿童少年卫生学、流行病学、卫生统计学等众多学科。概括说来,预防医学研究的任务主要是:第一,研究各种疾病、健康状况或生理特征在不同时间、空间、人群间的分布特点,比较其差异,从而了解人群健康状况有无改善和疾病消长情况,以便提出当前医疗卫生工作中应解决的问题;第二,研究人类生活和劳动所处的环境对健康的影响,以便改善、利用环境中的有利因素,消除其有害因素,为防治疾病、增进健康提供理论依据;第三,研究制订增进人群健康、防治疾病的对策和措施,并对措施的效果加以考核和评价,以提高预防工作的质量,达到预防疾病、增进健康的目的。

就干预策略而言,预防医学主张根据疾病的发展规律,采取三级预防措施。所谓"一级预防",又称"病因预防",是针对病因或病原所采取的预防措施。其目的是使健康人免受致病因素的危害,防止疾病的发生。一级预防的基本思想是防患于未然,它是预防措施的主体。一级预防措施主要涉及两个方面:第一,改善环境的措施。如控制工业"三废"、生活"三废"、噪声等对空气、水、土壤、食物的污染;加强对公共场所环境卫生的监督和管理等。第二,增进健康的措施。如开展健康教育,增强人们自我保健能力,培养良好的生活方式和卫生习惯;实施预防接种,提高人群的免疫水平;做好婚前检查,实行优生优育,减少或避免遗传疾病的发生等。

所谓"二级预防",又称"临床前期预防",即在疾病发生的早期采取有效措施,早期发现、早期诊断、早期治疗。做好"三早",一方面可争取较好的治疗效果,更重要的是可防止疾病在人群中蔓延、传播和流行。在不能完全实现一级预防或一级预防失效后,二级预防是很重要的弥补措施。二级预防的核心是:第一,早期发现。如通过普查、筛查、自我检查、定期健康检查、高危人群重点项目检查及设立专科门诊等,及早发现患者。第二,早期诊断。无论是传染病、慢性病、职业病、地方病,都要早期诊断,有利于疾病的治疗和预后,防止贻误治疗时机。第三,早期治疗。通过早期用药、合理用药和心理治疗等方法及早治疗患者,可防止急性疾病转变为慢性疾病。

所谓"三级预防",又称"临床预防",即对已患病者采取及时、有效的治疗,防止疾病恶化,防止病残,促进患者早日康复。三级预防是预防疾病发生、控制疾病发展的基本措施,其原则是未病先防、已病防变、病后防复。在实践中,三级预防应当成为一个有机的整体。对病因明确的疾病,特别是病变不可逆的疾病,以一级预防为主,如矽肺。对病因尚不明确,一级预防效果尚难肯定的疾病,如癌症,在做好一级预防的同时,要重点做好二级预防;对所有已患病的中、晚期患者,要尽力做好三级预防,以促使患者早日康复。预防医学的服务范围是非常广泛的,涉及疾病防控的方方面面。

(二)临床医学及其服务范围

临床医学是研究疾病的病因、诊断、治疗和预后,提高临床治疗水平,促进人体健康的科学。它根据患者的临床表现,从整体出发研究疾病的病因、发病机制和病理过程,进而确定诊断,通过治疗减轻患者痛苦、恢复患者健康。临床医学是直接面对疾病、患者,对患者直接实施治疗的科学。在整个医学范围中,临床医学在很大程度上起着引导医学发展方向的作用。

临床医学的主要特点包括:第一,服务对象的复杂性。临床医学直接面对人,人的生命活动受到各种自然因素、心理因素和社会因素的综合作用,难以简单把握。第二,临床工作的紧迫性。医生不可能在全部掌握未知因素后再去防治疾病,他们只能努力减少未知因素,最大限度地缓解患者的痛苦,挽救和延长患者的生命。第三,突出的实践性。这主要体现在疾病的发现和医学成果的检验上。从医学发展的历史可以看出,对疾病的新认识都是由临床医学而不是基础医学开始启动的。此外,无论是基础医学还是其他学科的医学成果,都是必须在临床应用中得以检验,动物试验的结果并不能完全取代人体试验的结果。

人类的疾病繁多,据世界卫生组织编写的《国际疾病分类》(第9版)记载,已多达1万多种。因此,作为直接面对疾病的临床医学,其服务范围也十分繁杂。例如,如果按治疗手段划分的话,以药物治疗为主的疾病可以归在内科学,而以手术治疗为主的疾病可以归在外科学。此外,还有理疗医学、放射治疗、核医学、营养治疗和心理治疗等。如果按照治疗对象进行划分的话,可以分为儿童疾病、老年病、女性病等。如果按照人体的系统或解剖部位进行分类,可以分为口腔疾病、皮肤疾病、神经疾病、耳鼻喉疾病、内分泌疾病等。如果按照病种分类,可以分为结核病、肿瘤、精神病等。如果按照诊断手段分类,可以分为临床病理、医学检验、放射诊断、超声诊断、医学影像等。

(三)康复医学及其服务范围

康复医学是指为解决病、伤、残者的功能康复问题而提供服务的医学学科和技术。也就是说,康复医学是使病、伤、残者在身体功能、精神和职业等方面实现康复的学科,其目标是清除或减轻病、伤造成的功能残损,帮助病、伤者在身体条件许可的范围内,根据实际需要,最大限度地恢复生活与劳动能力。康复医学着眼于整体康复,具有多学科性、广泛性、社会性等特点。

康复医学的对象主要是由于损伤及急、慢性疾病和老龄带来的功能障碍者,以及先天发育障碍的残疾者。如果说,临床医学是以疾病为主导,那么,康复医学则是以功能障碍为主导。所谓功能障碍,就是患者的躯体、心理不能发挥正常的功能。功能障碍可以是潜在的或现存的,可逆的或不可逆的,部分的或完全的,可以与疾病并存或为疾病后遗症,因此,康复医学实际上也涉及临床各专科。

功能障碍又分为器官水平、个体水平和社会水平3个层次。WHO认为,针对不同层次的障碍,应当采取不同的康复对策。例如,对于形态功能障碍要促进功能恢复,要对并发症、继发症进行预防和治疗,要努力复原神经功能障碍等。对于个体能力障碍,应当采取适应和代偿性对策。为了发挥瘫痪肢体残存的功能,可利用辅助器、自助器具等,提高日常生活活动能力;可给需要代偿的功能配备矫形器、假肢、轮椅等用品。对于参与社会活动面临的障碍,则要改善环境,对家属、单位、社会开展工作,使残障者能方便地活动,能够有机会参与社会生活,提高生存品质。

康复医学的工作包括康复预防、康复评定和康复治疗3个方面。第一,康复预防。包括一级预防、二级预防、三级预防(请参见前面内容)。第二,康复评定。康复评定是康复治疗的基础,因为没有评定就无法规范治疗。评定不同于诊断,其要比诊断更细致详尽。由于康复医学的对象是残疾者及其功能障碍,目的是最大限度地复原其功能。因此,康复评定要求医生能够客观地、准确地评定功能障碍的性质、部位、范围、严重程度、发展趋势、预后和转归,为康复治疗计划打下牢固的基础。第三,康复治疗。根据康复评定所明确的障碍所在和程度,规划、设计康复治疗方案。完整的康复治疗方案包括有机地、协调地运用各种治疗手段,如物理疗法、运动疗法、作业疗法、言语矫正、心理辅导、文体治疗、康复护理、社会服务等。

二、公共卫生社会工作的主要内容

预防医学涉及的范围很广,其中,公共卫生工作(public health work)是一个重要的组成部分。所谓公共卫生工作,意指发动全社会共同努力,通过改善环境卫生条件、防治慢性病、控制传染病、宣传健康知识等,增强民众的健康意识,促进其形成良好的卫生习惯和科学的生活方式。公共卫生是以保障和促进公共健康为宗旨的一种特殊的公共事业,其特点在于:社会关注度高,问题涉及面广,服务惠及人人,需要社会参与。公共卫生服务一般包括传染病控制、食品安全、烟草控制、环境卫生、健康教育和促进、社区卫生服务等。因此,公共卫生社会工作应当是医务社会工作的重要内容,其要求社会工作者参与公共卫生工作,与医务工作者一道,为增进民众的健康水平而努力。社会工作者在公共卫生领域中扮演评估者、教育者、倡导者等多重角色。

(一)评估民众的健康服务需要

与临床治疗不同,公共卫生服务以一般人群为服务对象,强调"预防为主"的服务理念,致力于提高民众的健康意识与健康水平。为此,在设计服务项目前,需要科学调查、分析民众的健康状况、健康观念、健康需要。在公共卫生服务中,医务社会工作者通过调查问卷、专业量表等对社区居民进行调查,并对其健康服务需要进行分析,进而为服务计划的制订提供经验资料,并且有利于提高计划的科学性和操作性。

(二)参与健康促进计划的制订和实施

根据需求调查得出的主要结论,社区健康服务中心、精神卫生组织等专业机构要制订健康促进计划,研究和设计干预项目和服务模块。医务社会工作者因了解民众的服务需要,学习过社会服务管理、社会服务评估等专业课程,因而往往是服务计划的制订者或参与人。不仅如此,他们也是计划的执行人,与相关机构的工作者一起将服务计划予以落实。在计划实施期间,社会工作者既充当服务管理人员,如负责整合资源、协调关系,也常常提供直接服务,如编写健康手册、宣传健康知识、答疑解惑等。

(三)协助开展基本公共卫生服务

改革开放以后,我国的医疗卫生工作逐渐形成了"重治轻防"的局面。临床治疗服务得到重视,公共卫生服务却趋于衰败。2003年,"非典"的发生激发了全社会对公共卫生事业的关注与检讨。构建公共卫生服务体系,重视疾病预防逐渐成为共识。近年来,我国加大了公共卫生事业的投入,加强了疾控机构建设和社区卫生服务,制定出台了基本公共卫生服务规范。根据《国家基本公共卫生服务规范(2011版)》,我国基本公共卫生服务的内容包括:建立城乡居民健康档案、开展健康教育、组织预防接种、实施孕产妇健康管理等11项任务,涉及乡镇卫生院、社区卫生服务中心、妇幼保健院等健康服务机构。在公共卫生服务机构工作的社会工作者要根据机构的宗旨与职责,开展基本公共卫生服务。

(四)参与解决突发公共卫生事件

突发公共卫生事件是指突然发生,造成或者可能造成社会公众健康严重损害的重大传染病疫情、群体性不明原因疾病、重大食物和职业中毒以及其他严重影响公众健康的事件[①]。突发公共卫生事件具有传播速度快、原因复杂、危害严重等特点,如果处理不及时、不适当,就可能导致社会恐慌。我国于2003年5月颁布了《突发公共卫生事件应急条例》,规定县级以上地方人民政府卫生行政主管部门要具体负责组织突发事件的调查、控制和医疗救治工作,政府有关部门应当在各自的职责范围内做好突发事件应急处理的有关工作。突发公共卫生事件发生后,社会工作者可以做的工作包括:参与信息发布,帮助公众了解疫情,避免因信息缺乏而产生心理恐慌;对受事件影响的个体、群体进行情绪疏导,协助其获得救治与救助;参与事件调查,探明事件发生的过程和原因,维护当事人的合法权益;帮助联系和调集有关资源,促进事件尽快得到解决。

三、医院社会工作的主要内容

医院是临床医学的实践场所,是现代医疗服务的主要阵地。在综合医院、专科医院、儿童医院等医疗机构开展社会服务是当前我国医务社会工作的主要形式。医院社会工作主要围绕着与疾病治疗有关的问题展开,目的是与医护人员共同努力,解决患者的疾病及与之相关的情绪、经济和社会问题。当然,对于医院社会工作者应当提供哪些服务,医方和患方的需要和理解是不同的。

(一)从医院角度看医院社会工作的内容

1. 调解患者心理,使之配合医院治疗 一般来说,疾病状态总会伴随着一些症状和体征,使患者产生疼痛、乏力等不适感。身体不适往往导致患者出现担忧、焦虑、恐惧等负面情绪,特别是住院患者。加之患病会影响到工作安排、生活节奏,甚至影响家庭经济状况、家庭关系等,因而常使患者及其家人承受较大的心理压力。患者的心理压力过大不利于治疗和康复,因此需要社会工作者进行

---

① 中华人民共和国国务院. 突发公共卫生事件应急条例. 北京: 中国法制出版社, 2003.

干预，以使患者能够安心治疗、配合治疗，提高诊疗服务的效果。

2. 改善医患关系，减少医疗纠纷的发生　据卫生部统计，我国医疗机构的纠纷发生率已高达 98.47%。2002 年以来，医疗纠纷以年均增长 22.9% 的速度快速攀升。根据医师协会的统计分析，90%以上的医患矛盾都和沟通不良有关。医患关系不和谐，不仅损害了患者的根本利益，也恶化了医疗执业环境。从医院角度看，也迫切希望社会工作者能够充当医患双方的联系人，在医患之间搭建沟通平台，促进医患之间相互理解、彼此依靠，减少因信息不对称而导致的误会与怨恨。

《首批医务社工进驻六家医院》

"医务社工是做什么的？"昨天，当我市第一批医务社工站在深圳六家大型综合医院的时候，其中部分医院的相关负责人发出了这样的疑问，而另一些医院则像逮住了"救星"一样，迫切地把一些无暇接住的"烫手山芋"转给他们。"我们这里有许多工作需要你啊，走吧，跟我转一圈。"小李跟在医院领导的后面，门诊、病房、护理站一一转来，领导的任务也一一布置下来了：80 多岁的流浪老人因为脑梗死被送进医院，经过 10 多天的治疗，已渡过难关，但联系不上他的家人。"医院有那么多患者等着我们，我们哪有那么多时间为他寻找家人啊，你来帮助他吧。"

在一间病房内，一名 20 多岁的男青年因住院治疗时间较长，思想消沉，任家人怎么劝解和护理也无济于事。他这种精神状态影响了他与医生的配合治疗，急需心理疏导。"我们医护人员也很担心他，可缺乏专业的心理辅导知识，另外时间也有限，你来了，正好可以帮助他。"走到 ICU 重症病房时，医院领导告诉小李，"这里因为治疗需要，限制家属探视时间，可有些家属执意不听。我们可以理解他们的心情，但反复解释不仅占用了医务人员大量时间，而且也容易因语气等问题引起一些不必要的误解和纠纷。"

载自《深圳晚报》，2008 - 10 - 29（有改动）

3. 提供患者信息，协助医生合理处置　在西方，医务社会工作者是医疗团队的成员之一，其要对患者的社会历史情况进行记录，对患者的情绪和需要进行评估，并将患者的家庭状况、经济条件、心理状态等信息传递给医护人员，使医护人员全面了解患者，关照患者的合理要求，提出更加适当的治疗方案。医务社会工作者的信息服务，可以弥补卡侬（I. Cannon）所说的医护人员"专业视野缩小"的问题，协助医生对患者的相关问题作出更为合理的处置。

4. 参与出院计划的制订，维持医疗效果　在急症治疗告一段落后，患者需要办理出院手续，回到家庭、相关机构或社区进行康复。此时，社会工作者可以和医疗团队一道，为患者制定出院计划。制定出院计划的目的是系统安排患者的康复工作，包括饮食、锻炼、服药、作息等，以维持医疗效果。社会工作者在制定出院计划中的主要任务是评估患者的健康需要和资源状况，协助患者及其家人与相关机构接洽，帮助患者从医院顺利转移到另一环境（如社区康复中心、老年病医院等）中，获得后续的护理和照料。

5. 向患者及其家人普及医学知识　很多研究证实，医患冲突常和医患之间信息不对称有关。患者因为不了解医学知识，往往对治疗风险认识不足，对诊疗结果抱有过高期待。当治疗结果不符合自己的预期时，患者就可能迁怒于医院、医生，甚至导致医患纠纷。社会工作者利用医院场地普及医学知识，或者组织医护人员举办讲座，有助于促进患方认识疾病、理解医方，进而改善医患关系。

6. 对医护人员进行培训和辅导　医护人员的专长是诊治疾病，但他们对于人的心理、人与社会的关系、疾病与社会的关系等却未必关注。而现代医学模式的诞生客观上要求医护人员从多个维度认识疾病，从生理、心理、社会多方面进行综合干预。社会工作者在院内开展专业服务，有助于医护人员了解患者的需要、问题、心理等，进而改善医疗服务态度和质量。此外，医务工作者工作负荷重、压力大，较易产生职业倦怠问题，如果社会工作者为医护人员提供情绪疏导、沟通技巧等，则有助于防范职业心理枯竭。

7. 维护、优化医院的社会形象　将社会工作引入医疗机构，有助于改善医院的各种服务，协调医患关系；可以将患方的需要传递给医方，推动医院进一步完善管理制度；可以配合医护人员开展工作,提高服务效率和效果;可以与相关服务机构进行合作,提高医疗机构的社会形象。现在,在英、美等国,是否设立医院社会工作部门已经成为衡量医院办院水准的重要指标。

(二) 从患者角度看医院社会工作的内容

1. 提供就医咨询服务 如今,在大城市的公立医疗机构,尤其是在三级甲等医院,"看病难"已成为一种普遍现象。一面是患者的焦急等待,一面是医护人员的超负荷工作。在巨大的压力下,医患双方往往因服务态度、药品价格、沟通不畅问题等发生冲突,甚至有时候一点小事也会导致纠纷。其实,对于患者而言,他们最大的愿望就是顺利就医、根治疾病,但他们通常并不了解医院的科室分布、就医流程、管理制度等,因而非常期待得到友善的对待。为此,他们希望社会工作者能够提供相关就诊信息,解答自己的问题与困惑,帮助排遣焦虑情绪。

2. 评估患者的心理社会状况 这是医务社会工作者的基本职能。按照 Black & Matassarin Jacbos 的观点,在进行与健康有关的心理社会状况评估时,可从 8 个方面展开:①患者的社会史,包括家庭、生活方式、社会关系网络等;②患者的应激水平,包括近期的应激源;③患者常用的应对方式;④自主神经系统的变化,如睡眠、食欲等;⑤患者对健康问题的理解;⑥患者的精神状况,如情绪、记忆、思维等;⑦患者的性格特点;⑧患者对健康问题的心理社会反应,如自尊的维持、控制感的强弱等。进行心理社会状况评估时,社会工作者可采用专业量表,如抑郁量表、智力量表等。

3. 疏导患者及其家人的不良情绪 对于患者而言,罹患疾病不仅导致身体承受疾痛折磨,还常常产生情绪低落、紧张焦虑、敏感猜疑等心理问题。如果患病影响工作、学习、收入,则可能带来更大的精神压力。患者的不良情绪通常也会传导给家人,甚至影响家庭关系,危及家庭和谐。对于医生而言,如果患者情绪不振,配合度不高,也会影响诊疗方案的安排和执行,进而影响医疗效果。因此,对于患者及其家人的情绪问题,社会工作者应及时介入。通过情绪疏导、信息服务等,引导患者放下思想包袱,协助家人接纳患者、支持患者,配合医院工作。

4. 开展个案、团体等专业服务 个案工作、团体工作是社会工作者提供服务的基本手段，也是医疗社会服务发挥作用的主要载体。在医疗机构内，社会工作者与患者进行沟通，向患者及其家人提供信息，疏导患者的不良情绪，在医方与患方之间搭建交流平台，促进患者与家人相互理解、相互依靠等，都有助于患者积极配合治疗，早日恢复健康。社会工作者将处于相似境况的患者或照顾者组织起来，交流信息、分享经验、传递知识，可以增强患者战胜疾病的信心，维持患者的社会功能，满足其在社会交往、兴趣爱好等方面的需要。可以减轻照顾者的精神压力，提高照顾技能。在实践中，医务社会工作者开展的糖尿病患者小组活动、白血病患儿小组活动都取得了良好效果，说明社会工作介入医疗服务是具有专业优势的。

5. 帮助经济困难患者获得社会援助 治疗过程是否顺利受到多种因素的影响，如患者的情绪、药物的疗效、患者的经济条件等。当前，"看病贵"依然是临床治疗领域存在的普遍现象，一些患者承受着很大的经济压力和精神压力，甚至因病返贫、因病致贫，或不得不中断治疗。近年来，虽然我国加大了医疗救助的力度，一些民间慈善团体也为经济困难患者提供了许多帮助，但治疗所带来的经济压力仍然困扰着不少患者。社会工作者了解政府、医院有关医疗保险、医疗救助政策，了解相关公益组织的服务宗旨和项目，可以帮助符合标准的经济困难患者提出申请，获得援助，从而缓解经济压力，使患者能够安心治疗和康复。

深圳数十家医院引入社工服务

阿丽是一名单身母亲，靠每月低保900元和姐姐的接济生活。阿丽的女儿是极低体重早产儿，出生时只有1.24千克，并感染了败血症。为了给女儿治病，阿丽精神压力巨大。社会工作主动为阿丽寻找联系医院的免费体检资源，缓解其照顾孩子的压力和担心焦虑的心情。通过社会工作和阿丽自己的努力，阿丽获得了一些支援和救助后，缓解了困难和压力，同时也使阿丽树立了解决自己问题的信心。阿丽决定在孩子可以上幼儿园后，就出去找工作。

载自深圳新闻网（http://www.sznews.com/news/content/2012-08/13/content_7069560.htm）

6. 为绝症患者提供临终关怀 一些罹患绝症、重症的患者可能要在医院或临终关怀机构度过人生的最后时光。对于此类患者，社会工作者的职责是：协助患者面对并接纳死亡，减轻其对于死亡的恐惧感；了解患者的需要和期望，帮助其完成未竟的心愿，协助其安排后事；配合医务人员给予姑息治疗，以减轻患者的痛苦；为家属提供哀伤辅导，协助其准备或料理后事。对绝症患者的临终关怀是尊重生命的体现，其目的是帮助患者有尊严的、没有遗憾地活到最后。当然，这项工作具有很大的挑战性，因为社会工作者不仅要掌握各种辅导技巧，能够满足临终人士及其家人的服务需求，还要学会自我调控，能够及时排遣死亡带来的负面情绪。

步入 21 世纪以来，国内部分医疗机构陆续开展了医务社会工作实践活动。但正如卫生部人事司 2007 年开展的社会调查所发现的那样，各医疗机构往往依据自己的理解设置社会服务部门，配备相关工作人员，开展自己所需要的社会工作服务。而且，与医院的数量相比，开展医务社会工作服务的医院比例尚非常低，远远不能满足现实所需。表 2-1 梳理了国内部分医院开展医务社会工作的情况。从中可见，医院社会工作在部门名称、人员构成、服务内容等方面均存在着较大的差异，说明我国医务社会工作尚处于实践探索初期，其服务的规范性、专业性亟待提高。

从我国经济社会发展状况和医疗服务领域面临的突出问题看，我们认为当前医院社会工作的重点内容应当是：①协助患者了解诊疗程序，适应医院环境；②协助医护人员做好患者及其家人的心理疏导工作，使患者积极配合治疗；③协助经济困难患者申请医疗救助或公益慈善基金，为有需要的患者寻找支持资源，并建立联结；④在患者及家人中普及疾病与健康知识，促进其客观认识疾病，理解并配合医方开展工作；⑤开展个案辅导、病友互助、病友团康等专业服务活动；⑥促进医患之间相互理解，防范医患冲突，积极参与和谐医患关系的构建；⑦协助患者了解相关政策法律，参与医疗纠纷调解工作，积极化解医患矛盾。

表 2-1　国内部分医院开展医务社会工作情况

医疗机构名称	社工部名称	人员构成	主要工作内容
北京协和医院	社会服务部	社会工作者	综合性服务
北京博爱医院	职业社会康复科	康复工作者、社会工作者	残疾人康复服务
北京朝阳医院	社会工作部	退休护士长、护士	内部监督与反馈
北京地坛医院	社会服务部	医护人员	艾滋病患者服务
北京大学第六医院	日间康复科	社会工作者	精神心理服务
北京大学人民医院	社会工作部	医护人员、社会工作者	综合性服务
上海仁济医院	社会服务部	社会工作者	综合性服务
上海东方医院	社会工作部	医护人员	志愿服务、患者互助
复旦大学华山医院	社会工作部	志愿者	健康教育、导医服务
复旦大学金山医院	社会工作部	医护人员（兼）	志愿服务
上海交通大学新华医院	社工服务部	医护人员	公共关系、医疗救助
上海儿童医学中心	医务社会工作部	医生、社会工作者	募捐、综合服务
天津中央医院	患者服务室	社会工作者	综合服务
南京鼓楼医院	社会服务部	社会工作者	综合服务
成都华西医院	社会服务部	社会工作者	综合服务
临沂人民医院	社会工作部	护理人员	医疗救助、健康随访
深圳南山医院	临床心理科	医护人员	心理咨询、家庭治疗
惠州中心人民医院	社会工作部	医护人员	公共关系、健康教育

四、康复社会工作的主要内容

康复是指综合运用医学的、教育的、职业的、社会的各种方法，使病、伤、残者或已经丧失的功能尽可能得到恢复或重建，使他们在体格、精神、社会和经济等方面的能力得到恢复或发展，从而重新走向生活，走向工作，走向社会。按照 WHO 的观点，康复包括医疗康复、教育康复、职业康复和社会康复。康复社会工作（rehabilitation social work），即将社会工作的理念与方法运用于康复服务中，其内容主要如下。

（一）评估院内康复患者的需要和问题

针对医院、康复中心等治疗场所内的患者，社会工作者的基本职责是了解他们的需要和问题，例如，患者是否理解并认同医护人员制订的康复计划；对于康复治疗的进度与效果是否满意；是否需要机构提供其他服务等。社会工作者应当把患者的需要和问题进行汇总和梳理，并将结果传递给医疗团队和其他相关部门。

（二）配合医学康复，做好患者的心理工作

医学康复意指运用医学手段（如物理疗法、器械训练、语言治疗等）对患者进行诊断、评定和治疗，以使患者恢复躯体功能。虽然躯体功能的恢复要视患者的具体情况而定，但一般都会需要较长的时间。中国民间素有"伤筋动骨一百天"之说，更何况诸如卒中后遗症患者、交通事故伤者等的康复了。长期的康复训练常导致患者承受巨大的心理压力，因为康复治疗需要花费较多钱财，且离不开亲友的帮助和支持，并会影响到自己的工作和生活。为此，需要社会工作者对其进行心理状况评估。如果患者出现心理不良症状，社会工作者应及时采取干预措施。

（三）为患者及家人提供信息咨询服务

很多时候，患者及其家人的困扰是由于信息不对称导致的，例如，因不清楚治疗方案而忧心忡忡，因不了解福利政策而求助无门，因不了解康复技术的发展而担心焦虑。如果能够根据患者的实际情况提供相关的信息咨询服务，无疑可以缓解患者及其家人的心理压力，表达服务机构对患者的支持。因此，在康复社会工作中，工作者应与服务对象多接触、多沟通，答疑解惑，帮助患者熟悉与康复治疗有关的工作程序，介绍康复治疗知识，指导患者寻找并获得资源，帮助患者联系康复机构等。无论是个案会谈还是小组活动，都要针对患者的服务需要做好信息传递工作。

(四)参与社区康复计划的制订和实施

社区康复是指利用社区卫生资源,动用社区力量,协助残疾人、术后康复患者在家庭或社区获得护理与复健服务。社区康复的载体通常包括街道康复指导中心、社区卫生服务站、社区康复室等机构,有时候也根据需要设置家庭病床。在社区康复,可以减少对医疗资源的长期占用,是现代康复医学的发展导向。为此,需要对社区康复工作进行有目的地安排。医务社会工作者往往参与社区康复计划的制订,与其他社区卫生工作人员一道,理清社区康复的指导思想、工作目标、工作方式、策略措施等。社区康复计划获得批准后,社会工作者也要参与计划的执行,将康复措施落到实处。

(五)倡导全社会尊重、关爱残疾人

倡导是社会工作者站在服务对象的立场上,呼吁他人关注服务对象的需要,理解其所处境遇,接纳其行为,尊重其人格。倡导是社会工作实务中常用的一种工作方法。在康复社会工作中,社会工作者要站在身心功能受损的服务对象的角度,呼吁全社会尊重、关爱残疾人,减少对残疾人的非议和歧视。社会工作者要代表残疾人的利益,呼吁有关部门为残疾人的出行、生活、工作、学习等创造条件,推动信息传递无障碍、物理环境无障碍等工作的开展。同时,社会工作者也要呼吁全社会提高风险防范意识,减少后天因素致残的可能性,如防范交通事故,采取健康的生活方式,理性面对生活中发生的危机事件等。

五、精神健康社会工作的主要内容

精神健康社会工作(psychiatric social work),也称心理卫生社会工作,是社会工作者在精神疾病防治、心理卫生方面开展的社会服务活动。精神健康社会工作具有综融性,既是医务社会工作的构成部分,也是心理卫生工作的重要内容。全美社会工作者协会(National Association of Social Worker, NASW)的调查显示,1982年有26.6%的会员的实务领域是精神卫生工作,这一比例在1995年和2000年的调查中均为39%。可见,精神健康服务是美国社会

工作最大的实务领域。精神健康社会工作者广泛分布于普通医院、精神病专门医院、社区心理卫生中心、民间社会服务机构等场所,扮演着评估者、治疗者、倡导者等多种角色。

(一)搜集、分析精神疾病患者的资料

搜集、整理患者的相关资料是医务社会工作者的基本任务。为了协助医生、护士和其他专业人士对精神疾病患者提供诊断、护理和干预服务,社会工作者既需要搜集患者的发病历史、病程变化、发病症状等资料,也需要对患者的家庭状况、社会关系、就业与婚姻等信息进行整理,以使服务提供者能够更加全面地了解患者及其生活处境,并制订适当的治疗方案和预后计划。

(二)为精神疾病患者提供心理治疗

精神疾病往往表现为人格、情感反应、意志、行为和社会功能方面的障碍,因此,除了服用药物外,还应注重心理治疗。例如,对精神疾病患者进行教育、启发、诱导,培养其良好的生活习惯,鼓励其参加集体劳动和文体活动,以丰富他们的精神生活,活跃他们的情绪。很多研究都证明,让精神疾病患者处于正常的生活环境中,有助于其获得康复。相反,圈禁、隔离只会加重症状。但令人遗憾的是,一些出院患者或处于康复期的患者往往因社会歧视而精神抑郁。有研究发现,精神疾病患者选择自杀,其中仅有15%是由病情本身所致,85%的因素都与外部环境等社会因素相关。可见,对精神疾病患者的心理干预服务应当是长期的、持续的。在实践中,社会工作者可以和心理治疗师等专业人士一起工作,采取个别辅导、团队活动等方式,帮助患者融入日常生活,逐渐改善其生活自理能力和社会交往能力,进而促进其康复。

(三)为患者家人提供心理辅导

因精神疾病患者的行为异于普通人,故常招致他人的围观和嘲笑。如果家庭中有成员患了精神疾病,往往会令其他家庭成员感到耻辱和惧怕。在巨大的心理压力下,有些家人选择了躲避患者,不愿与患者接触。有些家人为了保护患者,尽量避免患者与他人接触。

主要照顾者既要延续自己的日常生活，又要照顾患者的起居与治疗，身心负担较重。加之，精神疾病具有病程长、治愈率低、复发率高等特点，以至家庭成员往往要承受极大的身心压力。家庭成员是精神疾病患者最密切的接触者，是最重要的心理保护资源。如果家庭环境不良，显然不利于患者的治疗和康复。为此，医务社会工作者要进行家庭治疗，疏导患者家人的负面情绪，指导他们照护患者。此外，还要向患者家人介绍疾病知识和治疗方法，使之克服恐惧心理。鼓励家人关爱、接纳、包容患者，为患者的康复创造良好的家庭氛围。

（四）促进康复患者回归社会

虽然精神疾病的发病原因复杂，疾病种类多样，但并不意味着其没有康复的可能。在临床上，一些轻症患者经过药物和心理治疗后，往往能够获得康复。患者一旦康复，就需要回归社会，像正常人那样工作和生活。但是，社会的偏见、家庭的过度保护，以及患者不愿意或不敢进入新环境等，都有可能使治疗效果大打折扣，甚至导致疾病复发。为此，医生们一再呼吁，一定要让患者融入日常生活，保持其与社会的联系。也正是基于此，美国、英国、澳大利亚等国都针对精神疾病患者的回归之路进行了制度设计，如开设日间医院、社区康复中心、中途之家等。医务社会工作者有责任协助医院将患者转送至上述机构，或帮助康复患者复学、就业，使其被家庭和社会接纳，从而回复到正常的生活状态。

（五）参与社区精神卫生工作

社区精神卫生工作的内容主要包括：一是针对社区居民的心理咨询服务；二是对精神疾病患者的筛查和建档工作；三是对精神疾病患者的随访和管理，如体检、指导用药、转介给机构等；四是围绕精神卫生进行健康教育等。作为居民日常生活的重要场所，社区是精神卫生工作的重要领域。社会工作者可以利用社区中的人力和物力资源，宣传介绍精神疾病知识，倡导社区居民关爱患者；可以参与社区精神卫生计划的制订和实施，协助基层卫生机构筛查患者，并建立患者档案；可以根据患者的病情，帮助重症患者联系相关医疗机构，获得专业诊疗；还可以依据国家相关政策，帮助经济困难患者申领最低生活保障、医疗救助等。

六、医务社会工作的基本功能

（一）评估与诊断

评估，即医务社会工作者要对患者的心理、社会状况进行询问和探查。诊断，即根据评估所获得的信息，分析患者及其家人的需要和问题。评估和诊断是医务社会工作者开展专业服务的基础，是制订服务计划的前提。社会工作者的评估和诊断可以帮助医疗团队更加全面地了解患者，对患者的需要作出回应，提出更贴合患者实际情况的治疗方案，从而使患者感受到医院的人文关怀，愿意积极配合治疗，进而获得较佳的治疗效果。

（二）咨询与辅导

咨询，即向服务对象提供信息服务，包括就医流程、医院布局、医院政策、社会福利政策、疾病知识等。在医疗卫生领域供职的社会工作者有义务提供信息服务，以协助患者及其家人作出判断、采取行动。辅导，即为服务对象提供直接支持，包括情绪抚慰、压力释放、危机干预等，以协助患者及其家庭在行为、态度、情绪和环境方面作出适应性改变，从而使服务效益达到最大化。

（三）沟通与协调

沟通，即社会工作者在医护人员与患者之间、医护人员彼此之间、患者与患者之间进行信息传递。通过畅通信息渠道，促进各方相互理解、取得共识。协调与沟通是一个问题的两个方面，它们互为表里。沟通是为了加强联系、求得共识，协调则是为了谋求行动上的一致。社会工作是为人群提供服务的工作，促进人与人之间的接纳包容，推动人与环境相互适应，是社会工作的基本职责。医务社会工作者在各方之间建立沟通渠道，尽可能消除因信息不对称、不畅通引发的误解和隔阂，根本目的是提升患者的福祉。总之，医务社会工作可以改善医患关系，提升体疗卫生服务水平，促进公共卫生及社会福利，是一项有利于服务对象、医疗机构和国家社会的重要工作。

（四）寻求与整合

寻求，即代表服务对象寻找可以使用的资源，例如，帮助经济困难患者申请医疗救助基金，为患者寻找潜在的支持资源，包括非正式支持和正式支持。整合，即将分散的资源汇集起来，并与服务对象建立联结。寻找资源，促进患者对资源的使用，是医务社会工作者完成工作任务的基本手段。为了推动实务工作的开展，医务社会工作者应当充分了解相关资源的分布情况，建立实务工作常用资源档案，并与相关资源系统之间保持经常性的联系。

（五）倡导与改变

倡导，即社会工作者站在服务对象的立场上，直接从事代表、捍卫、支持等工作的过程。倡导的目的是促使办事程序、规章政策等向着有利于服务对象的方向转化，故倡导与改变是密不可分的，是一个事物的两个方面。在医务社会工作中，社会工作代表患者及其家人发起的倡导活动往往涉及简化就医流程，关照患者的合理需要，改善医疗机构的硬软件环境，及时受理患者的投诉，以及呼吁社会帮助困难患者、接纳特殊患者等。从社会工作专业角度看，倡导是一种间接介入方法，其重点在于促进环境发生改变，进而为服务对象提供支持。总之，医务社会工作的功能是多方面的。其以问题及需求评估为基础，针对服务对象的主要问题提供干预服务，在个体和社会两个层面同时着力（图2-1），因而可以促进个体与环境相互协调、良性互动。

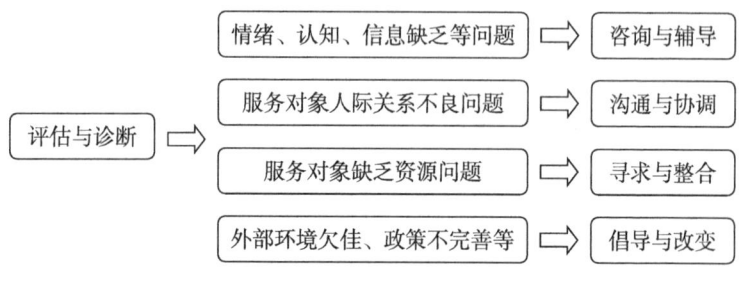

图 2-1 医务社会工作的基本功能

【本章关键词】

公共卫生社会工作；医院社会工作；康复社会工作；精神卫生社会工作

【复习指导】

1. 何谓公共卫生工作？公共卫生领域的社会工作服务可以从哪些方面入手？
2. 通过网络查看国内相关医院开展医务社会工作的情况，并总结归纳医院社会工作的主要内容。
3. 根据世界卫生组织的统计，在高、中高、中低收入国家，每万人拥有的精神卫生社会工作者分别为15.7名、1.5名和0.3名。而在我国，截至2008年底，每万人拥有的精神卫生社会工作者仍然为0。请联系当前我国社会变迁状况思考并讨论：①在精神卫生领域开展社会工作有何意义？②精神卫生社会工作的内容有哪些？
4. 通过网络查找医务社会工作实务案例，结合案例分析医务社会工作的基本功能。

第三章　医务社会工作者的角色与素质

> 世界上有如此多的事情需要去做，我强烈地感觉到我一定会有用武之地。
>
> Dorthea Dix

医务社会工作者是在医疗机构、卫生行政部门、康复训练机构、疾病防控机构等场所为患者及其相关人群提供社会服务的专业技术人员。他们认同社会工作的价值观，掌握社会工作专业知识，具备从业所需要的职业技能或职业资格。在实务工作中，他们往往被称作"改变媒介系统"，因为他们是助人服务的提供者，是促进服务对象及所处环境发生改变的推动力量。医务社会工作者往往集多种角色于一身，他们是助人行动的主体，其素质高低将会直接影响服务效果。本章首先分析了医务社会工作者的角色；然后，围绕社会工作者的核心素质——价值观、知识结构、实务能力，探讨其应当达到的素质要求；最后，本章还就医务社会工作者的培养问题进行了讨论。

一、医务社会工作者的角色

"角色"原本是戏剧中的名词，指演员扮演的剧中人物。在社会研究中，角色通常指与人们的某种社会地位、身份相一致的一整套权利和义务规范，以及行为模式。或者说，角色是人们对具有特定身份的人的行为要求。例如，在社会生活中，人们常将法官与伸张正义、教师与教书育人、医生与救死扶伤联系起来。作为一个职业群体，医务社会工作者应当清楚社会对自己的角色期待，在实践中领悟、扮演好自己的专业角色。当然，医务社会工作者的角色是多重的，从不同角度看，我们可能会有不同的认识。

(一) 从介入方式看

从实施层面看,我们大体可以把社会工作的介入方式分为直接服务与间接服务两类。其中,直接服务主要采取面对面的工作方法,如个案工作、小组工作,其侧重点是"促进人的改变",即推动案主(个人、家庭、小群体)在观念、行为等方面做出改变。间接服务则着眼于服务对象所处的现实环境,采取管理、督导、倡导、研究等方法,其重点是去改善环境,使环境朝着有利于服务对象的方向发展,因而能够使服务对象间接受益。

1. 医务社工在直接服务中的角色 在直接服务中,医务社会工作者要面对患者及其家人、医务人员、亚健康人群,甚至是一般民众。他们要搜集服务对象的信息,评估其需要和问题,制订并实施服务计划,因此,社会工作扮演的首要角色是"诊断者"和"服务提供者"(或曰"治疗者")。为了解决服务对象的困扰,社会工作要联系并整合相关资源系统,协助服务对象使用资源、发展能力,因而还要扮演"资源联系人"角色。在直接服务中,医务社工还要回应服务对象在信息方面的需要,解答患者及其家人的疑问,因而其还要扮演"咨询者"角色。此外,他们还要指导服务对象了解疾病知识、社会福利政策,知晓相关办事程序等,因而还经常充当"教育者"的角色。当医患之间、患者与患者之间、患者与家人之间产生矛盾时,他们还要参与冲突的处理,故也常常扮演"调解人"的角色。

2. 医务社工在间接服务中的角色 在间接服务中,医务社会工作者往往充当服务对象的代言人。他们反映患方的心声,呼吁医方、社会、政府关注患者的合理需要,积极推动规章政策向着有利于服务对象的方向改革,因而其首要扮演的角色是"倡导者"和"政策影响人"。其次,在实践中,医务社会工作者要主动调查分析患者面临的一些共性问题,提炼工作经验或实务模式,或进行理论验证,因而其还常扮演"研究者"角色。再次,资深社会工作者还要参与医务社会工作者的招聘、培训、督导等工作,或推动志愿服务的开展,因此,他们还充当"管理者"的角色。可见,间接服务的手段通常是行政管理、计划审阅、教育培训、政策研究等。在社会工作部门担任管理和督导的工作者从事的多为间接服务。总之,医务社工作者扮演的角色不是单一的,他们应当根据实际工作的需要,提供各种直接和间接服务。也正是因为如此,在实务工作中,社会工作者常通过综合介入解决服务对象的问题,因而其所扮演的角色是一个"角色集"(表3-1)。

表3-1 医务社会工作者的角色

角色分类	直接服务角色	间接服务角色
服务情境	工作者与服务对象面对面接触	工作者多与制度、组织等发生关系
介入目标	促使服务对象发生改变	促进环境改变,推动认识问题
角色描述	诊断者,治疗者,资源联系人,咨询者,教育者,调解人	倡导者,政策影响人,管理者,研究者

(二)从服务对象看

以医院社会工作为例,医务社工的服务对象有3个:患者、患者家人、医方(医院及其工作者)。面对不同的服务对象,医务社会工作扮演的角色也是有差异的。社会工作者在以医务工作者为主体的工作环境中,务必要认清自己的角色,适当摆正自己的位置。

1. 对于病患而言

(1)诊断者:在接收入院患者时,医务社会工作者要对患者的社会心理状况进行记录与评估,以帮助医护人员全面了解案主。在患者住院期间,社会工作者也要将其显著的心态变化提供给治疗团队,以便医护人员调整治疗方案,及时进行干预。

(2)咨询者:提供温暖、适当、可信任的情境,使患者能够表达情绪和困扰,增强患者的自我了解及调适能力。同时,根据患者的需要提供疾病知识,缓解疾病导致的精神压力。

(3)教育者:提供个案及团体工作方法,协助患者适应疾病带来的身心和生活变化,适应医疗机构的程序和环境。

(4)治疗者:对患者的心理及行为问题进行干预,协助其转变观念,改变不良行为,以使医疗服务取得更好的效果。

(5)调解人:促进医患之间的信息传递,积极改善医患关系。

2. 对于患者家人而言 家庭是患者的支持资源,也是社会工作者可以挖掘的协同力量。面对患者家庭,医务社会工作者首先要预估家庭中主要照顾者的能力、家庭的完整性、家庭应付危机的策略及其支持网络等,以便判断家庭的能力。因此,医务社会工作者对于患者家庭而言扮演着"诊断者"的角色。与此同时,医务社会工作者也要担当患者家庭的"咨询者""教育者"和"协助者"。提供咨询服务,协助患者家庭克服不良情绪及维持家庭的完整。教导家庭成员处理危机的方法,协助其解决一些因患病而产生的问题。面对不知如何照顾患者的家庭,医务社会工作者要对家属给予协助,促进家属对患者照顾,以及处理水平和家庭功能的提升。其次,医务社会工作者在了解患者家庭情况之后要扮演寻找、利用资源的"联系人"角色。再次,社会工作者还要在医患之间、患者与家人之间充当"协调者"角色,以促使双方相互理解、彼此依靠。

3. 对于医方而言 医方,即医疗机构及医务工作者。尽管各个医院引入医务社会工作的动机和模式不尽相同,但是医方无疑需要社会工作者协助医务人员做好患者的信息搜集、情绪安抚、资源联结等相关工作。因此,对于医方而言,医务社会工作者首先要扮演好"协助者"角色。其次,社会工作者要扮演"教育者"角色。在实践中,医务社会工作者常通过举办联谊会、座谈会、讲座等方式,使医院管理人员、医务工作者了解社会工作的价值、知识和方法,了解相关人文社会科学知识,以使医务工作者与社会工作者能够友好合作,并使医务工作者更多地了解患者心理。再次,社会工作者还要扮演"倡导者"角色。社会工作者与患者接触多,能够了解患者的真实需求,也较易发现医疗服务中存在的问题,因而可以为医方改革管理体制,提高服务质量提供对策建议,可以就简化就医程序、关怀患者等问题进行倡导。此外,在医院社会工作部门作为"第三方"的模式下,社会工作者还是医方的合作伙伴。

二、医务社会工作者的伦理要求

美国《韦氏大辞典》对于伦理学的定义是,"一门探讨什么是好、什么是坏,以及讨论道德、责任、义务的学科"。伦理问题属于哲学范畴,它关注的是人类的思想操守和道德决定。从层次上看,伦理可以区分为个人伦理、专业伦理和社会伦理。医学伦理和社会工作伦理都是专业伦理，它们是社会对某些职业的从业人员提出的行为标准和道德规范，是医务工作者和社会工作者应该坚守的职业操守。总的看来，医学伦理和社会工作伦理既有各自的特性，又存在相通之处。

（一）社会工作者的伦理要求

专业伦理是社会工作的核心，是实务工作的灵魂。虽然各国社会制度、文化传统、社会工作专业化水平不同，因而不同国家和地区的社会工作伦理内容会有所差异，但其核心内容与价值观是基本一致的。作为全球最大的社会工作者专业组织，全美社会工作者协会（NASW）1996年颁布了社会工作专业伦理守则，并于1999年进行了修订。《美国全国社会工作者协会伦理守则》从社会工作者对案主的伦理责任、对同事的伦理责任、对机构的伦理责任、对专业的伦理责任、对社会的伦理责任，以及作为专业人员的伦理责任6个方面全面阐述了社会工作者在实践中应当坚持的原则和措施，为社会工作实务提供了行为指导。例如，《守则》提出的"社会工作者对案主的伦理责任"就涉及以案主利益优先为行动原则，尊重并促进案主的自决权，事前告知案主有关服务情况，在自己的能力范围内为案主提供服务，尊重案主并保护案主的隐私不受侵犯，明确专业关系的界限，服务中不收取案主的礼物或酬金等内容。《守则》内容详实具体，富有操作性，受到国际社工界的高度肯定。

2008年，我国开始实行社会工作者职业水平评价制度，通过职业资格考试推动社会工作的专业化和职业化。据统计，截至2012年底，全国已有8万余人取得了助理社会工作师、社会工作师职业资格。加上民政系统、群团组织、民间组织中实际从事社会工作的人员，全国社会工作者为30余万人。2012年，中央组织部、民政部、共青团中央等19个部门和群团组织联合发布《社会工作专业人才队伍建设中长期规划（2011—2020年）》，提出了2015年社会工作专业人才总量增加到50万人，2020年社会工作专业人才总量增加到145万人的战略目标。可见，在"十二五""十三五"期间，我国社会工作职业化将快速发展。随着社会工作者队伍迅速地扩张，迫切需要制定出台相关职业规范，提出伦理道德要求。2012年12月，民政部发布《社会工作者道德指引》（下文简称《道德指引》），对已经取得社会工作职业资格，提供专业社会工作服务的人员提出了伦理要求。

《道德指引》共计7章24条。它要求社会工作者应当热爱祖国、热爱人民、拥护中国共产党的领导，遵守宪法和法律法规，贯彻落实党和国家有关方针政策；践行社会主义核心价值观，遵循以人为本、助人自助的专业理念，热爱本职工作，以高度的责任心，正确处理与服务对象、同事、机构、专业及社会的关系。《道德指引》吸收了美国《伦理守则》的主要精华，同时兼顾了中国当下的社会发展状况，具有鲜明的实践导向。关于社会工作者的行为准则，《道德指引》主要从5个方面提出了要求。

1. 尊重服务对象，全心全意服务

（1）社会工作者应以服务对象的正当需求为出发点，全心全意为服务对象提供专业服务，最大程度地维护服务对象的合法权益。

（2）社会工作者应平等对待和接纳服务对象，不因民族、种族、性别、户籍、职业、宗教信仰、社会地位、教育程度、身体状况、财产状况、居住期限等因素而区别对待。

（3）社会工作者应尊重服务对象知情权，确保服务对象在接受服务过程中，了解自身和机构的权利、责任和义务，以及获得服务的情况和可能由此产生的结果。

（4）社会工作者应在不违反法律、不妨碍他人正当权益的前提下，保护服务对象的隐私，对在服务过程中获取的信息资料予以保密。

（5）社会工作者应培养服务对象自我决定的能力，尊重和保障服务对象对与自身利益相关的决定进行表达和选择的权利。

（6）社会工作者不得利用与服务对象的专业关系，谋取私人利益或其他不当利益，损害服务对象的合法权益。

2. 信任支持同事，促进共同成长

（1）社会工作者应与同事建立平等互信的工作关系。

（2）社会工作者应主动与同事分享知识、经验、技能，互相促进，共同成长。有责任在必要时协助同事为服务对象提供服务，接受转介的工作。

（3）社会工作者应尊重其他社会工作者、专业人士和志愿者不同的意见及工作方法。任何建议、批评及冲突都应以负责任、建设性的态度沟通和解决。

（4）社会工作者应相互督促支持，对同事违反专业要求的言行予以提醒，对同事受到与事实不符的投诉予以澄清。

3. 践行专业使命，促进机构发展

（1）社会工作者应认同机构使命和发展目标，遵守机构规章制度，按照机构赋予的职责开展专业服务。

（2）社会工作者应积极维护机构的形象和声誉，在发表公开言论或进行公开活动时，应表明自己代表的是个人还是机构。

（3）社会工作者应致力于推动机构遵循社会工作专业使命和价值观，促进机构成长、参与机构管理，增强服务能力、提高服务质量。

4. 提升专业能力，维护专业形象

（1）社会工作者在提供专业服务时，应诚实、守信、尽责，积极维护专业形象。社会工作者应在自身专业能力和服务范围内提供服务。

（2）社会工作者应不断内化和践行专业理念，持续充实专业知识和技能，提升专业能力，促进专业功能的发挥和专业地位的提升。

（3）社会工作者应继承中华民族优良传统，借鉴国际社会工作发展优秀成果，总结中国社会工作经验，推动中国特色社会工作发展。

5. 勇担社会责任，增进社会福祉

（1）社会工作者应运用专业视角，发挥专业特长，参与相关政策法规的制定和完善，维护社会公平正义，增进社会福祉。

（2）社会工作者应正确鼓励、引导社会大众参与社会公共事务，推动社会建设。

（3）社会工作者应推广专业服务，促进社会资源合理分配，使社会服务惠及社会大众。

（二）医务工作者的伦理要求

简单说来，医学伦理就是社会对医务工作者在职业活动中应当做什么、不应当做什么提出的规范性要求。在人类社会发展史上，

《希波克拉底誓言》

医神阿波罗、埃斯克雷彼斯及天地诸神作证,我——希波克拉底发誓:

我愿以自身判断力所及,遵守这一誓约。凡教给我医术的人,我应像尊敬自己的父母一样,尊敬他。作为终身尊重的对象及朋友,授给我医术的恩师一旦发生危急情况,我一定接济他。把恩师的儿女当成我希波克拉底的兄弟姐妹;如果恩师的儿女愿意从医,我一定无条件地传授,更不收取任何费用。对于我所拥有的医术,无论是能以口头表达的,还是可书写的,都要传授给我的儿女,传授给恩师的儿女和发誓遵守本誓言的学生;除此3种情况外,不再传给别人。

我愿在我的判断力所及的范围内,尽我的能力,遵守为患者谋利益的道德原则,并杜绝一切堕落及害人的行为。我不得将有害的药品给予他人,也不指导他人服用有害药品,更不答应他人使用有害药物的请求。尤其不施行给妇女堕胎的手术。我志愿以纯洁与神圣的精神终身行医。因我没有治疗结石病的专长,不宜承担此项手术,有需要治疗的,我就将他介绍给治疗结石的专家。

无论到了什么地方,也无论需要诊治的患者是男是女、是自由民是奴婢,对他们我都一视同仁,为他们谋幸福是我唯一的目的。我要检点自己的行为举止,不做各种害人的劣行,尤其不做诱奸女患者或患者眷属的缺德事。在治病过程中,凡我所见所闻,不论与行医业务有否直接关系,凡我认为要保密的事项坚决不予泄漏。

我遵守以上誓言,目的在于让医神阿波罗、埃斯克雷彼斯及天地诸神赐给我生命与医术上的无上光荣。一旦我违背了自己的誓言,请求天地诸神给我最严厉的惩罚!

医学是最早步入职业化、专业化的一门学科。在公元前5世纪,"西方医学之父"希波克拉底就阐述了医生的职业道德要求,并要求有志于学医的人进行宣誓,史称"希波克拉底誓言"。希波克拉底认为,学医者有责任回报授业之师,对于老师的儿女、自己的儿女及矢志学医的人有传授知识的义务；医生应当将为患者谋利作为最高的道德原则，杜绝一切堕落及害人行为；医生应当对患者一视同仁，并尊重他们的隐私；医生应当在自己能力范围内提供诊断与治疗；医生不能利用职业之便做违背道德或法律之事。《希波克拉底誓言》是医学伦理学的最早文献，对医务工作者产生了长远而深刻的影响。

在国际社会，被普遍认可的医务人员的伦理原则包括尊重、自主、不伤害、公正等，它们是生命伦理学对于医学伦理的基本要求。其中，尊重原则要求医务工作者尊重患者的人格尊严，不因肤色、财富、性别等区别对待，导致对患者的剥夺和伤害。自主原则的实质是对患者自主权利的尊重和维护。自主体现在患者的自主知情、自主选择和自主同意等方面，即应当保护患者的知情权利、自决权利。不伤害原则意指在实践中努力使患者避免遭受不应有的医疗伤害，这种伤害既包括身体的伤害又包括心理的伤害。公正原则要求医务工作者对于有相同的医疗需求的人给予相同的对待，对于有不同医疗需求的人给予不同的对待。

我国历来有"医乃仁术"的传统观念，要求医生有一颗仁爱之心，能切实关爱患者，竭力免除其痛苦。明代龚廷贤曾言："病家求医，寄以生死"，意思是说，医患之间的关系是生死所寄、性命攸关的，患者把身家性命托付给了医生，医生自当竭心尽力。在我国，社会对医生的伦理要求往往被简称为"医德"，即医务人员的职业道德。医德是医务人员应具备的思想品质，是医务人员与患者、社会及医务人员之间关系的总和，是指导医务人员进行医疗活动的行为准则。1992年10月，我国卫生部颁布了《医务人员医德规范及实施办法》，要求医务人员在医疗服务中切实做到：

1. 救死扶伤，实行社会主义的人道主义。时刻为患者着想，千方百计为患者解除病痛。

2. 尊重患者的人格与权利，对待患者，不分民族、性别、职业、地位、财产状况，都应一视同仁。

3. 文明礼貌服务。举止端庄，语言文明，态度和蔼，同情、关心和体贴患者。

4. 廉洁奉公。自觉遵纪守法，不以医谋私。

5. 为患者保守医密，实行保护性医疗，不泄露患者隐私与秘密。

6. 互学互尊，团结协作。正确处理同行同事间的关系。

7. 严谨求实，奋发进取，钻研医术，精益求精。不断更新知识，提高技术水平。

（三）医务社会工作者的伦理要求

总的看来，医学伦理与社会工作伦理都强调尊重患者，保护患者的隐私，尽最大能力满足患者的需要。可以说，"以患者为本"是医学伦理与社会工作伦理对从业者的一致要求。当然，在具体实践中，医务人员与社会工作者的行为方式是存在一定差异的。因为医方强调的患者利益往往是减轻病痛、恢复健康（即生理功能），而社会工作者则重视心理、社会等多种功能的复原。此外，医生承受着患者、院方和卫生行政部门的多重压力，他们往往专注于自身知识和技术水平的提高而无暇顾及患者的个体差异。在诊疗过程中，医生往往以权威自居，常倾向于替患者做决定，而社工更强调社会情境对个人问题的意义，主张患者参与解决问题的过程。社会工作者注重引导患者自助，不替患者做出选择或决定。可见，在复杂的实务工作情境中，医务人员与社会工作者的伦理导向是有所不同的。

作为服务团队中特殊的一员，医务社会工作者既要遵从社会工作专业的伦理要求，也要谨守医务工作的基本原则。概括说来，第一，以患者的最大利益为行为准则。即开展的专业服务应当充分关照患者的需要，保障患者获得最优质的社会服务。第二，尊重和接纳患者。尊重患者的文化背景、习俗观念，接纳患者的想法和做法。不因性别、年龄、财富、社会地位等对患者区别对待。在作出决定时，应尊重患者的自决权，做一个支持者而非包办者。在提供服务时，尊重患者及其家人的知情权、同意权。第三，注重个别化。在提供服务时，应当考虑患者的现实处境和资源状况，根据患者的实际需要，提供有针对性的处置措施，以保障服务的适用性和有效性。第四，保护患者的隐私，发展其能力。做好服务记录，并提供信息保护。相信每个人都具有成长空间和发展潜能，协助患者分析问题、解决问题，通过社会服务发展患者的自助能力。第五，积极钻研，不断提升专业能力，协助患者增进其身心健康，提高社会功能。

三、医务社会工作者的知识结构

社会工作者在开展医务社会工作的服务过程中，离不开相关的知识体系的支持。社会工作一直被定义为"专业性"的助人工作，它声称自己拥有特定的知识和技术，能够协助个人、家庭、小组、社区恢复或提高自身的社会功能。只有知识储备丰富，医务社会工作者的工作才能够顺利地展开。这些知识包括社会工作的专业知识、实践中常用的医学知识，还有一些其他的人文社科知识。可以说，医务社会工作者应当是典型的复合型人才。

（一）社会工作专业知识

从内容看，社会工作知识主要涵盖4个领域：人类行为与社会环境、社会福利政策、社会工作实务、社会研究方法。其中，人类行为与社会环境方面的知识整合了有关生物的、心理的、社会文化的因素对人类行为和发展的科学理论，可以帮助工作者更深入地理解人，理解人与社会的关系，用"人在环境中"的视角去认识服务对象的问题。社会福利政策是社会工作者开展助人工作的基础。很多时候，社会工作者都是在现有的社会福利制度框架内进行资源的联结和输送。社会工作实务知识是社会工作者在长期的助人服务中总结出来的，它涉及专业价值观和职业伦理、社会工作实务方法、技巧和干预模式。社会工作实务知识是社会工作专业化的体现。社会工作者掌握的实务知识越全面，越有助于其胜任岗位要求，达成助人目标。社会研究方法为社会工作者在实践中搜集和分析资料提供了指导。社会工作者常表演多种角色，通过研究问题进行倡导，影响政策设计，是社会工作者应当履行的专业责任。

从层次看，社会工作知识涉及宏观、中观、微观等不同层面。其中，微观层次是最直接和最具有操作性的知识层次，涉及个人、家庭、团体问题的解决。就医务社会工作而言，微观层面的知识是有关个人身心健康和家庭生活质量的知识，如心理状况评估知识、社会服务计划知识、实务介入模式与方法等，因而微观层面的知识能为医务社会工作者提供直接的指导。中观层次的知识主要是有关社区与组织的，它也为医务社会工作者开展工作提供直接的支持，如医疗机构管理知识、社区卫生服务体系等。宏观层次的专业知识主要涉及健康照顾体系、社会福利体系和社会政策框架等制度性问题,也是医务社会者开展专业服务的基础。

从来源看,社会工作知识又可分为外来知识与本土知识。外来知识主要是指那些较早开展社会工作的国家/地区在长期的助人实践中建构的理论、方法与技巧。在欧美发达国家,社会工作实践已有100多年的历史。在解决工业化社会遇到的社会性问题的过程中,社会工作的知识逐渐丰富,为开展专业化的助人服务提供了理论视角和实务方法,并确立了社会工作实务的基本规范。后发国家发展社会工作时,一般都比较注重对外来知识的引介与传播,希望据此展示现代社会工作的专业性与权威性。但是,人类与环境的互动情境是非常复杂的。推动社会工作的发展,除了要掌握国际上公认的专业知识体系外,还必须"接地气",发展本土的社会工作知识。对此,国际社会工作学院联盟(IASSW)和国际社会工作者联盟(IFSW)曾经指出,"社会工作的方法论以从研究和实践评估中获取的一套以证据为本的系统知识为基础,包括那些特定情境中的本土化的、本土性的知识"[①]。

(二)卫生领域的相关知识

医务社会工作的对象具有特殊性,主要是面临健康问题的患者及其家人。即便为健康人群、亚健康人群服务,服务内容也多与疾病或健康问题有关。为了顺利开展工作,并与服务对象建立专业关系,医务社会工作者应当掌握一些基本的医学知识,熟悉医疗服务的程序与相关政策。具体说来,第一,了解相关疾病知识。例如,了解和掌握常见病、慢性病、传染病的基本常识,包括疾病的发生、发展、临床症状、并发症、治疗方法、预后等。掌握生理学、解剖学、病理学、免疫学、预防医学等学科的基础知识,以便用来解答服务对象有关疾病、病理、治疗和康复等方面的疑问。了解临床上各科室病患的分布特点及常见病症。如呼吸内科常见的疾病种类包括肺炎、慢性阻塞性肺病、胸腔积液、气胸、哮喘等,老年人是呼

---

① 帕梅拉·特里维克西.社会工作技巧——实践手册.肖莉娜,译.2版.上海:格致出版社,2010:2.

吸内科的主要服务对象。肿瘤科的患者往往会因为放疗/化疗出现呕吐、脱发、食欲缺乏或其他并发症。社会工作者应当根据科室患者的结构、病情,以及疾病导致的共性问题,设计介入计划,合理安排资源。第二,掌握现行的卫生政策、法律法规及服务资源。在实务工作中,社会工作者除了要为患者及其家人提供功能评估、情绪疏导、疾病知识等服务外,还要为解决服务对象的问题提供信息咨询服务,如,解读相关卫生政策与法规,使服务对象了解政策依据、办事程序等。在服务对象遇到医患纠纷向工作者求助时,社会工作者有义务告知解决问题的方法、途径,以协助其作出判断与选择。当服务对象面临无人照顾、经济困难等问题时,社会工作者应当帮助其寻找、联结资源。例如,为无人照顾患者联系志愿服务机构,为经济困难患者联系相关社会救助部门或基金会。近年来,随着我国社会组织的发展,民间人士发起建立了一些与患者相关的救助类机构、服务类机构,红十字会、医疗机构内部也有类似的资助项目。社会工作者应当了解所在地区的相关资源,协助服务对象解决困难。第三,熟悉所服务的医疗机构的部门设置、设备设施、工作流程、管理规章等情况。有关医疗机构的知识是社会工作者应当熟知的。例如,医院有哪些部门,它们各有什么职能;医院的各科室是如何分布的;就诊流程怎样;有哪些与患者相关的医疗设备;各科室的诊疗力量如何、有何特色等。患者通常因就诊与医疗机构发生联系,作为外部人员,他们可能并不了解医疗机构的运作程序和管理规范,因而需要社会工作者提供准确的信息,帮助他们更快捷地获取服务。此外,社会工作者还要清楚医院有关社会工作的制度、资源、工具,了解医院对社会工作的期待,了解院内跨学科团队的合作情况等。

(三)其他人文社科知识

作为一名合格的医务社会工作者,除了应具备相应的社会工作专业知识和基本的医学知识外,还应掌握其他人文社会科学的相关知识。社会工作以"人"为服务对象,而不同的学科在认识人与社会时往往会有自己的视角,会形成独特的知识体系。所以,社会工作需要从其他学科汲取知识,要求从业者具备丰富多样的知识基础,例如心理学、社会学、管理学、法学、政治学等学科的知识。

心理学被定义为"关于行为和精神过程的科学"。它是社会工作从中汲取养分最多的一门学科。心理动力学、行为学、人本主义等都为社会工作实务的开展提供了有益的启示和指导。弗洛伊德的精神分析理论、马斯洛的需要层次理论、埃里克森的人格发展八阶段理论、科尔伯格的道德发展阶段理论等心理学知识都是社会工作学院教育和训练学生时反复强调的。心理学有助于社会工作者了解患者的心理状态和情绪变化，并洞悉背后的原因。与心理学类似，社会学也被誉为"社会工作的界定性学科之一"。社会学聚焦于个体与社会情境或社会整体的关系，注重研究"人们如何在其所处的结构性限制中安排自己的生活"，因而有助于社会工作者认识社会变迁与社会事物，坚持"人在环境中"的实务工作原则。

社会工作的开展要受到一个国家或地区现行的法律法规和政策的规制。换言之，政策制度"赋予了社会工作者以权力和责任"。在实务工作中，社会工作者既要掌握与社会工作相关的法规政策，还要掌握宪法、刑法、民法等相关内容。掌握法学知识，既有助于社会工作者在法律框架内展开工作，也有助于其协助服务对象解决问题。例如，掌握相关的法律知识，社会工作者可以参与医患纠纷的调解与处理。管理学关注的是个体与组织的关系，它可以帮助社会工作者了解组织管理的相关知识，了解组织的结构与文化。政治学是"对政府组织及其行为的研究"，它有助于社会工作者理解国家与社会的关系，了解政策制度的价值基础与目标导向。总之，医务社会工作者要为患者及其家庭提供优良的专业服务，就应当有扎实而丰富的知识储备，要勤于学习、终身学习，以确保能够正确做事、有效做事。

四、医务社会工作者的职业能力

职业能力是指完成一定职业活动所需要技能、经验和一般工作能力的综合。作为社会工作者的一种，医务社会工作者的职业能力应参照《社会工作者职业水平评价暂行规定》所设定的标准。2006年民政部颁布了《社会工作者职业水平评价暂行规定》，对助理社会工作师、社会工作师的职业能力进行了说明。例如，社会工作师的职业能力包括：第一，能够熟练运用社会工作业务相关的法律、法规、政策和行业管理规定，具备较丰富的社会工作专业经验；第二，能够综合运用各种社会工作方法，为服务对象提供专业服务，处理各类复杂问题，并对所提供的专业服务质量与效果进行评估；第三，能够指导助理社会工作师开展专业工作，帮助其提高专业工作水平和能力；第四，能够制订科学合理的工作方案和发展规划，整合、运用相关社会服务资源，拓展服务领域，保证服务质量。

医务社会工作是现代卫生事业的重要组成部分。随着健康观念的发展变化，医务社会工作的范围不断趋于扩展，服务内容涉及医疗服务与非医疗的健康照顾两大领域。在实务工作中，医务社会工作者不仅要为患者提供服务，还要为患者的家庭及相关社会成员提供服务。此外，医务社工不仅要关注个体问题的解决，还要参与疾病预防工作和社会卫生事业的发展。如此丰富的工作内容，对医务社会工作者的从业能力提出了较高的要求。

（一）筛查与转介能力

筛查，即对潜在的服务对象的问题作出预估，进而判断其能否成为现实服务对象的过程。在实务工作中，医务社工的服务对象通常经由3种途径而来：由医护人员转介、社会工作者主动寻找、患者主动求助。面对潜在的服务对象，社会工作者要判断其所面临的问题是否可以通过社会工作服务加以解决，问题的解决是否符合机构的服务范畴，社会工作者自己是否具备解决问题的能力等。如果服务对象的问题处于专业服务的范畴内，是社会工作者可以胜任的，就与之确定服务协议，将潜在的服务对象转化为现实的服务对象。如果服务对象的问题超出了社会工作的专业范畴或者社会工作者的能力范围，应当作出说明，并在征得服务对象同意的前提下，将之转介给其他专业服务机构。

（二）诊断与评估能力

诊断，即对服务对象面临的问题进行分析与判断。诊断是提供介入服务的基础。在诊断过程中，医务社会工作者要深入了解服务对象的情况，对相关信息进行梳理，对问题进行归纳和排序，从而为制订干预计划做好准备。评估往往与诊断是交织在一起的,并且评估往往贯穿服务的始终。例如,在预估时,医务社会工作者要综合运用社会历史报告法、家庭图与生态系统图绘制、社会支持网评估等方法搜集服务对象的信息,并撰写评估报告。在服务计划执行期间,要及时记录服务进展,对工作成效进行评估。在计划完成后,要能够对服务的过程、效率、效果等进行判断,撰写结案报告。

(三) 沟通与咨询能力

社会工作是做"人的工作",而人是具有复杂动机、思想和情感的高级生物。如果不了解服务对象的真实需要,不能建立扎实互信的专业关系,服务的科学性和有效性就无从谈起。在实务工作中,医务社工应按照工作阶段采用多种沟通技巧,以最大限度地增进服务对象的利益。例如,在接触初期,应注意倾听,并表达鼓励。在介入期,则要妥善运用引领、回应、影响等会谈技巧。同时,要努力锻炼、提高同理能力,以提高沟通的效果。咨询,即医务社会工作将相关知识传递给有需要的服务对象,协助其理清思路、作出选择。例如,告知服务对象医院的相关管理制度、医疗救助政策、医保结算程序、术后康复知识等。医务社会工作者应注重学习,努力更新知识体系,力争将新的、全面的信息提供给服务对象。

(四) 危机介入能力

在实务工作中,医务社工要常常处理危机事件。例如,患者因罹患绝症、重症,不配合治疗或企图自杀;突发的公共卫生事件引起民众的恐慌情绪等。面对危机事件,社会工作者既要及时安抚服务对象的情绪,也要采取妥善措施,避免意外情况的发生。危机介入能力包括对危机源的判断,对危机事件后果的预测,对危机介入方法和策略的选择等。优秀的社会工作者并不畏惧危机事件,相反,他们往往通过解决危机提高自身的专业素养,赢得服务对象的信任。

(五) 服务与管理能力

医务社工应具备为不同服务对象提供干预服务的能力。例如,面对心理承受能力弱的患者及其家庭,医务社会工作者要有能力对患者进行心理辅导，调节患者和患者家属因疾病引起的恐慌、沮丧等负面情绪，促进患者适应疾病症状和医疗环境；面对经济压力大的患者，医务社会工作者要有能力为患者申请公共援助；对临终患者，医务社会工作者要有能力提供临终关怀等。除了直接服务外，医务社工也常常从事间接服务，如整合服务资源、管理志愿者、督导新进社工等。这些工作要求社会工作者具备一定的管理能力，如指导志愿者与新员工开展工作，协调社工部与其他部门的关系，对社会资源登记造册并进行管理等。

（六）倡导与研究能力

倡导与研究也是社会工作的间接方法。倡导，即站在服务对象的立场上，呼吁有关部门、社会组织关注服务对象的境遇，为问题的解决创造条件。或者基于实务工作经验，呼吁政府完善政策设计，解决相关社会问题，以提升服务对象的福祉。例如，呼吁设立专门基金，救助贫困患者；反映医疗服务领域面临的突出问题，提供解决思路或对策建议。此外，医务社会工作不仅要善于解决问题、提供社会服务，还应当在实践中发现问题、开展研究。研究不仅有助于社会工作者深入认识自己所从事的职业，也有助于影响社会福利政策。研究是倡导的出发点，倡导是研究的落脚点，两者往往也是相互交织在一起的。

五、医务社会工作者的培养

英国是社会工作的发源地，其社会工作专业教育比较注重传授专业知识和技能。与美国相比，英国高校社会工作课程设置较多关注于微观服务，注重方法和技巧的训练。可以说，英国培养社会工作者的基本模式是"理论与方法＋技巧＋实践"。医务社会工作是大学社会工作专业的一个实务领域，学生可根据自身的兴趣与喜好，选择修读医务社会工作课程。学生在系统学习了相关知识后，还要到医疗部门进行医务社会工作专业实习与实践。周密的实习计划和充分的实习时间保障了社会工作人才培养的质量。

社会工作起源于英国，但是专业化发展程度最高的是美国。从1905年美国开始发展医院社会工作到第二次世界大战结束，美国医务社会工作体系初步建立。20世纪70年代至今,医务社会工作受到心理学、社会学、经济学等多学科的影响,服务对象由微观个人、中观社区和组织扩大到社会环境与制度安排,医务社会工作专业教育、专业组织、专业研究、专业杂志和专业服务体系日趋开放多样,成为社会福利制度与生活方式的重要组成部分。经过100多年的发展,如今美国各大医院都相继成立了社会工作部,医务社会工作者根据医院规模按比例配置,与床位数的平均比例约为1∶60。在儿童医院、康复中心,社工数与床位数之比会更高。据统计,全美约有46.8万社会工作者,其中,医疗和公共健康领域的社会工作者有10.4万,精神健康和物质滥用领域的社会工作者有8.3万。从就业者的学历结构来看,85%以上的社会工作者拥有硕士以上学位[1]。另据美国药物滥用以及精神卫生管理局的统计,医务社会工作者是美国有执照的精神卫生提供者的最大群体,超过心理医师、精神病医师及心理治疗护士的总和。医疗卫生机构也成为继社会行政机构与民间家庭服务机构之后的社会工作第三大实施场所。

在美国,社会工作本科教育一般采用"通才教育模式",注重学生知识面的拓展,要求学生具有开阔的视野。相关课程涉及社会学、心理学、生物科学、人类学、政治学等学科。个案工作、团体工作、社区组织、社会工作行政、公共社会福利、社会工作研究、医疗社会工作和精神病理社会工作等是美国社会工作教育协会规定的所有社会工作专业都必修的课程。到了研究生阶段,社会工作人才培养采取"专才教育模式",学生可以根据自己的兴趣进入相关的研究领域,并从事相应的实务训练。如果学生对医务社会工作感兴趣,就可以在医疗部门实习,进一步学习医务社会工作的方法与技巧。美国社会工作硕士教育时间为2年,一般分为两个部分:1年的集中学习与1年的全职实习。为了培养合格的社会工作者,美国高校都配备了强大的师资队伍。这些教师不仅获得了相关学位,而且是持证社工,具有丰富的实务经验。此外,美国的医务社会工作比较发达,因此,医疗机构也能够为实习学生配备优秀的实习督导。

我国社会工作教育恢复重建以来,一些医学院校也开始举办社

---

[1] 王卫平,肖慧欣.部分国家地区医务社会工作专业人才培养模式研究.辽宁医学院学报(社会科学版),2012,10(3): 16-20.

会工作专业。基于专业背景和师资情况，医学院校的社会工作专业除了设置社会工作概论、社会福利思想、社区工作等专业主干课程外，还开设了一些医学类课程。这些学校希望将医务社会工作打造成自己的办学特色，并利用已有的资源网络把学生派驻到医疗机构实习。除了医学院校外，国内部分高等学校也开设了医务社会工作或医院社会工作等课程，以使学生对该实务领域有所了解。但是，受到生源不足、教材缺乏、师资薄弱、实习难以组织等因素的制约，医务社会工作人才培养的数量和质量仍非常有限。

步入21世纪以来，国内已有数十家医疗机构相继开展了医务社会工作服务。深圳市还通过政府购买服务的方式把社工派驻到医院。医务社会工作实务的发展迫切要求高等学校加快人才培养的步伐，提高人才培养的质量。当然，从理论上说，医院社会工作的场境具有特殊性，工作者要面对复杂的案主系统、目标系统，也要处理好与行动系统之间的关系。这些都要求医务社会工作者不仅要掌握社会工作的知识和技能，也要了解有关疾病、医学伦理、患者心理学等方面的知识。但是，就我国目前的医务社会工作教育而言，普通高等学校能够提供的相关课程和实践机会是非常有限的。相较之下，医学类院校、系科在培养医务社会工作者方面就具有一定的优势。因此，可以将医学院校作为医务社会工作人才培养的主阵地。在课程设置上，除了开设中国社会工作教育协会规定的专业主干课程外，还应当依托专业优势，围绕医务社会工作者的培养设置课程模块，如基础医学概论、疾病心理学等。在培养策略上，除了学习专业知识外，应当强化实训、实习环节，使学生能将课堂上所学的知识、技巧运用于实践过程，在医疗服务的真实场境下运用知识、内化价值观、积累实务经验。

【本章关键词】

医务社会工作者；角色；希波克拉底誓言；社会工作者道德指引；职业能力

【复习指导】

1. 举例说明医务社会工作者在直接服务和间接服务中的角色。
2. 研读医学工作者和社会工作者的职业伦理要求,思考它们之间的联系与区别。
3. 试析医务社会工作者应当具备的职业能力。
4. 请阅读下列招聘信息,然后开展小组讨论,分析应聘者应当具备怎样的素质。

  XT 社区健康促进社成立于 2006 年,是一家致力于通过扶植社区服务机构,促进社区成员健康的社会组织。机构成立后,相继开展了流动人口生殖健康项目、老年人健康促进项目、残疾人社区康复项目等。"新市民生活馆"是该机构依托"流动人口生殖健康项目"建立的社区服务实体,其功能是向以流动人口为主体的社区成员提供以"全人发展"为理念的、以生殖健康为核心的一系列社区服务,包括妇女发展、儿童发展、青少年发展和家庭支持等服务。"新市民生活馆"现面向社会公开招募社会工作师 1 名。该职位的工作职责是:①在"生活馆"的"全人发展"服务框架下,设计开发各项具体服务项目;②以社工的专业手法组织实施各服务项目,包括开展社区教育、小组活动和个案管理等;③联系与上述服务项目相关的专业机构和人员(医疗、计生、教育、法律等),安排专业咨询和干预服务;④发展社工团队,督导实习社工在"生活馆"进行实习活动;⑤为 XT 其他项目提供社会工作方面的专业支持。

第四章　医务社会工作直接服务

> 当与疾病相关的社会和情绪需求影响到患者的身体状况、治疗、康复和机构间的转介时，社会工作者需要为患者及其家人提供社会工作服务。
>
> National Association of Social Workers

专业方法的运用是社会工作的典型特征。社会工作方法是在长期的助人实践中形成的，经过实践检验而行之有效的做法。这是一套基于多种科学知识而形成的，处理人与人的关系、帮助人们走出困境的方法，是一些可操作性很强的实务工作方法。这些方法作为一种知识被社会工作者共享，并有效地支持着社会工作者的实践。

社会工作方法大体可分为直接服务方法与间接服务方法两类。直接服务是指以个人、家庭、小群体为关注对象，针对其采取的直接行动。直接服务主要采取面对面的工作方法，如个案工作、小组工作，其目的是"促进人的改变"。在医疗卫生服务中，社会工作者的直接服务的手段主要包括：寻找或外展案主、评估服务需求、提供信息、进行干预或转介等。

一、医务个案工作的内涵与模式

（一）医务个案工作的内涵

个案工作是社会工作中最常用的一种方法。医务个案工作是指在医疗服务领域内就职的社会工作者运用专业知识和技巧，以个别辅导的方式，对患者及其家庭进行直接干预，帮助其解决与疾病相关的心理及社会问题，协助其恢复社会功能的过程。在实践中，医院社会工作部门一般以以下患者为个案工作的主要服务对象：一是家庭经济困难,难以支付医疗费用,后续治疗受到严重影响的患者;二是精神抑郁,沟通意愿弱,饮食不正常,作息不规律的患者;三是过于担心病情,术前紧张焦虑的患者;四是因特殊原因占用、滥用医疗资源的患者。

(二)医务个案工作的主要模式

在实务工作中,个案工作的服务模式有很多,例如心理社会治疗模式、危机介入模式、认知行为治疗模式、理性情绪治疗模式、任务中心模式、人本治疗模式等。在医务社会工作中,常用的模式主要有理情治疗模式、任务中心模式、危机介入模式。

1. 理情治疗模式

(1)理情治疗模式的主要观点:理性情绪理论由美国临床心理学家埃利斯提出,也称 ABC 理论。其中,A(activating event)即刺激事件,指存在的一个事实,可能是一件事或某个人的某个行动或态度;B(belief system)即个人的看法和信念系统;C(emotional consequence)即人的情绪反应。该理论认为,个人的情绪反应、情绪困扰(C)是由个人的信念、看法系统(B)决定的,而不是被某些引发事件(A)刺激产生的。简言之,个人的情绪问题主要是由自己的非理性信念导致的。

理性情绪理论将人的情绪分为适当的和不适当的两种,认为不适当的情绪产生于人们不正确的观念和思维方式。例如,有些人会有"一定""应该"等想法,当现实与自己的预期不同时,就会抱怨、自责、愤怒,这使他们受到不良情绪的困扰。理情治疗模式认为,社会工作者在服务时应当关注服务对象的思想观念,并以此为突破口。通过改变服务对象的非理性观念,协助其克服情绪困扰,改变行动方式。可见,理性情绪治疗法的关键就是帮助服务对象检视自己的非理性观念,并在思想与行为方面做出调整。

(2)理情疗法在医务个案工作中的运用:第一,引导服务对象与自己的不合理信念进行辩论。如,一些患者认为自己入院看病是缴了费的,因而医院有义务提供"让患者满意的服务"。但事实上,医疗服务具有特殊性,医疗服务的结果往往受到多种因素的影响,因而不可能让所有患者都满意。面对诊疗结果,患者一味责难医生或迁怒于医院是不适当的。面对此类患者,社工应敢于向其非理性观念发问,引导患者理解医疗服务的特性,改变不合理的预期。第二,社会工作也可以将案主不合理、不现实的想法和处理问题的方式,以情景再现的方式做给他们看。例如,进行模仿、角色扮演,或者是演出小品、话剧等,让服务对象以观众的身份观看并反思,往往能取得良好效果。第三,如果条件允许,可以给服务对象布置功课。对于配合度高、病情不太严重的患者,社会工作者可以布置作业,敦促他们挑战自己的非理性信念,以降低其出现的次数。例如,有的患者或照顾者与同屋病友关系处不好。这种现象如果与非理性信念有关,社工可在辅导结束时给服务对象布置作业,鼓励其反思自己的不适当的观念和行为,努力改善人际关系。

2. 任务中心模式

(1)任务中心模式的主要观点:任务中心模式是美国学者瑞德(Reid)与艾泼斯坦(Epstein)发展、提倡的一种个案工作方法。其目标是在"简要"与"时间限制"的原则下介入案主的主要问题,并促使其作出合理选择,提升个体处理问题的能力,从而更好地解决问题。任务中心模式把介入焦点集中在为服务对象提供简要有效的服务上,希望帮助服务对象在有限的时间内实现自己的目标。任务中心模式认为,高效的服务介入必须符合5个方面的基本要求:一是介入时间有限;二是介入目标清晰;三是介入服务简要;四是介入过程精密;五是服务效果明显。

(2)任务中心模式在医务个案工作中的运用:第一,采取任务中心模式对于服务对象是有要求的,其应当有自主能力,且愿意承担任务。第二,要清晰地界定问题。任务中心模式将服务对象的问题归纳为人际冲突、社会关系不协调、角色执行困难、资源不足等8类。工作者的工作重点是协助服务对象找准问题。第三,服务对象应当知道、承认、愿意、有能力处理问题。社会工作要尊重服务对象的自主性和参与权。第四,在服务过程中,社会工作要和服务对象充分沟通,并明确彼此的目标、任务、角色、时间要求等。在实务工作中,任务中心模式的核心是促使服务对象高效地完成任务。为此,Reid与Epstein提出了一套"履行任务程序"。这套程序包括5个连贯的步骤:提高案主承担任务的积极性—确定执行任务的各种细节与步骤—估计可能出现的阻力—模拟及预习发行此任务的行为—总结并不断给案主鼓励,同时对案主的成功持乐观期望的态度。

3. 危机干预模式

(1) 危机干预模式的理论基础:危机干预的理论与实务在20世纪60、70年代迅速发展起来,尤其是在社会工作领域。林德曼、卡普兰对危机问题进行了深入研究。卡普兰将危机定义为"人们实现重大生活目标时受到阻碍,这种阻碍在一定时间里通过一般的方法不能消除,继之就出现崩溃和沮丧,此时许多试图自身解决问题的能力都流于失败"。危机通常可以分为两类:一是成长危机,即每个人在成长过程中需要面对不同的任务而产生的危机;二是情境危机,即因生活情境的突然改变而引发的危机。

卡普兰将危机的发展过程划分为4个阶段:危机发生、危机应对、解决危机、恢复常态。林德曼最早探讨了危机介入问题,认为危机介入是指对处于生活危机(life crisis)状况中的人施予短期性处理的一种方法。危机干预透过提供个人急需的帮助,可以协助服务对象克服危机,重回身心平衡。因此,危机介入模式就是针对服务对象的危机状态而开展的调适和治疗。

(2) 危机干预模式在医务个案工作中的运用:在危机状态下,人们通常会感受到高度的崩溃、无助、焦虑、害羞、耻辱、敌意及个人能力的丧失,所以,在危机情境中特别需要即刻的情绪支持、实质性的服务,以缓解个体的压力。在医务社会工作领域,危机干预模式适用于对急症、重症、绝症患者及其家人的支持性服务。采用危机干预模式,工作者应当注意6个原则,即及时处理、限定目标、输入希望、提供支持、恢复自尊、培养自主能力。

在实务中,危机干预的步骤可分为4个阶段:第一,问题的评估阶段。社会工作者必须全面了解和评价导致危机的原因,以及服务对象寻求帮助的动机,并与服务对象建立专业关系。此外,工作者还要评估患者自杀或自伤的可能性,必要时应请精神病科医生进行会诊。第二,制订计划阶段。危机干预不注重人格的塑造,而在于帮助患者恢复到危机前的心理平衡水平。在这一阶段,工作者需要了解危机对患者生活造成的损害的程度,以及这种损害对他人及患者周围环境所产生的影响;要肯定患者的长处(优点);确定患者所用的有效的应对技巧，以及能够给他帮助的家庭成员或社会支持系统。第三，治疗/干预阶段。这是危机处理的最主要阶段，主要包括4个方面的工作：帮助患者正确理解和认识自己的危机；帮助患者疏泄被压抑的情感；学习应对方式，减轻逆遇对心理平衡的影响；建立新的人际交往和人际关系，其是干预的有效方式之一。第四，危机解决与随访阶段。一般经过4~8周的危机干预，大多数患者的情绪危机会得到解决或缓解。此时应及时中断治疗，以减少患者对社会工作者的依赖。在结束阶段，应注意强化新的应对技巧，鼓励服务对象在面临逆遇或重大挫折时，应用新的应对方式和有关社会支持系统，独立解决和处理问题，从而避免或减少危机的发生。

二、医务个案工作的流程与技巧

（一）医务个案工作的基本流程

1. 个案的发掘与接触 服务对象的存在是开展医务社会工作的前提。那么，服务对象从哪里来？一是由医护人员或其他机构转介而来；二是患者主动向社会工作部门求助；三是社会工作者主动挖掘。当前，由于国内医务社会工作刚刚起步，社会知晓度、认同度不高，因而医务社会工作的服务对象多是医务工作者转介的。为了推进医务社会工作，一些试点医院也积极宣传，主动挖掘个案，努力使社会工作部门的工作被患者所了解。例如，北京协和医院社会工作部通过巡视病房、参加查房、发放《致患者一封信》等途径挖掘服务对象，使患者了解社会工作，从"潜在案主"转变为"现实案主"。

在接案阶段，医务社会工作者的主要任务是：初步评估服务对象的问题，决定是否需要介入，建立专业关系等。为此，社会工作者在开案前的准备工作就显得十分重要。①阅读病历，初步了解患者的基本资料，如姓名、年龄、病情、地址、治疗进展等。②与转介来源会谈，问明转介原因，以及转介人对服务对象的了解、评估。③高危个案的筛选。对于特别有危险的患者，或预期其可能会有与疾病相关的社会心理危机的患者，主动探视、关心。④安排面谈的时间、地点，准备面谈中可能用到的资料，如疾病知识、政策文件等。

面谈中，社会工作者要注意搜集资料包括：①患者及诊病经过；②患者及其家属对该疾病的认识与态度；③患者的家庭背景、家庭结构、互动关系、经济和资源体系；④患者和家庭目前所遭遇的问题及成因、该问题对患者和家庭的影响情形；⑤对社会工作者及其单位的期待和要求。在会谈过程中，尊敬、温暖与关怀的表达，音调的控制，面部表情，肢体语言的运用与掌握、澄清、反映、面质等技巧，都需要社会工作者熟练运用。

《访谈四阶段》

1. 见面：①自我介绍，澄清并确定你的角色；②创造一个友好的、放松的氛围。
2. 开始：①解释访谈原因；②告知被访谈者大约需要多长时间；③告知被访者你已经掌握了哪些信息；④简要说明你希望通过访谈获得哪些方面的信息。
3. 主要部分（访谈过程）：①从宽泛的、一般性的问题慢慢进入更加专业的问题；②避免诱导性问题、两难问题、连珠炮式的提问；③通过封闭式提问把问题的焦点集中。
4. 结束：①总结访谈；②约定下次访谈时间、地点；③根据访谈情况决定服务计划或对服务计划进行调整。

摘自罗伯特·施耐德，洛丽·莱斯特.社会工作倡导：一个新的行动框架.韩晓燕，柴定红，译.上海：格致出版社，上海人民出版社，2011:184-185.

---

2. 预估 通过收集与服务对象问题有关的资料，社会工作者要对服务对象的问题进行评估。①与服务对象一起列出问题，这些问题应当是服务对象认同的。②与服务对象一起讨论问题，并区分轻重缓急。③服务对象的社会心理功能诊断。包括：a.服务对象家庭历史和结构、经济状况、家庭动力以及问题的评估；b.服务对象改善困境的动机、解决问题的能力和可以运用的资源状况；c.患者的

社会角色、患者角色的适应、患者的人际关系、患者的情绪反应、能协助服务对象解决问题的资源等。

3. 制订计划及实施 通过分析服务对象遇到问题，判断服务对象的心理社会功能，分析服务对象的资源系统等，工作者综合考虑服务模式、介入目标、介入内容等，并最终形成服务计划。服务计划的本文一般包括：对问题的描述与分析，计划的目的与目标，介入服务的具体策略，服务所需要的资源，服务评估办法等。在制订服务计划的过程中，工作者应尽可能引导服务对象参与其中，以使服务对象了解服务的目的、双方的角色、内容安排等，进而能够理解、配合工作者。

制订服务计划后，工作者要予以落实，这一阶段的工作被称作社会工作介入/干预。介入手段可以是直接式的，如提建议、给予资源等，也可以是间接的，如呼吁和倡导。在介入时，医务社会工作者要注意：①集中在主要任务上一般会更有效；②坚持中立，避免倒向医方或偏袒患者；③避免说教与争论；④关爱服务对象，注意观察其身心状况，避免其过于劳累或压力过大；⑤输入希望，面向未来，鼓励服务对象克服困难，积极解决问题；⑥根据服务对象的具体情况提供服务，工作应当富有弹性和灵活性。

4. 评估与结案 服务计划实施后，应当对介入效果进行评估。在日常工作中，评估可以由医务社会工作部门组织实施。评估内容主要是：计划执行情况、目标的实现程度、服务对象的改变情况、服务投入与产出等。如果希望通过评估了解医务社会工作者的工作情况，也可由督导或其他人员实施。在评估时，评估者可以使用相关的量表、评估工具等，以提高评估的科学性。规范的评估应当有书面的评估报告或评估结论。

如果服务计划的目标基本实现，或者服务对象的问题需要转介给其他机构，社会工作就可以结束个案工作了。对于工作者而言，结案阶段的任务主要是：回顾工作过程，巩固服务效果；处理服务对象的消极情绪；指出未来的方向，并给予支持和鼓励。结案前，社会工作应该与服务对象讨论，使其有心理准备，并许诺必要时重新开案协助。结案时要撰写结案报告，对服务过程进行梳理，总结经验、检讨不足。医务个案工作的基本流程见图4-1。

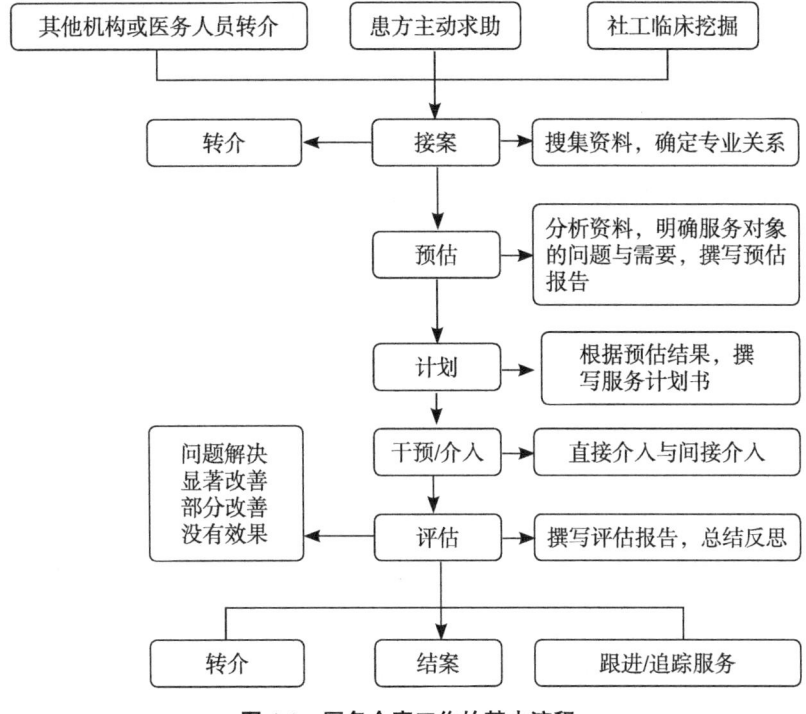

图 4-1 医务个案工作的基本流程

（二）医务个案工作的注意事项

患者在接受个案辅导前，可能会有一个抗拒的过程，这主要是因为普通民众对医务社会工作不了解。面对患者的不信任，医务社会工作者应当付出更多努力，并注意自身的工作方法。例如：不必从一开始就向患者介绍社会工作，而是在与其建立了较为可靠的专业关系后再向其介绍自己的工作及服务方法，并让患者自己决定是否需要帮助。无论患者抱有什么态度，是否同意医务社会工作介入，都是向患者及其家属宣传医务社会工作的好机会，必须以专业的态度认真对待。

在设定工作目标时，要从实际出发。现阶段，医务社会工作者应从小处着手，如处理案主因疾病引起的负面情绪、排除案主对手术的恐惧心理、恢复案主战胜疾病的信心等。有时在一个案主身上，可能集中了许多问题，如心理问题、经济问题、家庭问题等，这些问题在特定的情况下是互为因果和相互影响的。在有条件的情况下，医务社会工作者可以全面考虑，综合介入。但在条件有限的情况下，特别是在一般患者的住院天数相对短暂的情况下，应以主要目标为重点进行介入，以便获得较为可靠的正面效果。

在进行中期考核和结案评估时，除了用一些专业量表外，也应结合一些较为客观的描述和分析，如案主的话语、案主与别人接触时的表现、第三者的评价等，而不应把医务社会工作者的主观想法和判断作为进行评估的主要依据。

结案时，很多案例并不需要安排后续服务。这是因为至案主出院为止，案主的基本情况已发生了较大的改变，案主的治疗也已基本结束，而且取得了较好的效果。但是，也有一些案例需要提供后续服务。例如，为案主解决出院后的康复训练，或案主需要进一步专业医疗服务的，社会工作者可根据实际情况为案主安排转介服务或追踪服务。

（三）医务个案工作中的沟通技巧

技巧是在社会服务实践中积累并形成的。个案工作是直接服务的一种方式，社会工作者与服务对象互动较多、较深入。社会工作者能否影响服务对象的看法和行为是个案社会工作成败的关键。沟通是个案社会工作者的主要工具，掌握沟通技巧是对医务社会工作者的基本要求。

1. 倾听　倾听是建立与维系良好关系的重要技巧之一。一个良好的倾听者会凝聚他人的注意。倾听也代表着社会工作者对于服务对象的承诺与尊重。在沟通中，社会工作者如何进行有效的倾听？美国学者杰拉德·伊根（Gerard Egan）曾用"SOLER"描述专注的倾听行为：S(squarely)，即要面向对方，面对的角度通常是45°左右；O（open），即要采取开放的态度，如把肩膀放下，两手自然垂放，可以表达出接纳及积极沟通的意愿；L（lean）是指身体上半部适当地前倾，可使对方感受到投入及兴趣；E（eye contact）是指目光接触，如眼神适当注视对方，让对方感受到关注与尊重；R（relax）是指保持身体轻松自然，让对方愿意和自己相处，有助于维持良好关系。

2. 澄清 澄清是社会工作者引领服务对象对模糊不清的陈述做更加详细、清楚的解说，使之成为清楚、具体、深入的信息[1]。在运用澄清技巧过程中有以下几点经验值得借鉴：用开放式的问题引导服务对象做更多的表达；用封闭的问题获得明确的答案，但封闭式问题不宜太多，以免引起服务对象的反感；请服务对象举例说明；追问服务对象使用的某些语句和词汇的意思。

3. 聚焦 聚焦是指将游离的话题、过大的谈论范围，或同时出现的多个话题收窄，找出重心，并顺其讨论。聚焦可以使会谈减少跑题，使个案会谈的主题更明确。在聚焦技巧的运用过程中工作者要注意：不要生硬地拉回话题，应考虑偏离主题的程度及所持续的时间，选择恰当的时机进行聚焦；社会工作者自己也应避免将话题带离主题。

4. 摘要 摘要是指社会工作者把服务对象过长的谈话或不同部分所表达的内容进行整理、概括和归纳，并做简要重点的摘述。摘要技术的运用，可以帮助服务对象理清自己混乱的思路，突出服务对象在想法、感受、行为、经验上的特点或模式，促进服务对象对自己有较清晰的了解。在摘要技巧运用的过程中，社会工作者要注意认真倾听、善于归纳、重点突出。

5. 回应 在会谈中，回应的意义在于让服务对象感觉到，社会工作者能够切身体会他的感受，关注他，理解他，愿意帮助他。可见，"回应"对于融洽关系，深入探讨问题具有非常重要的作用。回应技巧的运用主要有两种方式：第一，回应内容。如重复关键词，协助服务对象进行表达，对服务对象的发言进行简要的总结。第二，回应感受。为了提高回应的效果，社会工作者应当注意倾听和观察，并准确表达服务对象的感受。

6. 同理 同理，也称共情，即在与服务对象沟通的过程中，社会工作者能够通过服务对象的陈述，准确了解它所传达的信息，敏锐地觉察其内在的感觉，并能够将这些感受以适当的方式传递给服务对象。通俗地说，同理就是"试穿别人的鞋子"，即社会工作者试图准确理解服务对象的生活世界与人生经验。在人际沟通中，同理的运用可以强化彼此的互动关系，使服务对象有"被了解"、遇到"知己"的感觉，因而能够满足服务对象的心理需求。

---

[1] 黄陈碧苑,廖卢慧贞,文锦燕.交往技巧的运用与分析.北京:清华大学出版社,2005: 35.

同理沟通有以下 5 个层次。

第一，低层次的同理。低层次的同理往往表现为社工不能体察服务对象的情绪感受，不能做出适当的回应，或者提供的建议是不成熟的。低层次的反应往往与服务对象的感受无关，社会工作按照自己的想法进行沟通，有时会导致服务对象的防御性行为，如与社会工作者争论、沉默不语、不配合。例如，患者悄悄地对社工小李说："我觉得医生对 2 号床（患者）的态度更好。"小李说："哦，这很正常啊，医生也是人，也有自己的偏好，你别介意就行了。"这种回应显然没有捕捉到患者的真实感受，而且还隐含着对患者的批评，沟通效果比较糟糕。

第二，中低层次的同理。社会工作对服务对象的情绪表达有部分了解，但不够准确。服务对象虽然能够获得一些安慰，但并未触及根本性的问题。在上例中，如果社会工作者说："我知道你心里可能不太舒服，但是你是不是想多了呢？"

第三，中间层次的同理。也称"交互式同理"，即社工能够对服务对象陈述的事实部分及表面感受做出正确反应，从而能够启动与服务对象的互动。在上例中，如果小李的回应是："你觉得不太开心，因为你认为 X 医生更关照 2 号床，是吗？"患者极有可能点头称是，如此，社会工作者可以和患者继续沟通下去，了解患者产生此种感受的原因，并予以解答。显然，第三种回应比前面两种的沟通效果更好。第三层次的反应是专业社会工作者应当达到的基本要求。

第四，中上层次的同理。即社会工作者把隐藏的讯息呈现出来，以促进服务对象的自我觉察。如上例，社会工作者说："你觉得医生更关照 2 号床，所以你担心医生对患者没有一视同仁，是吗？"

第五，高层次的同理。指社会工作者可以对服务对象陈述的表面与隐藏的信息做出正确反应。高层次的同理往往能引起服务对象的共鸣，把潜在的问题明晰化。如上例，社会工作者说："你发现医生对 2 号床的患者似乎比对你更好，这让你感到不愉快。你在想，他们之间是不是有私人关系，你担心自己有可能受到不公正的对待，是吗？"

当然，同理并不要求工作者做出完美的或机械的回应，而是要表现出社会工作者是真正的人，在服务中能够传达温暖、信任与尊重。舒尔曼（Shulman）指出，训练社会工作者的同理能力，可遵循以下 3 个步骤：①用心去感受案主的感受，即换位思考、设身处地、感同身受；②对案主的感受表示理解，用语言、表情、肢体接触表示对服务对象的理解和关怀；③将案主的感受转化为语言，以便确定自己的反应是否适当，能否引起案主的共鸣[①]。

三、个案管理在医务社会工作中的运用

（一）个案管理的内涵与特点

个案管理（case management）是递送专业服务的一种方法，其是在回应服务对象的复杂需求中诞生的。全美社会工作者协会（NASW）对个案管理的定义是，"个案管理指的是由社会工作专业人员为一群人或某一案主统整协助活动的一个过程。在此过程中，各个不同机构的工作人员相互沟通协调，以团队合作方式为案主提供所需之服务，并以扩大服务之成效为主要目的。当提供案主所需之服务必须经由许多不同专业人员、福利机构、卫生保健单位或人力资源来达成时，个案管理即可发挥其协调与监督的功能。"[②]可见，个案管理强调系统取向，希望通过连接系统、整合资源，为服务对象提供整体性的专业服务。

个案管理的特点包括：第一，服务对象的问题是复杂的，所需要的资源是多样的；第二，与服务对象相关的资源是分散的、缺乏协调的，以至于服务效率和效果皆不尽如人意；第三，个案管理是一系列程序性的、彼此相关联的工作程序；第四，它是一种工作态度、取向和理念；第五，个案管理需要以某一工作员或管理者为主导，以统一的团队行动提供服务；第六，个案管理提供持续性的服务，强调资源系统之间的互动。

（二）医务社会工作中个案管理的主要模式

在美国，个案管理最早运用于长期照护领域，而长期照护本身就与医疗服务密切相关。例如，为患者制订、实施出院计划就需要用到个案管理的理念与方法。运用个案管理可以协助老年人生活在

[①] Shulman L. The Skills of Helping Individuals, Families, Groups and Communities. 4th ed. Itasca, Illinois: Peacock, 1999: 158-160.
[②] 谢美娥. 老人长期照护的相关论题. 台北: 桂冠图书公司, 1993: 101.

社区，并获得整合性的服务。卢明斯（Loomis）曾以卫生保健领域为研究对象，归纳出个案管理的3种模式[①]。一是社会性模式（social model），其主要针对居住于社区中的普通居民。他们不需要密集性的医疗服务，因此服务的重点在于提供社会支持，如信息咨询、健康教育、公共卫生改善等，其目的是增强人们的健康意识和观念。二是初级照顾模式（primary care model），其主要为病患提供和协调医疗照护。支持者认为该模式有助于控制医疗支出成本，缓解社会性住院问题。在这一模式下，医师通常是个案管理的负责人，也是医疗服务的守门人，因为他们可以决定患者需要做哪些检查和治疗，并把建议和指导提供给患者。三是医疗社会模式（medical social model），其目的主要是延缓健康状况不佳的人士过早进入机构，主张为失能人士、慢性病患者整合医疗服务与社会服务，支持患者生活在家中、社区中，享有常态化的生活。

（三）个案管理的流程

无论在何种实务领域，个案管理的程序都是基本相同的，其主要包括4个环节。

第一，选择适当患者，评估服务需求。不是所有的求助者都适用个案管理。适用于个案管理的患者通常面临着复杂的问题，有多种服务需求，但自身可利用的资源又较为匮乏。有研究者提出筛选个案管理服务对象的8条标准：①身、心、社会功能多重受损；②需要2种或以上服务；③高龄；④需要长期照护；⑤低收入；⑥获得服务较少；⑦获得服务不适当；⑧缺乏非正式支持[②]。个案管理员可以参照上述标准，根据政策规定选择患者，并对其服务需求进行评估。

第二，制订服务供给计划。在此阶段，社会工作者应当根据需求评估结果，与患者一道确定计划目标；决定目标的优先顺序；设计服务供给策略，并确定服务供给者。在制订计划时，个案管理师既要依据服务需求，也要分析服务供给的可能性，以及病患自身的资源状况。

---

① Loomis J F. Case Management in Health Care. Health and Social Work, 1988, 13(3): 219-225.
② 谢美娥. 老人长期照护的相关论题. 台北：桂冠图书公司, 1993: 119-121.

第三，协调服务资源，执行服务计划。在实务工作中，个案管理者需要扮演多种角色，其中之一就是协调者。他要协助患者与支持系统进行接触，促进双方良好沟通，以提高资源体系的有效性。

第四，监督与评估。个案管理者要监督计划执行情况，判断资源使用的效率和效果，并及时修正计划内容。服务结束时，管理者要采取适当的评估方法对服务方案的成本、效率、效果等进行分析。

（四）医务社会工作中个案管理的原则

有研究者将个案管理工作的原则归纳为"BRACES"。其中，B（behavior-oriented）表示行为取向原则。即身为个案管理者，首先必须了解什么是患者或者是患者族群的问题？患者本身对自己或他人有什么行为、对此行为又有何看法？何种行为模式较适合患者去遵循？

R（referring to related agency）表示转介机构原则。即个案管理者应先对患者的问题做评估，若不是个案管理者能解决的问题，或是问题不在范围之内，应将其转至有关机构。

A（accountability）表示专业责任原则，即个案管理者应当对患者的处置负责，有责任提供患者适当的服务，使其参与计划制订，并执行计划中之约定事项。

C（coordination）表示协调原则，即当患者的问题有些复杂，需要2个以上的机构或者是需要专业人士共同处理时，个案管理师应该从中协调，并召集有关机构共同帮助患者。

E（evaluation）表示评估原则，即个案管理者应随时注意患者的情况，并评估方案的可行性、适切性和患者改变的程度。

S（system-oriented）表示系统取向原则，即个案管理者应注重个体所处的环境系统的状况，任何分析、诊断、辅导计划都需要与患者的环境系统相适应。

四、医务小组工作的内涵与类型

（一）医务小组工作的内涵

小组工作又称团体工作（group work），是一种以小组活动（2

人或更多的人）为载体，以人际间的依存与互动关系为基础，通过增强小组动力解决组员问题，促进组员成长的社会工作方法。在社会工作的各个实务领域中，小组工作都有着广泛的运用。

在医疗服务领域，小组工作一般以患者、患者的照顾者为主要服务对象，如糖尿病患者小组、白血患儿家长小组。就患者小组而言，社会工作者通过组员之间的经验分享、情绪支持和相互讨论的过程，协助患者科学认识疾病，解决面临的问题，增强战胜疾病的信心，恢复正常的生活功能。就照顾者小组而言，社会工作者主要通过知识教育、经验交流、分享感受等方式，帮助照顾者建立支持体系，减缓身心压力，获得照顾技能。此外，社会工作者还可以把医方与患方组成混合小组，以促进双方相互理解，构建和谐的医患关系。

（二）医务小组的常见类型

开展小组工作时往往要明确小组的类型。社会工作者常根据小组的开放程度将小组分为开放小组、封闭小组，或根据目标将其分为成长小组、教育小组、治疗小组、任务小组等，或依据组员的参与意愿分为自愿小组、强制小组等。当然，分类是人为的，很多时候只是为了描述更方便。事实上，经人为分类形成的小组并不是界线分明的，例如，教育小组、治疗小组都有助于组员的成长。在医务社会工作中，常见的小组类型如下。

1. 教育小组 即通过帮助组员学习新知识、新方法，或补充相关知识的不足，使其改变不正确的看法与不适当的行为方式。教育小组的主要任务是传输知识、发展组员的共同兴趣、协助组员改变认知。教育小组通常用来帮助患者准备住院、手术或其他形式的治疗，也用于传授疾病知识、护理技巧、康复方法等。医务社会工作是教育活动的组织者，其以小组活动为载体，在医护等专业人士与患者之间建立桥梁，向患方传递有益于健康的知识，促进患者早日康复。

2. 治疗小组 治疗小组的组员常来自于那些社会适应不良、社会支持脆弱、社会关系网络异常而出现问题行为的人群。治疗小组的目标是帮助组员改变行为、重建社会支持系统、回归主流社会。

在实践中,为吸毒人员开展的"美沙酮治疗小组"、为家庭暴力受害者举办的干预小组都是治疗型小组。治疗型小组对于社会工作者的素质要求较高,其要准确把握组员的心态,能够获得组员的认可,并且要善用各类资源。

3. 支持小组　支持小组在医务社会工作中运用得较多,通常以病友小组、照护者小组等面目出现,如"糖友乐小组"就是由糖尿病患者组成的支持小组。支持小组通常由一些处于相同境遇的组员构成,开展小组活动时非常重视组员之间的分享和互助。因此,支持小组要充分发挥组员的自主性,鼓励成员之间分享经验,相互协助解决问题,帮助组员扩大社会支持网络。带领支持型小组时,社会工作者要努力创造一种有利于分享与互惠的氛围;要学会"放手",让小组形成自己解决问题的机制。

五、医务小组工作的过程与注意事项

(一)医务小组工作的过程

1. 准备阶段　准备阶段对小组的成败具有重要影响。在此阶段,医院社工部要解决的问题主要包括:①对患者及其家属的共性需求进行评估;②明确小组活动的服务对象;③清楚界定小组的目标和动机;④讨论服务方案、场地、经费、人员安排等问题;⑤宣传小组,发动患者或患者家属参加小组活动。

需求调查是设计小组活动计划的基础。需求评估可以采取如下方式:①通过医院或机构同事,了解服务对象的情况,预估服务对象可能需要哪些服务;②直接与患者及其家属进行交流,从而更准确地了解服务对象的兴趣与需要。社会工作者在与服务对象交谈的过程中要细心观察,留意他们犹豫、疑惑的地方,并询问原因、答疑解惑。例如,有社会工作者发现精神疾病康复患者普遍对食物感兴趣,于是决定以学习烹饪为主题组建小组,但是,社会工作者没有注意到机构环境不具备自行烹饪的条件,也没有针对费用问题进行讨论。结果,当社会工作者张贴招募启事后,患者的反映并不积极。

组员招募同样是准备阶段的重要内容。招募要充分了解组员的身体及精神状况,避免组员在小组过程中因身体或精神状况不佳而发生意外。例如，患有癫痫的成员很可能因为某些活动刺激或劳累发病。如果不能避免一些组员加入时，要根据其生理状况，小心地设计活动内容，并在活动过程中给予特别关注。在开组前，社会工作者要采取多种方式宣传小组，以吸引服务对象报名。社会工作者也要留意一些成员很可能因为不识字、视力不佳、不常到公共场所而忽略了小组的海报宣传。此外，在招募期间，社会工作者应当与服务对象交谈，询问他们对小组活动的期待，以便及时发现问题、提前防范。

2. 小组前期 通常，在小组前期，组员们经由集体活动而相互熟识，并初步建立关系。通过社会工作者的介绍，组员们了解小组的目标、内容、形式，并集体讨论确定小组的规则。在安排小组前期活动时，应当营造一种轻松愉悦的氛围，但不能撇开小组目标。在此阶段，除了要设计简单有趣的小组游戏外，社会工作者还应当关注每个成员的表现，给予组员鼓励与回应。例如，精神疾病康复者在与他人建立关系时通常会表现得拘谨、退缩，采取的试探与观察行为较多。社会工作者应耐心鼓励其参与，及时赞赏其表现，让其获得自信与安全感。在带领小组时，社会工作者要展现专业价值观，如对组员持尊重、赞赏、非批判的态度，可能会为组员树立一种学习的榜样，进而影响组员之间的互动模式。此外，在开展小组活动时，社会工作者要了解组员的治疗情况，必要时可以请医护人员列席。

3. 小组中期 在小组中期，小组成员彼此了解，社会工作者开始由前期的带领者角色转变为支持者、协调者角色。小组中期也是小组成员关系变化、小组最具活力与挑战的时期。社会工作者应关注组员之间关系的变化，通过不同方法调整组员间的互动。例如，通过游戏调整座位，避免两三个小组成员形成次小组，影响与其他小组成员的交流。当小组成员间出现排斥、敌对情绪时，社会工作者要及时提醒组员接纳对方，保持非批判的态度。要关注小组中沉默寡言的成员，了解其原因。若是其生性腼腆与信心不足，要通过鼓励、赞赏来促使组员一步步改变。当其努力表达自己时，社工要避免其他组员打断或代替其表达，要有耐心和信心，鼓励其自我表述。在小组过程中，有一些改变是缓慢与潜在的，但不代表没有作用。如果社会工作者有足够的信心与耐心,就会有惊喜的收获。

在小组中期,社会工作者要对小组目标进行评估。评估可以采取实地观察法,观察组员的反应与表现;也可以通过小组成员分享、问卷等形式了解小组目标实现的情况。根据评估,有时小组需要就不同情况及时做些调整。例如,社会工作者预期通过封闭式小组开展活动,但发现由于客观条件限制,小组每次来的人都有差别,在不影响小组效果的前提下可以将内容适当调整,变为开放式小组。如果社会工作者发现组员对于纯粹分享式小组不能投入时,可以加入一些动手参与的内容,以提高组员的积极性。总之,社会工作者的角色虽然发生了变化,但依然要保持对小组活动的关注。要随时观察病患在小组中的表现和反应,对不恰当的小组内容及时做出调整。

4. 小组后期　小组后期主要包括小组的评估与结束工作。评估是小组工作的重要组成部分,其始于小组开始,终于小组结束。一般说来,小组评估主要涉及小组目标的实现情况、组员的改变情况、成本 - 收益分析等内容。社会工作者可以安排组员填写小组活动满意度调查表,可以召开评估座谈会,也可以对组员行为进行观察和测量。此外,社会工作者应提前做好准备,避免小组仓促收尾。小组后期要对整个小组过程与内容进行回顾,以加深印象、强化经验。社会工作部可以举办结束聚会,对小组进行总结。在结束阶段,社会工作者要谨慎处理有负面结案反应的组员,提醒他们,小组虽然结束了,但组员之间仍然可以保持联系、互相支持。对于有个别需求或特殊问题的组员,可以提供跟进服务。

(二)医务小组工作的注意事项

在设置小组活动内容时,应广泛听取小组成员的意见和建议,了解他们的需求和基本情况。同时,面试也可以使社会工作者了解是否每一位备选成员都适合既定的小组活动。社会工作者要向报名者介绍小组工作安排,尊重病友自己的选择。小组活动内容必须根据小组的性质和特点来安排,以提高成员的兴趣和参与度。例如,医务社会工作者小张发现,乳腺癌术后患者通常会因为形体的改变而产生自卑心理,人容易变得脆弱、敏感,所以,她在设计小组活动时就安排了美容、美体知识讲座,让专家指导患者如何化妆、如何塑形、如何着装，受到了患者的好评。

　　设置小组活动的时间与时长时，应考虑病友的实际情况。如，计划时间是否适合所有人或大多数组员，小组的长度能否被组员接受，患者的身体状况是否适合参加小组活动等。在实践中，工作者有时也会根据小组的进程，或者基于组员的要求，适当增减小组的次数。在医院开展小组活动时，组员可能会因为治疗、身体不适、转院、出院等原因不再参加小组，所以，在设计小组活动时，应当考虑小组的开放性，以保证小组的人气、计划实施和活动氛围。为了安全起见，社会工作者在选择组员时应当征求主治医生的意见，选择病情稳定、情绪稳定、活动能力较好的患者参加小组。在设计小组游戏时，要考虑服务对象的特殊性，尽可能选择活动量不大、简单易操作的游戏。

　　在开展小组活动时，每一次活动后的评估都十分重要。通过评估，除了能够及时得到组员的反馈信息外，还能帮助医务社会工作者适当地修正总体方案和内容设置。因为小组工作不同于个案工作，小组工作需要较为全面的协调，除了使小组安排适合既定的目标外，还要注重每一项活动是否适合于每一个小组成员。除了安排好小组的活动内容外，社会工作者还应在调控小组气氛上做努力。良好的小组氛围有助于病友的身心健康，也是影响小组成败的直接因素。另外，在开展小组活动时，专业医务人员的参与也是必要的。例如，在讨论与疾病有关的知识时，专业医务人员的评价和鼓励比社会工作者或其他组员的肯定更有效，组员也会更有信心。

六、医务小组活动的设计技巧

　　为了实现小组工作的阶段性目标和最终目标，社会工作者需要精心设计小组活动。小组活动发挥着穿针引线的作用。好的活动设计能吸引组员参与，能帮助组员获得成长，因而小组活动设计就成为小组工作中的一个非常重要的技巧。在设计小组活动时，社会工作者应该注意以下几点。

（一）紧扣小组目标

　　在设计小组活动方案时，社会工作者应该考虑清楚小组工作的目标是什么,是以治疗为主,还是以传递知识为主?或者侧重于构建互助网络?小组目标决定了小组的类型和小组活动的设计策略。例如,教育小组就应当通过小组活动促进服务对象了解疾病知识,掌握康复策略;支持小组就应当将重点放在促进组员的彼此了解、相互分享等方面;而治疗小组则需要通过活动设计,促进组员的反思和改变。不仅如此,每次小组活动都有特定的目标,活动安排也应当围绕目标展开。例如,在小组开始阶段,社会工作者往往会设计一些有助于组员相互认识的小游戏,在小组中期则会设计一些有助于组员互信合作的竞赛类游戏。

(二)考虑组员的特征及能力

在设计小组活动时,社会工作者要综合分析每个组员的生理、心理、情绪、教育程度等个体特征,从而设计出具有针对性的、适合组员实际情况的小组活动。例如,老年人小组就适合在室内开展活动,且时间不宜太久、活动强度不宜太大、活动规则不宜太复杂。如果是患病儿童小组,则需要考虑活动内容的趣味性和挑战性。如果是照顾者小组,应当关注活动方案的实用性与趣味性,以使他们得到指导、得以减压。

(三)活动安排应具有内在的逻辑性

小组工作每个阶段的任务是不同的。为了完成每个阶段的任务,社会工作者需要设计相应的小组活动。可见,小组活动只是小组工作的工具,而不是目的。每个阶段的活动设计要围绕着任务进行。各节的活动既相互独立,又内在地成为一个整体。前一个阶段的工作要为后一个阶段的工作打下基础,以逐步实现小组的具体目标和总目标。表4-1展示了一个高血压患者支持小组计划书的部分内容。从中可见,6节活动分别对应了小组工作各阶段的具体目标,活动安排前后相继、浑然一体。

(四)应当注重经验总结与分享

总结经验可以把小组活动中的感受和收获明晰化。分享经验可以促进组员的自我检视,进而有助于其做出行为上的改变。因此,针对不同阶段的小组活动方案,都应该考虑经验分享环节(表4-1)。也就是说,在每一次小组活动时,社会工作者都要预留一定的时间,让组员有机会描述自己的感受、收获,分享彼此的经验。社会工作者应当鼓励组员敞开心扉,放下思想包袱,充分讨论在小组活动中

表 4-1 高血压患者支持小组各节活动设计

单元名称	单元目标	活动内容	时间
高手结盟	1.组员相互认识 2.了解小组意义,制订小组规则,提出期望 3.前测	高手榜 小组介绍 高手登场 江湖规则 前测 愿望墙 总结	75 分钟
高人一等的感觉	1.分享高血压患者的身体感受及影响 2.分享现在处理的一些方法和行动	手指操 高人体验 高人秘笈 高人颁奖仪式 总结	70 分钟
高手指路(一)	1.通过看视频教给组员一些关于高血压的知识 2.共同讨论如何去实践所学知识	高手答题 专家指引 高手之路 总结	75 分钟
高手指路(二)	1.检验组员将知识和内容实践的情况 2.请医生给组员讲解高血压相关知识,解答组员疑问 3.共同讨论如何将知识运用到实践中	高手分享 专家指引 高手之路 总结	80 分钟
修炼完成	1.回顾所学情况,检验组员运用所学方法的情况 2.将以前大家提的问题拿出来一起讨论解决情况 3.大家共同探讨现在还有的问题	共编秘笈 回首过去 未来之路 总结	65 分钟
高手出征	1.总结小组中学到的方法 2.小组历程和感受的分享会 3.后测 4.颁发结业证	秘笈分享 心路历程 后测 结业仪式	65 分钟

资料来源:高血压患者支持小组"扬着高帆启航"计划书之活动设计(http://wenku.baidu.com/view/c3a626204b73f242336c5fe6.html)。

获得的成长经验,总结有益的启示。当然,经验分享是小组活动的"必修课",但不是每个组员的"必修课"。社会工作者可以引导组员分享感受,但不宜指定组员发言。

【本章关键词】

社会工作直接服务;理情治疗模式;任务中心模式;危机干预模式;个案管理;社会性模式;初级照顾模式;医疗社会模式;小组工作

【复习指导】

1. 结合实务案例,分析医务个案工作的基本流程。
2. 通过角色扮演、观看视频等方式,观察沟通过程,掌握倾听、澄清、聚焦、摘要、回应等技巧。
3. 设计一些服务情境及其对话内容,让小组成员讨论并体会同理沟通的效果。
4. 试述个案管理的一般过程。
5. 结合实务案例,讨论、分析小组工作的流程。
6. 上网搜索与医疗服务相关的小组活动计划书/方案设计,讨论其内容结构、优点与不足。
7. 首先,将全班同学分为若干小组(每组6~8人);然后,每个小组选取一个当前医疗服务中存在的突出问题,设计1份小组活动计划书;最后,每个小组一一汇报,由老师、其他组同学进行点评。

第五章　医务社会工作间接服务

> 优秀的社会工作者不会安于一次次把人救出沟渠，而是很快就会考虑如何移除沟渠。
>
> Marry Richmond

在社会工作实务中，仅仅关注服务对象自身的问题是不够的。社会工作主张"多元因素决定论"，认为服务对象的困扰是内外诸多因素共同作用的结果。如果把介入服务聚焦于个体层面，服务效果将是零星的、难以保障的。社会工作秉承"人在环境中"的视角，主张从个体和环境两个层面进行干预，以使人与环境的关系更协调、更均衡。由此，医务社会工作者在直接协助服务对象解决问题的同时，往往还要针对社会政策、机构管理等方面存在的问题进行干预。

间接服务是指以案主系统以外的个人、群体、组织、社区乃至更大的社会系统为关注对象，由社会工作者代表服务对象采取行动，通过介入服务对象以外的其他系统间接帮助案主。故此，间接服务通常也被称为"改变环境的工作"，或中观、宏观社会工作实务活动。在健康服务领域，社会工作间接服务往往采取社区工作、社会行政、社会服务督导、社会工作研究等方法。其手段主要包括社会倡导、政策制定、服务督导与问题研究等。

一、医务社区工作的内涵与过程

（一）内涵

社区工作是以社区及其成员为对象的。其旨在通过组织社区成员有计划地参与集体行动，进而解决社区问题，满足社区需要。社区工作者希望社区居民通过参与社区事务的解决过程，建立对社区的归属感，培养自助、互助和自决的精神，形成社区参与意识，提高影响决策的能力。因此，总的看来，社区工作对问题的分析更注重社会结构取向而非个人取向，介入的层面更为宏观，更富有批判和反思精神。

在健康服务领域，社区工作的目标主要是满足社区居民的卫生保健需求，提高社区居民的健康水平。其以社会工作者为桥梁，把社区居民和相关医疗服务资源联接起来，因而，其实质就是对医疗卫生资源的开发、利用、协调和整合的过程。在社区层面，社会工作者的专业服务通常涉及评估社区健康需求，帮助社区居民获得公共卫生信息与资源，参与制订社区干预计划，运作、评估健康项目，参与初级预防运动（如基本健康教育、戒烟教育、艾滋病教育、毒品预防等），开展公共卫生问题的调查和研究等。

（二）医务社区工作的过程

1. 进入并了解社区 这是社区工作的第一步。社会工作者应当了解所服务社区的基本情况，包括社区人口及构成、区位环境、驻区单位分布、社区资源状况等。分析社区，有助于社会工作者找到工作的突破口。社会工作者了解社区基本情况，可以通过实地走访社区居民、查阅社区工作记录、检索社区相关资料（如官方统计数据、新闻报道等）等途径完成。

2. 评估居民健康需求 医务社区工作是运用社区工作的方法，协助社区居民挖掘、协调、使用相关卫生资源的过程。为此，社会工作者首先应当了解居民的健康服务需求。进行健康需求评估，社会工作者可以通过问卷调查、召开座谈会、个别访谈等方式实现。调查内容一般涉及居民的健康意识、行为习惯、卫生服务需求等。同时，要特别关注高危人群（如老年病患者、慢性病患者）的卫生保健需求。

3. 制订、实施工作计划 在理清了普通居民、高危社群的健康服务需求后，社会工作者要着手制订干预计划。制订计划应当以满足服务需求为目标，以卫生资源的可及性与可获性为基础。工作计划应当是具体的、可操作的；活动时间、地点等安排措施应当是合理的；任务分工应当是清晰的；资源供给途径应当是明确的。制订服务计划时，最好征求相关社区居民的意见，以使计划更具有针对性。同时，对于服务计划所涉及的相关医疗机构，社会工作机构也应提前与之协商、达成共识。计划通过以后，社会工作者应当协调相关行动者，按照计划安排逐一落实工作任务。当然，计划执行过程可能会遇到资源联结不畅、居民参与度低等具体问题。事实上，在制订计划时，或者在实施计划前，社会工作者应当预见可能遇到的困难，并做好相应的准备。例如，加强活动前的宣传、充分沟通、请领导出面协调等。

在社区开展与健康相关的社会服务时，较多采取举办健康讲座、组织户外体育运动会、开展社区义诊和体检、发放健康教育资料等形式。在策划社区活动时，社会工作者可以结合一些特殊日期，有针对性地开展主题宣教活动。例如，每个月份都有一些"世界日"。联合国或其他国际组织设立"世界日"，旨在呼吁人们关注社会问题，推动各国政府解决相关问题。与健康问题相关的"世界日"有：世界防治结核病日（3月24日）、世界卫生日（4月7日）、世界无烟日（5月31日）、世界精神卫生日（10月10日）、世界镇痛日（10月11日）、世界关节炎日（10月12日）、世界传统医药日（10月22日）、世界糖尿病日（11月14日）、世界艾滋病日（12月1日）等。

4. 服务评估与总结 计划完成后，应当对服务的效率、效果进行评估。至于采取何种评估方法，在制订计划时就应当确定。评估可以在计划完成后进行，也可以贯穿计划执行的全过程。例如，有些量化评估需要进行基线测量，评估工作在计划执行前就应当开始。一般说来，评估既要关注投入，也应关注产出。当然，社会服务产出具有特殊性，难以精确度量。对此，可以通过案主满意度调查、医护人员感受调查、社会反响等反映出来。评估应当充分搜集资料、客观分析，并形成书面评估报告。评估既要肯定成绩，也要查摆不足，以便为以后组织类似活动提供经验。

二、医务社区工作的技巧

（一）吸引居民参与的技巧

医务社区工作的成功与否，与社区居民的参与程度有着很大的关系。研究发现，社区居民参与受到社会动员机制、传统思想观念、居民对社区的认识、社区活动安排等因素的影响。为了提高居民的参与度：第一，注重活动开展前的宣传工作，使社区居民了解活动的目的、重要性、内容、时间、地点等信息；第二，活动安排应当人性化，方便居民参加、形式有趣、注重实效；第三，取得社区积极分子的配合，通过他们的影响力，吸引更多居民参与其中；第四，项目设计要符合多数人的需要和特点。社区工作的范围较大，设计项目应考虑到是否符合绝大多数人的要求和特点。每一个患者的感受和需求可能不太一样，在这种情况下，活动应照顾到多数服务对象的利益。同样，在为不同群体提供服务时，也要考虑到这个群体的情况。例如，在制订针对社区老年人的活动时，要考虑到活动的强度是否适合老年人的特点；而在安排青少年的活动时，就要考虑到青少年好动的特点。在具体工作中，社会工作者更应该注重整个活动是否符合社会的价值取向，尤其是当我们要进行社区动员和宣传工作的时候，更应注意这一点。

（二）挖掘社区资源的技巧

资源是助人服务的基础，医务社区工作要达成方案目标，离不开对资源状况的分析，对相关资源的连接，以及促使服务对象对资源的使用。社区中存在着一些可以利用的资源，其既可能是显性的，也可能是隐性的，既可能是集中的，也可能是散落的。而这些资源极有可能是开展社区健康教育、组织公共卫生活动、实施患者团体活动时需要使用的。为此，社会工作者应该了解社区的资源状况，如驻区单位、社区服务机构、社区卫生机构、社区图书馆等拥有资源的情况。就挖掘资源而言，工作技巧包括：第一，通过查阅政府编印的社会资源手册，获悉现有资源的类别和取得资源的程序；第二，访问当地社区领袖或热心居民，请其提供可能的资源，然后一一查证和记录；第三，参考其他机构挖掘资源的经验，或透过媒体，公开征求社会各界的支持；第四，将有可能利用的资源，按照一定标准，分类整理、编写成册，并注意及时更新。

（三）运用资源的技巧

第一，切合案主的需要。应当根据服务对象的需要提供相应的资源,以提高资源供给的适应度。第二,配合资源的特性。应当考虑到资源自身的特点和专长,以使其能够发挥最大效用。第三,顾及资源供给者的负荷能力。应当避免过度使用某些资源,影响资源运用的效果,甚至导致其退出服务计划。第四,尊重资源的投入。一些机构、社会热心人士愿意提供资源,社会工作者应该表示诚挚的欢迎、诚恳的接纳和诚心的尊重。例如,对于志愿者,应当充分尊重他们的热情和能力,为其提供支持和人性化的管理。第五,取得社会的信任。社会工作者应本着公开、公平、公正的原则,有效地运用各种社会资源。尤其对财物的捐献,必须依据财物管理制度,开列收据及谢函,其使用情况,也要公开征求并告知捐献者。第六,保持密切的联系。在运用社会资源之前之后,社会工作者都应与资源的提供者建立良好的关系,并保持密切的联系。一般而言,运用资源之前的联系事项,包括提供资源的内容、起讫时间及其他有关事宜,目的在于取得双方共识,以增进资源运用的效果。至于资源运用之后的联系,则包括运用情况说明、鸣谢赞助及联谊活动等,其目的乃在于维护既有的公共关系,以确保日后继续提供社会资源的可能性。

三、医务社会行政的内涵与内容

(一)内涵

社会行政是宏观层面的社会工作。从广义上看,社会行政是国家对社会福利事业的管理;从狭义上看,社会行政主要是指社会工作机构的管理。所谓医务社会行政,其既可以指政府对与医疗保健(或健康)有关的福利事业的管理,也可以指对医务社会工作部门的管理和对服务递送过程的管理。医务社会行政的基本使命是将国家有关卫生与福利政策转变为健康与社会服务,进而提高服务对象的健康水平和生活质量。在此,我们仅从狭义角度分析社会行政在医疗卫生服务中的运用。

(二)医务社会行政的内容

按照行政管理学的观点,机构管理主要涉及计划、组织、人事、财务、指挥、协调、评估等内容。由于本书部分章节已涉及医务社会工作部门的设置、服务计划、服务评估等内容，下文仅就医务社会工作机构的人力资源管理、项目管理、公共关系等问题略加阐述。

1. 医务社会工作部的人力资源管理

（1）人力资源规划：人力资源规划，即从组织的发展目标和战略规划出发，根据组织内外环境的变化，预测组织未来发展对人力资源的需求，以及为满足这种需要而制订的相关策略。人力资源规划的目的是使组织人力资源供需平衡，保证组织可持续发展和员工个人利益的实现。医务社会工作机构应当根据医院的等级、规模、接诊量等因素预测医务社会工作服务需求，对未来一个时期内医务社会人力资源进行预先考虑，如社会工作者的总量、每年的增加量、来源途径等。

（2）岗位设计与工作分析：根据人力资源预测结果，医务社会工作部门对组织内部架构作出安排。如设立哪些职位、哪些岗位，服务任务如何分解等。社会工作部一般设管理岗位（如部长/主任、副部长/副主任）、督导岗位、社会工作员、助理社会工作员、办公室工作人员等岗位，并可以根据工作内容分设若干服务团队或工作小组。一般而言，部门负责人与实务督导的专业背景、学历层次、实务经验要求较高，社会工作者则要求受过专业教育或培训，具备人群服务技能。社会工作部的负责人应当根据岗位设置，对每个岗位的职责、任职条件等作出分析，以便为人力资源招募和合理配置打下基础。

（3）员工招募：员工招募的程序包括，发布招募信息—接受报名，并进行筛选—组织招募考核—公布招募结果—确定录用，签订协议—总结招募工作。

（4）员工使用：员工使用涉及培训、考核、激励、惩罚等环节。对于新入职员工，机构应当提供岗前培训，以帮助他们尽快转换角色，适应新的工作环境。对于老员工，应当根据工作需要，组织各类在职培训、脱产培训，以使他们有机会了解职业发展最新动态，掌握新的理念和技能。培训是留住人才的重要途径。员工考核应当是制度化的，坚持公开、公平、公正原则，考核结果应当与晋升、加薪、培训、惩处等联系起来，以使考核成为提升人力资源素质的一种动力机制。在管理中,激励与处罚的形式都是多种多样的。及时、适当的激励有助于提升工作效率,使员工产生组织归属感。针对员工违纪、效率低下、工作态度不良,施以惩戒是必要的。

（5）员工薪酬:目前,我国医务社会工作正处于起步阶段,岗位设置少、薪酬水平低使一些社会工作专业毕业生望而却步。在试点地区,医务社会工作者的报酬主要通过政府购买服务予以支付,整体水平不高。未来,随着医务社会工作的发展,政府相关部门、医院、专业社会工作团体必须制定相关政策,构建一套包括薪酬问题在内的医务社会工作人事管理制度。薪酬标准应当综合考虑学历、职业资格、工作岗位、当地生活成本、同行平均工资等因素。除工资外,还要考虑设立福利、奖励制度,要为员工缴纳相关的社会保险费用。员工薪酬应当根据组织发展情况、个人工作绩效、工作年限、物价水平等及时作出调整。

2. 医务社会工作部的志愿者管理 志愿者是一支特殊的人力资源,他们具有奉献精神和社会使命感,自愿奉献自己的时间、精力服务于社会而不求获得金钱回报。建立一支稳定的志愿者队伍,可以缓解医院人手紧张问题,也有助于民众了解医疗服务与社会工作服务,进而有助于提高医疗及社会服务的质量。2009年,原卫生部等8部委决定在全国范围内开展"志愿者医院服务"活动,得到了医疗机构的积极响应。2013年,中国医院协会医院社会工作暨志愿服务工作委员会调查发现,在113家接受调查的三级甲等医院中,已开展志愿服务项目的占97.1%。81.3%的三级甲等医院为志愿服务工作提供了固定的办公地点,76.1%的三级甲等医院具有统一规范的志愿者标识,44.3%的三级甲等医院定期开展志愿者专业培训[1]。

目前,在很多试点医务社会工作的公立医院中,志愿者也是社会服务的主要参与者,有些医院甚至以志愿者作为医务社会工作的主力军。对于志愿者的管理,很多试点医院将之交由社会工作部。可见,管理志愿者是医务社会行政的组成部分。为了更好地开展志愿服务,社会工作部要筹划志愿者服务项目、招聘志愿者、筹措服务资金、开展志愿服务宣传、组织志愿者培训、协调其与临床各科

---

[1] 关婷,郝徐杰,周庆环,等. 加油! 医院志愿服务. [2014-01-16]. http://www.jkb.com.cn/html-page/40/402454.htm?docid=402454&cat=null&sKeyWord=null.

室的关系等。医院社会工作部要对医院志愿者服务进行指导，支持志愿者根据医院及患者需求开展相关活动。医务社会工作者应根据相关规定和医务社会工作的特点，对志愿者的权利和义务进行明确界定，并在志愿者注册前告知。志愿者一旦加入服务体系，也应当积极履行义务，遵守医院相关政策，协助医务工作者、社会工作者搞好服务工作。

为了保障志愿者的权利，规范志愿服务工作，应当实行志愿者注册管理制度，建立志愿者个人服务档案。在完整记录志愿者服务情况的基础上，建立以服务时间为主的志愿者等级评价制度及年度激励表彰机制，弘扬志愿者的奉献精神，激励志愿者持续开展服务。简单说来，对志愿者的管理工作归纳起来主要有以下几点。

（1）志愿者的招募和遴选。

（2）志愿者服务项目的设计及组织开展。

（3）志愿者岗前培训及服务督导。

（4）志愿者服务效果评估及服务完善。

（5）志愿者保障机制的建立与维护。

（6）志愿者的评价与激励。

为了使志愿服务富有成效，社会工作部应当建立并逐步完善相关制度规范，如志愿者管理条例、志愿服务流程说明、志愿服务指南等（请参阅下面资料）。

资料1：《XX医院志愿服务承诺书》（示例）

1. 医院方面　现接纳（志愿者姓名）＿＿＿＿＿参与XX医院志愿服务活动，并承诺：①给予志愿者适当的工作培训、督导及协助；②依据服务的需求、服务对象的需要，以及志愿者的兴趣，对服务内容及志愿者工作岗位做出适当的安排；③欢迎志愿者表达对服务的意见，并与本组织职员共商改善之策，务求提高服务质量。

2. 志愿者方面　本人（中文姓名及身份证号）＿＿＿＿＿愿意成为XX医院的志愿者，开始服务时间为＿＿＿年＿＿月＿＿日。

本人愿意遵守以下规定：①参加医院安排的各项培训活动，并于培训后义务为医院服务，服务期限不少于＿＿年/月/天；每月/天服务时数不少于＿＿小时；②遵照医院订立的各项规定，为服务对象提供优质的志愿服务；③愿意接受及参加机构安排的在职培训、工作督导及有关会议；④与医院员工保持互相合作及尊重的态度；⑤尊重服务对象之隐私权，有关个人资料，未经他们同意，不向外泄露；⑥服务时如遇特别困难，或服务对象有特别要求时，应立即向服务负责人报告及交由机构处理；⑦如对医院及其服务有意见或不满，应向负责人反映；⑧不可利用志愿服务或与服务对象的关系获取个人利益或实施欺骗，如金钱、利益交易等。

若本人违反以上规定，医院有权做出适当的处分或终止本人之服务。

志愿者签名：＿＿＿＿＿＿

（资料引自 http://www.doc88.com/p-107264882364.html）

资料2：《XX医院志愿服务指南》（示例）

欢迎您成为XX医院志愿者，在感谢您提供服务的同时，我们希望为您的服务提供方便。

1. 谁来管理志愿者

（1）志愿者由XX医院医务社会工作部统一管理。

（2）办公室位置：门诊大厅东南区域电话预约挂号办理处北侧。

（3）联系电话：XXX-XXXXXXXX；联系邮箱：XXXX。

2. 如何管理我的志愿服务时间

（1）预约志愿服务时间：提前1周致电医院医务社工部（电话：XXX-XXXXXXXX）或直接发电子邮件至XXX邮箱。

（2）变更志愿服务时间：请尽可能提前告知医务社会工作部（电话：XXX-XXXXXXXX），以便调整志愿者服务时间。

3. 如何进行志愿服务

（1）医务社会工作办公室签入。

(2)统一着装。
(3)前往服务区域,开展服务。
(4)结束服务,向工作人员反馈。
(5)医务社会工作部签出。

4. 参加志愿者服务,我该带些什么东西,随身物品如何保管?

您可以带水杯和随身物品,医务社会工作部办公室为您提供了专门的保管箱,将物品存在指定保管箱内。

5. 提供服务时,我该如何穿着?

提供服务时,我们会为您准备统一的志愿者服装,您可以穿休闲便装、平底鞋、方便服务。

6. 服务间隙,是否有休息场地?

您可以来医务社会工作部,我们会为您提供温馨的休息环境。

7. 如果在提供服务时,我感到身体不适,该如何处理?

请您直接和医务社会工作部的工作人员联系,我们会为您提供帮助。

8. 我该如何来XX医院?

(1)乘坐公共交通工具:公交路线_____;地铁线路_____。

(2)自驾车:_____。

9. 如果其他朋友希望加入我们的志愿者团队,该怎么做?

请与医务社会工作部工作人员联系,咨询电话:XXX-XXXXXXXX。

XX医院社会工作部
X年X月X日

(资料引自 http://www.whuh.com/news_show.php?class=11&id=9018)

3. 医务社会工作部的项目管理 医务社会工作部除了开展常规服务外,还经常参与或主持服务项目,因而工作部的管理人员应当了解项目管理的相关知识。项目是一个特殊的,将要被完成的有限任务,它是在一定时间内,为满足特定目标而开展的相关工作的总称。

项目的构成要素主要包括项目管理人、项目内容、项目执行人。项目管理（project management），即由项目负责人对项目实施过程进行指挥、协调、控制和评价等，以实现项目目标。项目管理的流程包括：召开项目启动会；确定项目管理机构及其负责人；制订项目实施计划；执行计划，并对项目进行控制和管理；项目评估与验收。在实践中，项目实施以后的管理工作主要涉及以下6个方面的内容。

（1）项目范围管理：即对于项目所涉及的内容划定界线，使项目执行人清楚地知道自己的职责范围，避免在无关事项上耗费精力。

（2）项目时间管理：即明确列出每项任务的进度和时限，防止执行人员拖拉、推诿。

（3）项目成本管理：项目管理人员应当就项目执行作出合理的预算，防范资源浪费。

（4）项目支出管理：应当严格执行预算，警惕或严格控制经费超支。研究表明，项目管理应当特别关注项目进度和资金使用情况。因为项目进程一旦被拖延或者经费使用超出预算，项目就很难重返原定框架。其结果往往是项目延期完成，或降低质量。

（5）项目人力资源管理：执行人员的素质是决定项目成败的关键。项目管理者对人力资源的管理应当保障工作团队结构合理、人事相宜、人尽其才。

（6）项目风险管理：即考虑项目可能遇到的各种不确定因素，并提前作出预案。风险管理包括风险识别、风险量化、风险应对等。

"重生行动"
——全国贫困家庭唇腭裂儿童手术康复计划项目

"全国贫困家庭唇腭裂儿童手术康复计划"简称"重生行动"，是我国民政部与李嘉诚基金会在全国范围内合作实施的大型公益项目。项目资助全国贫困家庭患有唇腭裂及相关畸形、年龄在0~18周岁的未成年人体检、手术、康复的全部费用，并补助患儿及1名陪护人员的食宿和交通费用。为保证唇腭裂儿童手术康复质量，项目在全国范围内精选33家项目承办医疗单位，为贫困家庭罹患唇腭裂子女实施手术治疗和康复指导。

> "重生行动"办公室负责实施项目,办公室地点设在民政部社会福利中心。项目办公室的职责包括:制订项目实施计划;督促相关单位落实计划;指导、协调各省项目执行机构开展工作;建立、维护信息管理系统,进行社会宣传;制订、完善相关管理制度和评估办法等。项目设医疗专家组、财务审计组。项目管理坚持公开透明、体现资助效益的原则,定期通过"重生行动"项目网站和新闻媒体向社会公布基金的使用和管理情况,接受社会监督。为了帮助患儿及其家人纾解压力,提升信心,拓展社会支持网络,"重生行动"项目还引入了专业社会工作。有10余所高校的社会工作专业和项目承办医疗机构进行了对接,成立了"重生行动社会心理支持服务团队"。
>
> (载自 http://chongsheng.mca.gov.cn/article/xmjs/xmjs/200912/2009 1200046184.shtml)

4. 医务社会工作部的公共关系 在我国,医务社会工作还是一个新事物。普通民众对其了解较少,甚至媒体、医生等也知之不多或一知半解。发展医务社会工作,既需要政府出台相关支持政策,需要社会工作者提高职业能力,也需要得到社会的认可。因此,医务社会工作部门必须关注公共关系问题,要让患者了解自己、主动求助,要让医护人员了解自己、积极配合,要让公众了解自己、给予支持。优化公共关系,不仅有利于提高医务社会工作的社会知晓度、美誉度,也有利于改善医院的社会形象,提高医疗服务质量。对于医疗机构和社会工作机构而言,营造良好的公共关系,无疑是一件可以"双赢"的事情。对于医务社会工作部门而言,优化公共关系可以采取多种策略。

(1) 发放宣传材料。设计制作医务社会工作服务宣传单页,定期在重点科室向新入院患者及其家属发放,使其了解医务社会工作的服务;在重点科室摆放医务社会工作宣传架,放置宣传单页、社会工作者联系卡等;在候诊区、住院部等场所布置宣传栏,使患者有机会了解医务社会工作的内容、服务方式,了解西方医务社会工作的发展历程和我国医务社会工作的发展现状。

（2）播放实务工作视频资料。在院内外公共场所播放医务社工活动录像、照片、工作者访谈等，使公众直观感受医务社会工作的意义。

（3）与媒体合作。利用网络、电视、报纸等传播载体报道医务社会工作开展情况，介绍相关知识。与分管卫生系统的记者、编辑保持经常性的联系，邀请媒体参与或监督服务开展情况。

（4）利用工作报告会、宣传册、展板等正式沟通形式推介服务项目、展示服务效果，使医院领导、社会工作机构领导、媒体、公众等了解医务社会工作部门的工作。或者通过非正式途径宣传医务社会工作，争取社区居民、相关部门的理解和支持。

（5）主动投递工作报告。医院领导层未必了解医务社会工作部的工作，因此，为了争取院方的理解和支持，社会工作部要定期汇报社会服务开展情况。工作报告可分为月报、季报、年报等形式，既要总结汇报活动开展情况，也要涉及未来工作打算、深化服务的设想与建议等。

（6）主动参与突发公共卫生事件、灾难救援等事务，展示医务社会工作的风采。

（7）创设一些富有特色的服务项目，并将之塑造成品牌，也有助于公众认识、认可医务社会工作。

四、医务社会工作中的督导

（一）督导的内涵与功能

督导是社会工作的独特标签，鲁滨逊认为它是社会工作发展进程中"一种土生土长的事物"。在社会工作实务中，督导是一种间接服务的方法。督导，顾名思义，即监督、指导。所谓督导，即由资深社会工作者对新员工、初级社工、实习生、志愿者在工作知识、服务技能、职业态度及人际关系等方面进行监督与指导的一种活动。督导是社会工作专业训练的一种方法，具有三大功能，即管理/行政的功能、教育的功能、支持的功能。表5-1从4个维度对督导的3种功能进行了说明与比较。

表 5-1 督导的功能分析

比较的维度	行政的功能	教育的功能	支持的功能
关注点	组织管理的障碍	被督导者知识与技能上的不足	情感上的障碍
提供	渠道和资源，协助被督导者完成工作	工作上所需要的知识和技能	心理方面和个别关系方面的支持，促使被督导者动员个人在工作方面有良好的表现
权力来源	地位、奖赏和惩罚能力	专业知识及技巧	友情和关怀，正面的工作关系
强调	效率	称职和胜任力	被督导者了解组织和树立正确的工作态度

资料来源：全国社会工作者职业水平考试教材编写组.社会工作综合能力（中级）.北京：中国社会出版社，2012: 266.

（二）督导的内容

1. 行政性督导 行政性督导主要提供两类支持——"组织的结构性"与"完成工作所需资源的可近性"。在医务社会工作部，督导的行政功能主要体现为：①参与医务社工的招募和选择；②配合机构，对医务社工进行安置和引导，包括落实服务岗位、介绍机构情况等；③参与制订社会工作部的工作计划，并协调任务分配；④通过授权、协调与沟通等形式，指导、支持医务社会工作者开展工作；⑤对医务社会工作者的工作情况进行监督和评估。

2. 教育性督导 教育性督导主要为督导对象提供从业所需要的知识和技能。在医务社会工作部，督导的教育功能主要体现为：①教导有关"服务对象"的知识，让医务社会工作者了解病患及其家人的常见问题，了解重点科室的服务对象的总体特征。②教导"社会工作部"的知识，如机构的内部结构、规章制度、服务流程、公共关系等。③教导有关"社会问题"的知识，如讲解医疗服务领域存在的典型问题，分析其原因，提供解决问题的思路。④教导有关"工作过程"的知识，使医务社会工作者明确自己的任务、职责，以及如何开展个案、小组等工作。督导也要说明机构采取介入方法的原因。⑤解答医务社会工作与业务有关的咨询，提供专业性的建议。

3. 支持性督导 在实务工作中，医务社会工作者常承受较大的心理压力。这种压力主要有3个来源：第一，来自于服务对象。例如，患者不信任、不配合，患者及其家人有不合理的要求，患者对社工过度依赖等。第二，来自于工作本身。例如，不能确定服务计划的效果，所承担的任务与专业相关度低，实务经验不足，不能在患者和机构之间达成平衡等。第三，来自于社会工作机构、医疗机构。例如，机构分配的工作量过大，得不到医院相关科室的支持，机构对社工的工作干预较多，机构科层体系僵化、效率低下，机构规章制度不完善，机构提供的薪酬较低等。

压力过大，既不利于社会工作者继续完成工作，还可能导致社工人才的流失。对于医务社会工作者的心理压力和负面情绪，机构的督导有责任提供支持，包括：①协助被督导者适应和处理服务工作带来的挫折、不满、失望、焦虑等情绪困扰，增强被督导者的专业责任感和自我功能；②给予关怀和支持，让被督导者有安全感，并愿意尝试新工作；③协助督导对象发现工作成效，并能自我欣赏，激发督导对象的士气，并对机构产生认同感和归属感；④给予督导对象赞扬与欣赏，以提升其从业信心，促进其对专业的认同。

（三）督导者的素质要求

库兰和萨蒙认为督导者就像课堂上的教师、实习教学者、咨询顾问一样，他们能够给员工做出正确的示范，能够发现社会工作者在知识和技能方面存在的不足，并能够帮助督导对象控制偏见、形成专业自我。可见，督导者必须具备优良且全面的素质。

1. 知识渊博 知识渊博是一个有效督导者的最基本的必备特征。其中包含专业知识以及与实务、机构有关的知识。督导者需要具备综合性的知识、专业态度和实践技术，并且必须能够把它们与机构服务及组织结合起来。督导者必须熟悉最新专业文献，以便介绍给被督导者进一步学习。

2. 经验丰富 督导者应当有足够的实务工作经历和经验，遇事有主见，能够有效处置服务对象的问题，善于应对实践中的种种非常规性工作。能够准确把握督导对象的特点，发现其优点和短处，进而有针对性地提供指导。能够采取多种督导手段，善于适当地利用自己的权威，以保障督导取得实际效果。

3. 技能突出 实践技能对优秀的督导者至关重要。这可能意味着运用某一种社会工作专业方法的特定能力，或者是在所有基础社会工作方法上的综合能力。并且，这样的能力应当根据督导者所从事的工作，所针对的领域，以及学生或被督导者的需要而有所变动。

4. 敬业乐群 对待督导工作认真负责，力求达成督导目标。对于督导对象能够秉持平等、坦诚、开放的态度，善于表达鼓励和欣赏。督导者不必一定是强人，所以，不要刻意地与督导对象保持距离，反而应该与新员工、实习生、志愿者打成一片。愿意与督导对象一起成长的督导者，才能够获得督导对象的欢迎，才能够及时发现实务中存在的问题，才能够与督导对象相互契合。

（四）督导的技巧

1. 订立督导协议 订立明确的督导协议，有助于督导双方理清角色，明确各自的权利和义务，进而便于督导工作顺利展开。

2. 倾听和同理最重要 很多时候，倾听比提供答案更重要。督导者首先要成为好的倾听者，然后才是指引督导对象解决问题的人。在倾听的过程中及时回应，如果准确地把握了督导对象的感受，就能够赢得他们的信任，引起他们的共鸣。感同身受有助于拉近督导双方的距离，促进督导对象的成长。

3. 引导督导对象"分享" 分享包括：分享资料、分享感受。督导者要引导督导对象之间分享工作记录、服务报告等资料，通过充分的讨论，指出问题，进而指导其完善资料，提高职业能力。督导者还要鼓励督导对象积极发言，分享服务感受，使他们在交流中自我检视、学习经验。

4. 做好示范 督导者要根据自己丰富的经验和扎实的知识基础，随时提供示范性的方法和技术，帮助被督导者处理客观情境下的案主需求和问题。

5. 适应不同的督导形式 在实践中，督导可以采取个别督导、一对督导、小组督导等不同形式。优秀的督导者应当根据督导形式采取不同的技巧。例如，个别督导的要点是深入沟通，小组督导的关键是带领督导对象一起成长。

（五）督导制度的构建

当前，专业社会工作在我国尚处于起步阶段，合格的社会工作者数量不足，优秀的督导人才更是稀缺。在社会工作的相关实务领域中，实习生、新入职的社会工作者主要接受高等学校教师和机构负责人的指导，而这些人要么缺乏足够的实务工作经验，要么没有受过社会工作专业教育，因而社会工作督导的质量并不高。最近几年，随着政府投入的增加，社会工作督导人才的培养和使用问题开始受到重视。在深圳市购买社会工作实务的试点工作中，政府除了向社会工作机构购买专业服务外，还聘请香港资深社会工作者担任服务督导，以保障社会工作服务的专业化。较之内地，香港督导大多接受过系统正规的社会工作教育，具备丰富的实务工作经验，很多督导人员都担任实务机构的负责人，善于处理服务对象的各种问题。在他们的指导下，深圳市的社会工作一经起步就按照专业要求提供各种服务。

通过政府购买服务，一批社会工作者进驻医院，在香港督导的指导下，开展患者需求调查、服务计划制订、服务绩效评估等工作，并积极探索本土医务社会工作实务模式。政府要求香港督导：①指导、协助社会工作者把所学知识运用于实践，在服务中巩固专业价值观；②指导社会工作者发展服务技能；③向社会工作者推荐相关书籍、文献和资讯；④协助社会工作协会培养本土督导人才。

经过一段时间的探索，2009年，深圳市出台了《深圳市社会工作督导人员工作职责手册（试行）》（简称《手册》），将督导人员分为5类：高级督导、中级督导、初级督导、见习督导、督导助理。《手册》指出，在试点阶段，深圳市主要培养初级督导和见习督导，并对2类督导人才的任职条件、晋升渠道进行了说明。《手册》建议按照1∶14的标准配备督导，即每14名社会工作者配备1名督导人员。此外，《手册》还具体规定了督导人员对机构、上级督导、督导助理、一线社工承担的职责。此后，深圳市还就督导的晋升、薪酬等问题出台了文件。

2012年以来，中国社会工作教育协会、中国社会工作协会纷纷启动社会工作督导培训。中国社会工作协会社会工作师委员会还制订了一个为期5年（2013—2017）的"社会工作督导人才培养计划"，打算每年举办3~6期，每期培训50人，为推动社会工作的专业化和职业化培养一批本土督导人才，包括见习督导、初级督导、中级督导和教育实习督导4类督导人才，并根据国内社会工作发展情况，开展行政督导和高级社会工作督导人才的培养工作。此外，一些省市也在辖区内组织了各种类型的督导培训。可以预见，随着社会工作督导培训工作的推进，医务社会工作的专业化、规范化、制度化必将不断提高。作为社会工作间接服务的一种方法，社会工作督导通过持续地支持和协助社会工作者，可以提升从业者的整体素质，进而使各类服务对象有所受益。

五、医务社会工作中的倡导

（一）何谓倡导

社会工作强调社会公正，在其发展历程中，社会工作者一方面为服务对象提供各种直接服务，另一方面也试图为服务对象奔走呼吁，努力使社会政策朝着有利于弱势人群的方向发展。在19世纪的住房运动中，社会工作者曾经为移民的居住问题大声呐喊。在20世纪中叶的反种族运动中，他们曾经为维护少数族裔的权利不辞辛苦。正如有研究者所说，"社会工作常常创造出一些方法去保护和帮助那些社会变迁中的受害者……"[①]。倡导就是社会工作服务方法中的一种。在社会工作的发展史上，"社工之母"玛丽·芮奇蒙德、"赫尔馆"的创立者简·亚当斯等都是著名的倡导者。

保罗·艾伦·米尔斯（Paula Allen-Meares）曾经评价说，"倡导是社会工作的立基之本，也是实务工作者的伦理责任"。1996年，全美社会工作者协会（NASW）修订了社会工作者伦理守则，增加了有关社会工作倡导的条款，例如，"在机构内外倡导合适的资源，以满足案主的需求"；"倡导资源分配程序公平透明"；"倡导在政策和法律规章方面做出改变，以改善社会条件，满足人类基本需要、促进社会正义"；"倡导尊重差异性的政策和实践"等。

作为一个概念，倡导最早出现在《美国慈善和矫正联合会会议

[①] Day P J. A New History of Social Welfare. Englewood Cliffs, New Jersey: Prentice Hall, 1989: 59.

论文集》中,其被描述为"社会工作者对社会立法的义务"。美国慈善和矫正联合会是美国社会工作联合会(简称NCSW,1917年定名)的前身,是19世纪末美国社会工作专业组织的代表。在该委员会的年会上,研究者多次论及倡导问题,他们主张通过影响社会政策及立法,推动社会发展与进步。早期,社会活动家进行倡导主要关注3大议题:第一,通过对个人与社区的相互关系的研究,呼吁关注社区公平议题;第二,通过住房运动关注社会公正议题;第三,通过对社会剩余资源分配问题的讨论关注分配公正问题。可见,社会倡导追求的核心目标是社会公正、社会公平。

美国学者罗伯特·施耐德和洛丽·莱斯特对已有的关于"倡导"的定义进行了梳理,提炼出倡导的11个维度:①代表他人请愿或发言;②代表第三方;③采取行动;④促使改变;⑤获得权利和利益;⑥作为拥护者;⑦展示影响和政治技巧;⑧维护社会公正;⑨对案主赋权;⑩认同案主;⑪利用法律基础[①]。2位学者发现,有一种热忱一直推动着社会工作的发展,其包括帮助他人、对抗不公正、关注人的权利与需要、尽可能发掘人的潜能等。他们认为社会工作倡导是指社会工作者代表案主,通过参加立法讨论、公共事务论坛、听证会等活动,系统地影响不公正或不适宜的体制下的决策的行动过程。他们认为,倡导应当是"行动取向的",如投入精力、发动民众、组织参与等。

(二)社会工作倡导者的特质

研究发现,作为倡导者的社会工作者应当具备如下特质。

(1)反对社会不公正:即社会工作者愿意为社会正义奔走呼吁,敢于同社会不公正现象作斗争。当服务对象的合法权利受到侵害时,能够采取行动为其争取权益和资源。

(2)不中立:社会工作者在面对不公正、不平等、歧视、压迫、贫穷等社会问题时,敢于站在处于劣势的、脆弱的、没有话语权的人的一方,为他们提供支持和帮助。

(3)行动能力强:倡导不应该停留在观念层面,而应当付诸行

[①] 罗伯特·施耐德,洛丽·莱斯特.社会工作倡导:一个新的行动框架.韩晓燕,柴定红,译.上海:格致出版社,上海人民出版社,2011:57.

动。社会工作者通过开展研究、组织联盟、发动民众、制订计划等,将倡导变成一种实践活动。

(4)关注社会政策与制度:社会工作者应当看到,只在个体层面解决问题是不够的,必须关注政策与制度设计的过程、内容和结果,通过推动政策变革解决社会不公正问题。

(5)热忱而有耐心:在某种程度上,社会工作者是理想主义者,因为他们要相信人性的善良,关注人的潜能,坚信社会公正是可能的、可及的,他们要对自己的职业充满信心。为此,他们不仅要坚定信念、保持热情,还要有足够的耐心与毅力。弗雷勒(Freire)曾经指出,倡导需要"不厌其烦的耐心"。在针对现实问题进行倡导时,如果工作者能够持之以恒、不厌其烦,离目标达成就不远了。

(6)善于赋权:社会工作者要鼓励、劝说、指导服务对象参与倡导行动,进而发展服务对象的能力,提升其自信。

(三)倡导在医务社会工作中的运用

社会工作倡导具有悠久的历史。有研究指出,诸多与社会公正相关的问题,如最低工资问题、教育问题、基本生活保障问题、健康与医疗服务问题等,往往都具有倡导的价值。在医务社会工作的发展历程中,社会工作者为推动患者的权利保障、提高精神疾病患者的生存质量、帮助失依者获得适当的照料等,付出了艰辛的努力,提升了弱势社群的福祉。在医务社会工作实务中,社会工作者进行倡导大致有4种模式。

1. 案主倡导 案主倡导在社会工作实务中占据重要地位,因为社会工作的首要使命是提升人类福祉,特别是满足弱势群体、被压迫者、贫困者的需要,并为其增能。在实务工作中,社会工作者首先必须负责的永远是案主。社会工作者有责任反映案主的问题,并寻求解决之道。如果问题的产生与制度环境有关,社会工作者应当站出来为案主代言和呼吁。正如 Nazario 所说,"社会工作者……不应该是系统中的被动合作者,而应该是案主利益的积极倡导者"[1]。不过,需要强调的是,社工虽然有义务为案主倡导,但应当避免成

---

[1] Nazario, J. Confronting the system: how social workers can challenge and change—the laws. Practice Digest, 1984, 7(2): 4-9.

为"包办者"。在倡导过程中,社工有责任与案主相互分享、相互依靠,让案主有机会参与问题的解决过程,因为社会工作强调"助人自助"。案主倡导的一般程序是:调查事情真相、界定案主的问题—设定倡导行动的目标—明确倡导战略与策略—接触决策者及相关人员—执行行动方案,并坚持不懈—评估倡导行动及其结果。

2. 原因倡导 与案主倡导相比,原因倡导更关注处于相同境遇的更大的社群或阶层。正因为如此,研究者在论及原因倡导时常常会使用阶层倡导、系统倡导、群体倡导、社区倡导、公民倡导等概念。如果说案主倡导的目标是解决案主遇到的具体问题的话,那么,原因倡导则关注法律和政策的改变。可见,原因倡导反映了社会工作关于"人在环境中"的观点,其认为通过修正有害的环境,可以改善某些社群的现实处境。原因倡导以问题为导向,而非以个人为导向;原因倡导关注的是一般需要的满足,而不是特殊需要的实现。原因倡导常通过公众听证会、论坛、媒体等发出声音。例如,将经过调查研究得出的科学的结论、成熟的想法带到会场,可以引起与会者的共鸣,给政策制定者施加压力。与媒体合作,举办新闻发布会、研讨会,或参加电视台谈话类节目等,呼吁人们关注某些社会问题,进而使问题能够尽快得到解决。

3. 立法倡导 Richan 曾经提醒社会工作者说,"围绕公共政策的各种较量总在上演,立法倡导不会结束"。的确,如果没有有识之士(包括社会工作者们)不遗余力地倡导,一些社会政策就不可能出台或得到执行。在美国,通过实施公共医疗补助、食品券、儿童照料等项目,立法倡导者显著提升了数以百万的美国人的福祉。在美国的弗吉尼亚州,2 名社会工作硕士毕业生调查发现,精神疾病患者受到了不公正的对待。于是,他们向保险和银行委员会投寄倡议书、游说选民代表,最终说服弗吉尼亚参议院通过了第 430 号议案,要求保险公司将精神疾病与身体疾病同等对待并积极赔付。此项法案的施行为该州精神疾病患者带去了福音,是一个立法倡导的成功案例。进行立法倡导,要求社会工作者熟悉立法程序及相关知识,要有行动的智慧,还要有较强的抗压能力。因为政策的改变通常需要很长时间,有很多因素会影响到倡导的结果。如果社会工作者缺乏足够的勇气和耐心,立法倡导的结果就可能不尽如人意。

4. 行政倡导 行政倡导往往关注的是：如何完善管理制度，以使机构运行得更顺畅、更顺利；如何进行内部改革，消除实务工作面临的障碍；如何提高社会工作者的工作效率，以使服务对象能够受益更多。可见，行政倡导的内容主要是：请机构负责人关注并修正对案主不利的策略或流程；调查案主及其家人的不满或抱怨；提醒机构不要违背法律制度或协议等。例如，在某公益性医疗救助项目的实施过程中，社会工作者听到一些受助者抱怨说，自己千里迢迢赶到项目地医院，但医院并不及时安排手术。由于三级甲等医院床位紧张，一些救助对象不得不长时间滞留在旅馆里，经济压力很大。还有的救助对象抱怨，医疗团队的服务态度不好，好像是患者的救命恩人一样，让患者及其家人有心理压力。社会工作者把搜集到的信息进行汇总分析，写出建议事项，呈报给院方，最终使院方重视并强化了相关管理与服务工作。

【本章关键词】

社区工作；社会行政；督导；案主倡导；原因倡导；立法倡导；行政倡导

【复习指导】

1. 简述医务社区工作的过程和技巧。
2. 医院管理志愿者应当注意哪些问题？
3. 简述医务社会工作机构项目管理的主要内容。
4. 医务社会工作机构优化公共关系可以采取哪些策略？
5. 试分析、比较督导的3种功能。
6. 通过网络查找资料或阅读相关研究文献，了解我国社会工作督导现状，并讨论如何推动医务社会工作督导。
7. 结合实务案例，组织同学们讨论4种倡导模式的特点和作用。

第六章 疾病防控与社会工作介入

> 在整个疾病的发展过程中,不仅要预防病因,而且促使疾病发生的诱因也必须被取代。
>
> Martin Bloom

从个体医学迈向群体医学是现代医学发展的一种趋势。与此相应,促进健康的途径也从注重临床治疗到预防、治疗与康复并重。疾病预防属于预防医学范畴。预防医学是一门研究健康的影响因素及其作用规律,阐明外界环境因素与人群健康的相互关系,制定公共卫生策略与措施,以预防与消灭病害、讲究卫生、增强体质、改善和创造有利于健康的生产环境和生活条件为目的的科学。预防医学以"全人群"为对象,强调"大卫生"概念,这是其与临床医学的不同之处。本章首先探讨了人类健康观的变化与医学模式的转型,然后分析了影响健康的诸多因素,重点就社会工作如何介入公共卫生事件与健康促进工作进行了分析。

一、健康观念的演变

(一)健康的定义

健康是人类生命存在的正常状态,是人类生活的基本要求,是经济发展、社会进步、民族兴旺的保证。如何定义健康?研究者们常以疾病作为参照。一种观点认为,疾病与健康是相互排斥的,人有了病就不能称之为健康,因为健康的人不存在疾病。按照这种思维模式,健康可被定义为,"生命活动中没有疾病时的状态"。据此,看一个人是否健康,首先看其是否有病,有病就是患者,无病就是健康人。以"是否有病"来判定健康的思维模式源远流长。自从人类开始对疾病的探索以来,人们就以这种思维方式来认识健康和对付疾病。实际上,这种思维模式也一直对医生的工作起着指导作用。医生是实证主义者,如发现有客观证据,医生就会断定疾病的存在并给予相应的处理。反之,医生就会否定疾病,并确认就诊者处于健康状态。

还有一种观点认为,疾病与健康是共存的,患者包含有健康的成分,健康人也含有疾病的因素。绝对的健康是不存在的,绝对的疾病就意味着死亡。而人一旦死亡,就意味着失去了疾病与健康赖以存在的客体,疾病与健康都将不复存在。据此,我们可以认为疾病与健康是一个事物的两个方面,从疾病到健康是一个连续统。很多时候,人的健康状态波动于完全健康与绝对疾病之间,疾病与健康处在一个动态的消长过程中。如果疾病占据主要位置,成为主要矛盾,个体就处于疾病状态,这个人也就被认为是患者。如果健康占据主导地位并成为主要方面,就为健康状态,这个人就被认为是健康人。

当然,在现代社会,人们对于健康的认识已不再局限于是否有疾病或处于疾病状态。"健康不仅仅是没有疾病和虚弱,而是指身体、心理和社会方面的完好状态"。世界卫生组织(WHO)这一具有权威性的定义一经提出就受到了研究人员的广泛重视。人们认为这一定义不但考虑了人的自然属性,更重要的是考虑了人的社会属性,具有高度的概括性和全面性,对医学的社会化和卫生事业的社会参与具有重要的意义。1999年WHO又专门提出了"道德健康观",要求生活在社会中的每一个人不仅要为自己的健康承担责任,而且也要为群体健康承担社会责任,进一步丰富了健康的内涵。

(二)健康观及其变化

健康观是指人们对于健康问题的看法。健康观念随着医学科学的发展和人类防治疾病经验而变化着,经历了从传统到现代的转型。"所谓健康就是没有病",这是传统意义上的健康观。这种观点将疾病与健康对立起来,从生物层面理解健康,认为健康就是生物有机体功能正常,没有病理反应。传统健康观虽然为临床医学提供了重要指导,但其对于健康的认识是片面的、静止的。它强调躯体功能的正常化、绝对化，忽视了躯体健康的相对性，同时它也忽视了心理、社会等其他因素对于健康的影响。

20世纪中叶，人类的健康观开始走向多个维度。WHO提出的定义将生理、心理、社会都纳入到健康的范畴内，从而将健康观推进到新的阶段。这种观点从3个维度解读健康：①健康首先是指躯体的结构完好和功能正常，躯体与环境之间保持动态平衡。②健康是指心理健康或精神健康，是一种心理平衡、情绪稳定的状态。这种健康状态包括正确认识自我、正确认识环境、及时适应环境。③健康还指人们参与社会时的完好状态，包括个体的能力在社会系统内得到充分的发挥，有效扮演与其身份相适应的社会角色，个体行为与社会规范相互一致。总之，现代健康观强调健康不是单纯的生物问题，而是生理、心理、社会等多种因素共同作用的结果。

莫藜藜认为，社会工作者应当从3个方面认识人类的健康问题及其需求：①从社会工作的服务对象看，健康不单纯是个人问题，还要考虑到家庭和社区的需要；②从社会工作的目标看，健康具有3层意义——发展的意义（即发挥个人潜能、维持社会功能）、预防的意义（即尽量避免使人成为依赖者）、复健的意义（即便功能受损，也能够积极适应、享受生活）；③从社会工作的实施取向看，健康不是仅仅处理一些表面的问题，而是要实施全面的协助和整体的康复[1]。

二、医学模式的转型

医学模式与健康观是相互作用的。健康观念的变化影响着医学实践，医学实践反过来也推动着健康观的变化。医学模式（medical model）是指在不同历史阶段和科学发展水平条件下，人类为保护健康而与疾病做斗争时观察、分析和处理各种问题的标准形式和方法。它是哲学思想在医学中的反映，也是人类对健康和疾病问题观察、处理方法的宏观概括[2]。医学模式随着医学科学的进步而不断地发生着变化。从远古时代到现代社会，人们对于疾病和健康问题的认识不断深化，与之相应，医学模式也在漫长的历史时空中实现

---

[1] 莫藜藜.医务社会工作.台北:桂冠图书股份有限公司,1998: 41.
[2] 宁蔚夏.医学模式与健康观的变迁.生命世界,2012(3): 36-39.

了数次转型。

（一）神灵主义医学模式

神灵主义医学模式（spiritualism medical model）是盛行于远古时代的医学模式。在远古时代，人们普遍秉承这样一种认识——"整个世界到处都充满着支配人、动物、植物的神秘力，神灵是疾病和健康的决定者。"人们认为世间的一切是由超自然的神灵主宰，疾病乃是神灵的惩罚，或者是妖魔鬼怪附身，故把患病称为"得病"。与此相应，治疗疾病则依赖巫术驱凶祛邪，并尽可能使用恶臭、腥臊龊的药物，以便让魔鬼倒胃口而离开患者。如果患者死亡，则被认为是"归天"，是被神灵召唤走了。这种盛行于远古时代，把病因归咎于某种超自然的神秘因素的医学理论，以及以占卜、祭祀、祈祷等为主要医学手段的医学实践方式，就是神灵主义医学模式。其显著特点是神秘、怪异和荒诞。在这一模式中，宗教的、神话的、迷信的、药物的诸多因素是以神秘的方式拼凑在一起的。人们对于疾病和死亡的解释也充满了神秘主义的色彩。

（二）自然哲学医学模式

自然哲学医学模式（nature philosophical medical model）约出现在公元前400年，是运用朴素的唯物主义观解释健康和疾病现象，把哲学思想与医疗实践联系起来，以直观的自然现象说明生理病理过程的一种医学模式。自然哲学医学模式是人类深入认识自然的产物，为推动医学的科学化做出了积极贡献。古希腊哲学家、"医学之父"希波克拉底在《人与自然》中提出了一种新观点，认为疾病的产生不是什么神灵的惩罚，而是自身原因和自然原因引起的。他提出了"体液学说"，认为人体由血液、黏液、黄疸、黑疸4种体液组成，4种体液在人体内的比例不同，就形成了人的不同气质。希波克拉底认为，人之所以会得病，是由于4种体液不平衡造成的，而体液失调又是外界因素影响的结果。他认为医生在治疗疾病时应注意土壤、水源、气候、风向、饮食习惯、生活方式等对于健康的影响。这种把健康、疾病与人类生活的自然环境与社会环境联系起来进行观察与思考的朴素、辩证、整体的医学观念，被称为自然哲学的医学模式。与希波克拉底相似,我国古代也有阴阳五行病理学说,认为五行相生相克,从而保持了体内器官的平衡,保证了人体健康。可见,古代的中西医学都包含了朴素的唯物论,其不仅关注身体内部的系统性,而且把身体的疾病和自然环境联系起来。

(三) 机械论医学模式

随着古典力学理论体系的建立,科学界逐渐形成了以"力"和"机械运动"去解释一切自然现象的形而上学的机械唯物主义自然观,于是就出现了"机械论医学模式(mechanism medical model)"。机械论医学模式认为"生命活动是机械运动",把健康的机体比作协调运转的机械。曾经有学者提出:人体是由许多零件组成的复杂机器,而疾病会使机器出现故障和失灵,医生的工作就是对机器进行维修。例如,法国医生拉马特利发表了《人是机器》,认为人是一架自己发动自己的机器,体温推动它,食物支持它。如果机器的某部分失灵,人就会出现疾病。机械论医学模式统治了医学近 2 个世纪。它的积极意义在于促进了解剖学、生物学的发展,推动了医学的科学化。其消极意义是用物理、化学的概念来解释健康问题,排除了心理、社会等因素对健康的影响。机械论医学模式可被视为现代生物医学模式的初级阶段。

(四) 生物医学模式

1628 年英国医生哈维发表了《心血运动论》,建立了血液循环学说。以此为起点,医学发展进入到新的阶段。从 17 世纪到 19 世纪,生物科学取得了很多巨大成就和发现。特别是细胞学说和进化论更进一步推动了生物学和医学的蓬勃发展。生物医学模式(biomedical model)是医学发展的重大进步,其对现代西方医学的发展和人类健康事业产生了巨大的推动作用。该模式重视疾病的生物学因素,并用生物学理论解释、诊断、治疗和预防疾病,以及制定相应的健康保健制度。应当说,生物医学模式的影响是非常深远的,因为研究生物体本身的结构和功能,以及各种内在环境因素的生物反应和疾病过程,至今仍是医学研究的基本课题。但这种形而上学的认识方式"只看到它们的存在,只看到了它们的静止状态,而忘记了它们的系统性和动态性"。在医疗实践中,生物医学模式也禁锢了医务工作者的视野。医生们总是习惯于从人的生物学特征方面认识健康、认识疾病,不自觉地撇开了心理与社会因素。在诊治疾病时,医生们总是试图从器官、细胞或生物大分子上寻找形态上、生物化学上的变化,并试图用手术、药物、理疗等方法干预病理变化。

(五)生物-心理-社会医学模式

1977年美国罗切斯特大学精神病学、内科学教授恩格尔(George L. Engel)[1]提出了生物-心理-社会医学模式(bio-psycho-social medical model),又称"恩格尔模式"。他认为,"为了理解疾病的决定因素及达到合理的治疗和卫生保健模式,医学模式必须考虑到患者、患者生活的环境和社会因素来对付疾病的破坏作用。"他认为生物医学模式的缺陷是"用偏离正常的可测量生物(躯体)变量来说明疾病,没有给疾患的社会、心理和行为方面留下余地"[2],主张用生物-心理-社会医学模式取代生物医学模式。恩格尔模式认为健康状况是下列因素作用的结果,包括遗传基因、习得性行为、文化的影响、物质环境的质量、个体的社会经济地位、应对问题的方式、社会支持、初级医疗保健的可及性等。

生物-心理-社会医学模式的一个典型例子是安慰剂效应。在医学研究中,研究者把出现某种健康问题的患者随机分配到试验组和对照组。在对照组,患者在治疗过程中接受的是无作用的安慰剂,但是他们中会有相当一部分人自述症状有所改善,并的确能够显示出功能改善或症状缓解的现象。安慰剂效应可以说明认知/精神状态/信念能够影响躯体状态和生理感受。的确,身体、精神、社会因素之间是相互影响的。个体处于不良的社会环境中可能会感到压抑、无助,而这种消极感受会导致生物化学的变化,进而损害人的免疫系统,增加疾病的易感性。疾病或残疾本身会让病患承受巨大的心理压力,使患者不能或不愿与社会保持联系,进而也会损害患

---

[1] 恩格尔(1913—1999),美国罗切斯特大学教授,研究领域为精神病学与医学,因提出生物-心理-社会医学模式而闻名。
[2] Engel G L. The need for a new medical model: a challenge for biomedicine. Science, 1977, 196(4286): 129-136.

者的社会功能。恩格尔模式将心理作用、社会作用与生物作用有机地结合起来,揭示了3种因素互相作用导致生物学变化的内在机制,由此形成了一个适应现代人类保健技术的新的医学模式。

三、生活方式与疾病谱的变化

(一)疾病谱的内涵

一般说来,疾病谱包括了两层含义:一是指由固定谱阶组成的疾病过程;二是指对某一地区人们的健康危害最大的疾病的排序情况。人类的疾病过程大致可以分为6个谱阶:①非患者,检查时只具有遗传上固有的属性或差异;②非患者,但对危险因子敏感的人,检查时有生物化学指标的改变;③发病前兆者,检查时可有物理和生化改变;④前期症状者;⑤临床患者,需要通过医学治疗进行干预,如果干预失败,患者就会进入下一谱阶;⑥死亡。各谱阶相互交错,并非截然分开。疾病一般从前一谱阶向下一谱阶发展。谱阶的变化和继替与疾病种类、环境因素、治疗手段等密切相关。在前阶进行干预有助于控制疾病发生的速度和过程,甚至逆转谱阶演化的趋势和方向。

在实践中,疾病谱也常指"发生较多,对人类危害最大的前十位疾病的排序"。纵观人类历史,导致死亡的主要疾病种类在不同的历史时期、在不同的地区是不同的。例如,在历史上,疟疾、痢疾、肺结核等疾病曾是不治之症,而今天人类面临的重大致死疾病已经是癌症、心脑血管疾病等。当然,受经济发展水平、医疗条件的制约,在发达国家,糖尿病、冠心病等慢性疾病常影响人们的生存质量。而在不发达地区,营养不良、胃肠炎、结核病仍然有可能夺走人们的生命。1957年我国城市居民前十位死因排序依次是:呼吸系统疾病、急性传染病、肺结核、消化系统疾病、心脏病、脑血管病、恶性肿瘤、神经系统疾病、损伤及中毒。2009年城市居民的疾病谱依次是:恶性肿瘤(27.01%)、心脏病(20.77%)、脑血管病(20.36%)、呼吸系疾病(10.54%)、损伤及中毒(5.59%)、内分泌营养和代谢疾病(3.28%)、消化系疾病(2.67%)、其他疾病(1.73%)、泌尿生殖系疾病(1.18%)、神经系统疾病(1.11%)。

> **《细数全球最致命的十大疾病》**
>
> 1. 心脏病：是北美、欧洲、大洋洲主要的疾病，特别是老年人受此病威胁最大。
> 2. 恶性肿瘤（癌）：在百余种不同病变的病症中，至今尚未发现有特效的治疗方法。
> 3. 脑血管病变：对老年人危害严重。
> 4. 肠胃炎（包括痢疾）：此病在不发达的国家和地区死亡率依然很高。
> 5. 流行性感冒及肺炎：无特殊的预防和治疗方法，发病于世界各地，南美国家的死亡率较高。
> 6. 支气管炎（包括肺气肿和气喘）：吸烟、尘埃、空气污染以及环境中的致敏因子促使着该病的发生和发展。
> 7. 糖尿病：多见于发达国家，无彻底根治方法。
> 8. 肝硬化：病因莫衷一是，与过量饮酒及某些维生素的缺乏有关。
> 9. 结核病：19世纪曾危及全球，目前虽能控制，但在部分国家和地区仍有回升。
> 10. 感染性疾病及外伤：在不发达国家，儿童在此类疾病和外伤中死亡率仍然较高。
>
> （载自 http://jiankang.china.com/zh_cn/preservation/yajiankang.）

（二）疾病谱变化与生活方式的关系

依据传播途径，我们可以把疾病大致分为两类——传染性疾病和非传染性疾病。传染性疾病（如肝炎、痢疾等）大多是由于病菌、病毒、寄生虫等生物因素引起的，并可以通过人体接触、公共物品等媒介而扩散，因而其危害性主要在于它的传播性。非传染性疾病（如高血压、冠心病、癌症等）的致病因素很复杂，包括社会因素、心理因素、环境因素等。研究发现，非传染性疾病的发生往往与生活方式密切相关。据社会医学家分析，在导致人们罹患癌症、冠心病等非传染性疾病的诸因素中，吸烟、膳食不平衡、缺乏体育锻炼等不健康的生活方式因素约占60%。所以,人们也通常把癌症、冠心病、糖尿病等非传染性疾病称为"生活方式病"。

总的看来,在现代社会,人类的疾病谱、死因谱已经由生物因素引起的传染性疾病转向了生物、心理、社会多种因素共同作用的非传染性疾病。多阶段发病的慢性病已经成为当今影响人们身体健康,甚至是导致死亡的罪魁祸首。有数据显示,2003—2007年,在欧洲900万死亡人数中,85%以上死于非传染性疾病。我国每天约有1.3万人死于慢性非传染性疾病,约占死亡人口的70%。在每3个死亡人口中,就有2个死于癌症、脑卒中、冠心病这一类非传染性疾病。

疾病谱为什么会发生上述变化?从积极意义上说,疾病谱的变化首先是和医疗卫生事业的进步紧密相关的。在历史上,由于疫苗和抗生素的发明,人类的平均寿命被延长了30余年。此外,人们还找到了一些对付传染性疾病传播的有效方法,如消毒、杀虫、灭鼠(简称"消杀灭",与疫苗、抗生素一起被称为"三大法宝")。通过综合运用多种手段,有的传染性疾病已被消灭,有的得到基本控制,总的趋势是在减少。1979年全球消灭了烈性传染病——天花。20世纪末又消灭了第二个危害人类健康的传染性疾病——小儿麻痹症。在世界卫生组织的规划蓝图上,21世纪还要通过计划免疫,逐步消灭麻疹、白喉、百日咳、破伤风、结核病等传染性疾病。

但是,从消极方面看,疾病谱的变化也和生态环境恶化、生活方式不健康、精神压力大等因素有关。分析20世纪后半叶的人类疾病谱可以发现,居前三位的分别是心血管病、恶性肿瘤和脑血管疾病。而在它们的发病因素中,都包含着心理紧张、吸烟、环境污染等内外部因素。至于交通事故、自杀、吸毒、酗酒,以及社会激烈竞争、婚姻家庭解体等也都可能会引起心因性疾病。此外,现代社会物质生活丰富,饮食结构改变,体力活动减少等,也导致了诸如肥胖症、糖尿病等疾病的发生。非传染性疾病的增加,迫切要求人们转变自己的卫生观和健康观,采取积极的预防措施。世界卫生组织前总干事马勒博士曾经这样说:"我们是任凭人们吸烟酗酒、吃甘咽肥,得心脏病,然后去建医院为他们治疗呢?还是把饮食、锻炼、不吸烟等卫生知识告诉群众,使他们建立健康的生活方式,从而不得病好呢？"结论显然是不言而喻的。

同时，非传染性疾病的增加也要求人们改变不良的生活方式，禁除烟草、控制饮酒、作息规律、加强锻炼，以减少生活方式疾病的发生。2005年我国开展了第二次国民体质监测调查，发现成年男性的肥胖率比2000年增加了1.7%，以40~44岁年龄段肥胖率增长最为显著。目前我国高血压患者已超过1.6亿。在18岁以上人群中，每5人就有1个高血压患者。在35岁以上人群中，每3人就有1个高血压患者。在45岁以上的人群中，有7%~8%的人患有糖尿病，且发病率呈上升趋势。研究发现，生活方式疾病可以通过转变生活方式得到改善。美国的一项调查显示：只要改善不良的生活方式，就能减少40%~70%的早死、1/2的急性残疾和2/3的慢性疾病[1]。世界卫生组织将健康的生活方式归纳为"戒烟限酒、合理膳食、适量运动、心理平衡"，倡导人们通过建立合理的生活方式预防疾病，提高健康水平。

四、影响健康的社会因素

（一）经济发展水平

经济发展是提高居民物质生活水平的前提。从某种程度上说，经济发展也是提升健康水平的基本条件。这是因为：第一，社会财富的积累、社会商品的多样、可支配收入的提高，可以保障人们有更加充足的营养摄入，拥有良好的生活条件与劳动条件，进而有利于居民健康水平的提高。第二，经济发展有利于国家增加卫生投资，促进医疗卫生事业的发展，进而使人们受益。各国研究资料表明，卫生经费占国民生产总值的比例、人均卫生经费的投入都与民众的健康水平息息相关。第三，经济发展还通过对教育的影响，间接影响着人群的健康水平。因为文化水平的提高将会提升人们接受卫生保健知识的能力，从而影响人群健康。研究显示，人的社会经济地位越高，越有可能采取积极的健康行为。

当然，经济发展也是一柄"双刃剑"，其对人群健康也有一定

---

[1] 黄敬亨.健康城市的发展与展望.中国健康教育，2002(1):8-10.

的负面影响。例如,与快速工业化相伴生的环境污染问题、生态破坏问题就导致了某些疾病的高发,尤其是职业病的快速增加。在现代社会,大量合成化学物质进入到食品中。如果在产品研发、生产标准、质量监管方面缺乏完善的制度设计,就可能对人类健康造成巨大的威胁。近年来,无论是在发达国家还是在发展中国家,有关食品安全的事件都屡有发生,导致消费者的健康受损。在市场经济快速发展的当下,由于相关经济社会管理制度不够健全,很多企业追求短期经济效益,如在食品中非法添加禁用物质、把生产污水偷排到河流中、以次充好等,都对人们的健康直接或间接地产生了不良影响。

(二)社会制度建构情况

社会制度是为了满足人类基本的社会需要,建立的具有普遍性、稳定性的社会规范体系。社会制度既包括总体社会制度,如政治制度、经济制度,也包括各领域的社会制度,如社会福利制度、公共卫生制度等。社会制度建设体现了执政党的施政理念和干预方略,其对民众的健康问题直接或间接施加着影响。例如,初次分配后形成的收入差距使得部分社会成员掌握了较多财富,因而他们有可能在居住、出行、饮食方面更加安全,也更有能力购买优质的医疗服务。相较之下,低收入者则有更高的生存风险,更容易受到疾病的影响。有越来越多的证据表明,社会不平等是影响健康状况的主要因素之一。为此,很多国家都通过第二次分配调节社会财富。第二次分配的手段是建立社会福利制度,如社会保险、社会救助、社会津贴等。通过第二次分配,部分社会财富被转移到低收入群体手中,进而有助于改善他们的物质生活水平、卫生保健情况、居住与工作条件。

基本医疗卫生制度也是社会制度的一种,它是由政府组织向全体居民提供安全有效、方便廉价的公共卫生和基本医疗服务的保障制度。基本医疗服务体系是否健全,覆盖面有多大、服务的可及性有多高、居民能否承受服务收费等问题,都直接影响着民众的健康状况。世界卫生组织曾明确提出,21世纪要建立覆盖全民的基本医疗卫生制度,以保证卫生服务的公平性与可及性。在现代社会,健康权被视作一种基本人权,为民众提供基本卫生服务是政府推进社会治理的重要举措。正如中共十七大报告所指出的,"健康是人全面发展的基础",所以,应当通过建构一部完善的卫生服务制度,不断提高民众的健康水平。

(三) 社会习俗与宗教

社会习俗是在社会发展中自发形成的,为社会大多数人认可并经常重复的行为方式。社会习俗对人们的行为是一种无形的推动力量,因为它往往要求人们表现出符合社会期待的行为。从健康角度看,良好的习俗有助于促进健康。例如,中国盛行的茶文化就是利于健康的。因为茶叶中含有与人体健康密切相关的生化成分,不仅可以提神清心、清热解暑、生津止渴、降火明目,还对辐射病、心脑血管病、癌症等现代疾病具有一定的药理功效。反过来,不良的习俗可能威胁人们的健康。例如,缅甸巴洞地区的"长颈族"认为女子颈长为美,为了延长颈部,女孩子们从五六岁时便开始佩戴重达1千克左右的铜项圈,10~25岁期间,每年都要增加1个项圈。终年佩戴沉重的项圈导致女性颈部肌肉萎缩,锁骨和胸骨下压,以至损害呼吸系统。一旦将项圈取下,女子的颈部就可能断裂,甚至危及生命。再如,中国古代妇女裹足,对女性的生长发育产生了负面影响,不利于女性的日常生活,也是一种有害健康的陋俗。

宗教是人类社会发展到一定历史阶段出现的一种文化现象,其主要特点是相信现实世界之外存在着超自然的神秘力或实体,该神秘力量因统摄万物而拥有绝对权威,并主宰着自然进化与人世的命运。笃信宗教的人往往从教义中找到精神寄托,或获得超脱现世生活的力量。尽管不同的宗教有不同的教义,但大都倡导人们友善、宽容、安于现状,因而具有一定的心理调适作用。研究人员威廉·斯特劳布里奇发现,每周参加1次宗教活动的妇女比不定期参加宗教活动的妇女的寿命更长。另一项由德克萨斯大学研究人员进行的研究也发现,定期参加宗教活动的人比那些不参加的人的平均寿命多出7年。当然,有些宗教信仰也可能对健康造成消极影响。例如,印度教徒视恒河为圣河,认为饮用恒河水、到河中洗浴、死后用河水净身能够祛除罪孽、获得救赎。每天，成千上万的印度教徒到恒河洗浴或取用水，导致恒河污染严重。1817—1923年，恒河地区的霍乱曾引发过6次世界性霍乱大流行，先后波及亚洲、非洲、欧洲和美洲数十个国家和地区。

（四）行为及生活方式

行为是人类在主观因素影响下采取的外部活动，而生活方式是指人们在长期的民族习俗、规范和家庭影响下形成的一系列生活意识及习惯。很多研究发现，疾病是生理因素、心理因素和社会因素和生活方式等多种因素共同作用的结果。特别是一些慢性疾病的发生更与不良生活方式有着密切的关系。合理、卫生的行为和生活方式可以促进和维护人类的健康。例如，经常参加体育锻炼不仅可以使人保持健美的体态和生机活力，还可以增强体质，降低疾病的发生风险。有规律的生活作息有助于有机体与环境之间达成平衡。美国学者曾对近7000名健康成人的行为和生活方式进行了追踪研究，发现有7个生活习惯非常有利于健康：每天睡眠不少于8小时，吃早餐，不吸烟，不饮酒或少量饮酒，坚持体育锻炼，不在两餐之间进食，体重不超过标准体重的20%。

不良的行为和生活方式往往导致人们身体功能受损，或更易罹患某些疾病，最终使人们付出高昂的代价。1974年，美国医学家艾伦·戴维尔（Alan Dever）提出了慢性病流行病学的模式，发现影响民众健康的4项因素包括：生活形态（占48%）、生物遗传因素（占26%）、环境（占15%）及健康管理体系（占11%）。可见，生活方式对健康的影响是非常显著的。我国学者的研究也发现，在呼吸系统疾病、脑血管病、恶性肿瘤、心脏病的发生原因中，行为和生活方式不良占39.1%~47.6%。不良的行为和生活方式包括：第一，饮食不规律，一些年轻人、上班族常不吃早饭，或因加班不按点吃饭；第二，作息不规律，尤其是年轻人，常因娱乐、游戏、工作等熬夜；第三，偏食挑食、食用垃圾食品，导致营养摄入不均衡；第四，高盐高脂、吸烟酗酒，导致高血压、肥胖症、肝肺疾病；第五，运动不足，不运动等，也严重威胁着人类的健康。对于行为或生活方式引起的健康问题，目前尚没有令人满意的临床治疗手段，因而最主要的应对之策就是预防。也就是说,要改变引起疾病、造成早死的不良行为或生活方式。

> **"世界戒烟运动"简介**
>
> 烟草危害是当今世界最严重的公共卫生问题之一。每年有近500万人死于与烟草有关的疾病。然而大多数吸烟者并未真正意识到吸烟的危害,也未真正了解吸烟危害健康的严重性。世界卫生组织指出,任何形式的烟草制品对人类都是有害的。为了鼓励烟民戒除烟瘾,从1994年开始,原来仅在欧洲举办的国际戒烟竞赛开始扩展至全球范围。国际戒烟竞赛的英文名为 Quit & Win,意即放弃烟草,战胜自我。该赛事每2年举办1次,在国际、赛区、国家层面设立多种奖项,吸引并奖励有吸烟史的人戒除烟瘾,吸引了全球近百个国家和地区的烟民参与其中。我国也有烟民在该竞赛中赢得大奖。Quit & Win 的成功之处不仅在于能为戒烟者提供获得大奖的机会,更重要的是向每个参与者表明,戒烟的人战胜了烟草及烟草带来的危害,每一个戒烟者都是胜利者!

(五)社会生活环境

从层次看,社会生活环境可分为宏观社会环境和微观社会环境。宏观社会环境包括政治制度、经济状况、法律制度、社会规范、风俗传统等。微观社会环境主要是指与个体发生直接联系的社区、家庭、同辈群体、大众传媒等。宏观社会环境为个体健康提供基础资源、制度背景等,因而其影响是间接的,作用是潜移默化的。微观社会环境对个体健康提供的是具体的生活环境,其对个体健康的影响是直接的。当然,不论是宏观社会环境的优化,还是微观生活环境的改善,都有利于提高人群的健康水平。从性质看,社会生活环境又可分为硬环境和软环境,硬环境主要涉及医疗机构建设、环境卫生状况、体育场馆及设施建设等,软环境包括制度建设、卫生服务、健康观念等。合理配置医疗资源、提升卫生服务水平、改善环境卫生等,都有助于促进健康。总之,影响健康的社会因素是非常多样的。健康不仅仅是个人问题,也是社会问题。从这个意义上说,医学与社会是一对有着内在联系的范畴。通过多种手段干预社会因素,可以达到预防疾病、提高人群健康水平的目的。

五、疾病防控与社会工作介入

(一)社会工作介入疾病防控的场所

开展疾病预防与控制工作,可以发生在各种场所,如学校、工厂、社区、宾馆、车站等。从医疗卫生服务体系看,社会工作介入疾病防控可以将公共卫生机构作为载体。在我国,公共卫生机构主要包括各级疾病预防控制中心、妇幼保健机构、健康教育机构、急救中心(站)、采供血机构、卫生监督机构、卫生部门主管的计划生育技术服务中心等。这些机构的主要职能与服务对象虽然不同,但都担负着预防疾病、促进人民健康的任务。虽然目前我国公共卫生机构引入社会工作尚非常少见,但社会工作介入公共卫生服务是大势所趋。为此,医务社会工作者应了解相关公共卫生机构的发展、分布及职能等情况。社会工作者在公共卫生机构的主要任务是调查公共卫生服务需要,进行卫生保健知识宣传,协助开展社区卫生服务,参与公共卫生事件的处理等。

1. 疾病预防控制中心 20世纪80、90年代,在卫生事业市场化改革中,我国的卫生事业发展陷入"重治疗、轻预防""重城市、轻乡村""重绝症与重症、轻常见病与慢性病"的泥淖中,公共卫生事业全面败落。步入新世纪后,尤其是"非典"发生后,重建公共卫生体系的呼声日益高涨。2004年12月卫生部发布了40号令《关于疾病预防控制体系建设的若干规定》,提出要"加强国家、省、设区的市、县级疾病预防控制机构和基层预防保健组织建设"。《规定》将疾病预防控制机构分为国家级、省级、设区的市级和县级4级。疾病预防控制机构在同级卫生行政部门的领导下开展工作,并承担上级卫生行政部门和上级疾病预防控制机构下达的各项工作任务。

在这一背景下,各地纷纷将防疫站改建为疾病预防控制中心(center for disease control and prevention,CDC),建构了自上而下的疾病防控体系。疾病预防控制中心的基本职责包括：对营养食品、劳动、环境、放射、学校卫生等进行公共卫生学监测；对传染病、地方病、寄生虫病、慢性非传染性疾病、职业病、老年卫生、精神卫生、口腔卫生、伤害、中毒等重大疾病发生、发展和分布的规律进行流行病学监测；指导或处理突发公共卫生事件与重大疫情；制订实施公共卫生服务计划；参与开展疫苗研究；开展专项调查研究，为卫生行政部门提供决策咨询等。据统计，2011年我国各级疾控中心共有3484个，其中省级31个、市（地）级399个、县（区、县级市）级2796个，从业人员达19.5万人。为了科学评价疾病预防控制工作，促进疾病预防控制事业全面、可持续发展，卫生部于2008年12月印发了《各级疾病预防控制机构基本职责》和《疾病预防控制工作绩效评估标准》。

2. 妇幼保健机构 为了提高妇女、儿童的健康水平，1992年卫生部组织编写了《妇幼保健院（所）建设标准》，提出根据人口总量与密度，在省市县各级行政区域设立专门的妇幼保健机构，形成了自上而下的妇幼保健组织网络。妇幼保健机构的基本职能是：贯彻落实国家《母婴保健法》和《中国妇女发展纲要》《中国儿童发展纲要》工作目标和妇幼卫生工作法规；承担本地区妇产科、儿科、计划生育危重症抢救及出诊、接诊、会诊任务；推广和应用妇幼保健实用新技术；开展产科质量、孕产妇死亡、儿童生长发育监测、计划生育技术事故的审评工作；负责本辖区儿童入托、入学前健康体检及托幼机构保健人员培训考核工作；培训基层妇幼保健从业人员等。2011年全国各级妇幼保健机构共有3036所，其中县级妇幼保健机构1994所，共拥有床位145 861张。

3. 健康教育机构 20世纪80年代中期，"健康教育"一词开始出现在卫生行政部门的文件中。各地陆续出现了"健康教育所""健康教育馆""健康教育教研室"等健康教育专业机构。上海医科大学、北京医科大学等还率先创办了健康教育专业。随着财政投入的增加，健康教育在各级卫生工作中的地位进一步得到加强，健康教育机构和人员队伍不断发展壮大。1997年全国有健康教育机构2654个，从业人员达到2万多人。1997年1月，中共中央、国务院在《关于卫生改革与发展的决定》中指出"健康教育是公民素质教育的重要内容,要十分重视健康教育"。这是我国政府从国家层面首次对健康教育的重要性所作出的明确阐述。进入21世纪后,为了适应疾病谱的变化,我国将"卫生防疫站"模式转变为"疾病预防控制中心"模式,各地健康教育机构被并入疾病预防控控中心。倡导科学的生活方式,普及健康知识,遂成为疾病预防控制机构的一项常规工作。

4. 卫生监督机构 卫生监督是政府卫生行政管理工作的重要抓手。在我国,开展卫生监督的组织载体是自上而下建立起来的卫生监督机构,包括卫生部的卫生监督中心、各省卫生厅的卫生监督局、各市(县)卫生局的卫生监督所等。2011年我国各级卫生监督机构共有3022个,其中,省级有31个、市(地)级有384个、县(区、县级市)级有2538个。卫生监督机构的职能主要包括:组织拟订食品安全标准,组织开展食品安全监测和预警工作;进行职业卫生、放射卫生、环境卫生和学校卫生的监督管理;负责公共场所、饮用水等的卫生监督管理;负责传染病防治监督;规范医疗服务市场,组织查处违法行为;督办重大医疗卫生违法案件等。近些年来,在各级卫生监督机构的共同努力下,公共场所卫生监督、生活饮用水卫生监督、消毒产品卫生监督、学校卫生监督、职业卫生监督、放射卫生监督、采供血卫生监督工作不断加强,卫生合格率得到保障,从业人员持证上岗成为普遍现象。

5. 计划生育技术服务中心 为了加强对计划生育技术服务工作的管理,控制人口数量,提高人口素质,保障公民的生殖健康权利,我国于2001年颁布了《计划生育技术服务管理条例》,并在2004年进行了修订。在我国,计划生育技术服务工作由各级计划生育行政部门负责管理,包括国家、省(自治区、直辖市)、市、县(区)的人口与计划生育委员会。计划生育技术服务网络由计划生育技术服务机构和从事计划生育技术服务的医疗、保健机构组成。其中,计划生育技术服务中心(站)主要从事与计划生育相关的公共卫生服务,如开展生殖健康科普宣传、教育、咨询活动;提供避孕药具及相关的指导、咨询、随访;对已经施行避孕、节育手术和输卵(精)管复通手术的,提供相关的咨询和随访等。为了推动计划生育服务的专业化,我国设立了"生殖健康咨询师"

职业资格。此外，2005年国家人口计生委还专门印发《计划生育服务站机构形象规范手册》，对全国县乡服务站建设和标识等提出规范化、标准化要求。

（二）社会工作介入疾病预防控制的策略

全美社会工作者协会（NASW）指出，在健康照顾领域服务的社会工作者有责任保护居民远离健康危害，对于高危行为进行早期干预，对个人和群体开展健康教育。预防和控制疾病的手段有很多，如健康教育、行为干预、社会倡导等，其目的是促使服务对象形成有利于健康的行为和生活方式。Cockerham指出，健康的行为包括合理饮食、体育锻炼、拒绝烟草和毒品、减少乙醇（酒精）摄入、压力管理[1]。当然，对于社会工作者来说，最具挑战性的任务是如何找到有效的办法，帮助服务对象改变对健康问题的错误认识，并促成行为修正。在已有的研究中，有学者提出了健康信仰模式、社会认知模式、改变的超理论模型等，都为社会工作者介入疾病预防控制提供了有益的启示和参考[2]。

健康信仰模式认为，如果人们感受到某种疾病的严重性和易感性，感受到某种疾病带来的威胁，或者切身体会到某种健康行为带来的益处，就会促使他们调整自己的行为。即让自己的行为朝着某种健康倡导行为转变。该理论认为，对于疾病或健康问题的感知是促进人们改变疾病行为的推动力，但来自于外部的行动提示（如健康意识教育、疾病知识介绍等）的作用也不可忽视。从这一理论可见，社会工作者在开展疾病预防控制服务时要双管齐下，既要注重健康教育，也要让服务对象切实感受到行为转变的积极效用。

按照班杜拉的观点，人们在决定采取某些行为时，通常会对其行为结果进行预测。结果预测一般受到过去的经历、替代性经验、他人的看法、其他知识等因素的影响。例如，某人非常清楚肥胖会损害健康，增加患病风险，但当他打算通过跑步减轻体重时，他可能会纠缠于如下想法中：第一，按照以往经验，我很可能坚持不了，

---

[1] Cockerham W C. Medical Sociology. Englewood Cliffs, New Jersey: Prentice Hall, 1992: 81-95.
[2] 洛伊斯·A. 考尔斯. 医疗社会工作：保健的视角. 刘梦，王献蜜，译. 2版. 北京：中国人民大学出版社，2011: 85-87.

怎么办？第二，我的某位朋友经常跑步，但减肥效果并不显著，我确信自己的选择是明智的吗？第三，听别人说，跑步可以使肌肉组织更结实有力，但一旦停下来，肥胖的风险更大，我是不是应该再考虑考虑呢？在社会学习理论看来，行为的发生既受制于主体的认识和经验，也受制于外部环境因素的影响。要促使服务对象采取有利于健康的行为，仅仅在观念层面灌输健康知识是不够的，还必须强化其改变的动机（如监督行为、提供奖励等），使之具备改变行为所需要的知识、技能和资源。

Prochaska 和 Diclemente 提出了改变的超理论模型，认为人的行为改变需要一个过程。在不同的阶段，干预策略也应当有所差异。该理论把行为改变分为 5 个阶段：策划前阶段——没有准备改变；策划阶段——想要改变；准备阶段——准备改变；行动阶段——开始改变；坚持阶段——继续改变。针对前 3 个阶段，工作者可以运用的干预策略主要是：①意识提升，使服务对象意识到某些行为存在的健康风险（手段有媒体宣传、对质等）；②戏剧性缓解，使服务对象体验并表达对不健康行为的感受（手段有角色扮演、心理剧等）；③自我再评价，使服务对象思考自己的健康观和自我形象（手段有价值澄清、意象疗法等）；④环境再评价，使服务对象思考自己的行为对他人有何影响（手段有同理心训练、纪录片、家庭系统干预等）；⑤自我解放，使服务对象决定改变，并有所行动（如赋权）。

针对后 2 个阶段，工作者可以采取的干预措施主要包括：①建立助人关系，以协助服务对象采取行动，强化其社会支持（手段有个案会谈、家庭治疗等）；②社会学习，即学习新的有利于健康的行为，取代旧的不健康的行为（手段有放松练习、自信训练、积极的"自我谈话"等）；③突变管理，即鼓励服务对象对自己的行为改变进行奖赏，或由他人提供奖励（手段是各种公开或非公开的正向强化，如口头表扬、成效记录、发放奖品等）；④刺激控制，即减少外部环境对旧的不健康行为的刺激或诱导（如，改变服务对象原有的社会关系网络，教导服务对象学会拒绝，设置提示语或物件等）；⑤社会解放运动，即进行社会倡导、影响社会政策，使健康行为获得社会认同与鼓励。

六、突发公共卫生事件与社会工作介入

（一）突发公共卫生事件的内涵与特点

为了有效预防、及时控制和消除突发公共卫生事件的危害，保障公众身体健康与生命安全，维护正常的社会秩序，国务院于2003年5月发布了《突发公共卫生事件应急条例》（下文简称《条例》）。《条例》指出：所谓的突发公共卫生事件，是指"突然发生，造成或者可能造成社会公众健康严重损害的重大传染病疫情、群体性不明原因疾病、重大食物和职业中毒以及其他严重影响公众健康的突发公共事件"。根据突发公共卫生事件的性质、危害程度、涉及范围，可将突发公共卫生事件划分为特别重大（Ⅰ级）、重大（Ⅱ级）、较大（Ⅲ级）和一般（Ⅳ级）4级，分别用红色、橙色、黄色和蓝色进行预警。

突发公共卫生事件具有5个特点：①突发性。突发公共卫生事件虽然存在着发生征兆和预警的可能，但往往很难对其真实发生的时间、地点作出准确预测和及时识别。事件发生后，如果未及时采取有效措施，疫情就可能迅速蔓延，甚至失控。②多样性。由于地域广阔、人口众多、自然因素和社会因素错综复杂等原因，我国突发公共卫生事件也呈现出多样化特点，各种传染性疾病、食物中毒、不明原因引起的群体病症、各种自然灾害，以及生物、化学、核辐射事件等屡有出现。③高频性。自然灾害多、病原体变异、环境污染、市场监管不力等导致我国公共卫生事件频发。④危害严重。突发公共卫生事件往往严重危害人们的身心健康，如果应对不力，疫情会快速扩散，进而导致社会恐慌、危及社会稳定（表6-1）。⑤国际互动性强。在经济全球化背景下，随着人口、物资的大范围流动，疫情传播也呈现出全球化特点。例如，"非典"疫情与禽流感疫情都同时出现在多个国家和地区。

（二）突发公共卫生事件的应急处置

1. 组织领导与行动原则 《条例》要求各级政府成立突发事件应急处理指挥部。在中央政府层面，指挥部由国务院有关部门和军

表 6-1 部分重大公共卫生事件举例

年份	事件描述	事件后果	原因
1932	中国霍乱流行	涉及 23 个省，10 万多人死亡	鼠疫传播
1952	英国伦敦毒雾事件	8 千人患病，4000 人死亡	二氧化硫
1981	西班牙菜籽油中毒事件	600 多人致死，2 万多人致残	有毒菜籽油
1984	印度博帕尔毒气事件	100 万人受到影响，3600 人死亡	异氰酸甲酯泄漏
1988	上海甲型肝炎疫情暴发	30 多万人患病，31 人死亡	甲型肝炎病毒
2003	非典型性肺炎疫情	全球病例 8445 个，812 人死亡	冠状变异病毒
2009	全球甲型流感疫情	至少造成全球 9596 人死亡	H1N1 流感病毒
2012	中国多地出现幼儿手足口病疫情	仅 1~4 月份，全国就报告患者 237 811 例，死亡 112 例	COX A16 病毒和 EV71 病毒
2013	巴西东北部登革热疫情	140 余万病例，死亡 530 余人	蚊等病源传播
2014	西非埃博拉疫情	感染者 2615 人，已经死亡 1427 人①	埃博拉病毒导致出血热

队有关部门组成，由国务院主管领导人担任总指挥，负责对全国性突发事件应急处理的统一领导、统一指挥。国务院卫生行政主管部门和其他有关部门应当在各自的职责范围内做好突发事件应急处理的有关工作。在地方政府层面，由人民政府主要领导人担任总指挥，负责领导、指挥本行政区域内突发事件的应急处理工作。县级以上地方人民政府卫生行政主管部门，应当具体负责组织突发事件的调查、控制和医疗救治工作。县级以上地方人民政府有关部门，应当在各自的职责范围内做好突发事件应急处理的有关工作。《条例》

---

① 此数据截至2014年8月20日，引自《世卫通报埃博拉疫情：疫情严重程度被低估》（http://gd.sina.com.cn/zh/jiankang/2014-08-24/120210527.html）。

指出，突发事件的应急工作应当遵循预防为主、常备不懈的方针，贯彻统一领导、分级负责、反应及时、措施果断、依靠科学、加强合作的原则。

2. 预防措施与应急准备　为了贯彻"预防为主、常备不懈"的方针，国务院卫生行政主管部门负责制定全国突发事件应急预案，报请国务院批准。省、自治区、直辖市人民政府应当根据全国突发事件应急预案，结合本地实际情况，制定本行政区域的突发事件应急预案。《条例》指出，全国突发事件应急预案应当包括以下主要内容：①突发事件应急处理指挥部的组成和相关部门的职责；②突发事件的监测与预警；③突发事件信息的收集、分析、报告、通报制度；④突发事件应急处理技术和监测机构及其任务；⑤突发事件的分级和应急处理工作方案；⑥突发事件预防、现场控制，应急设施、设备、救治药品和医疗器械及其他物资和技术的储备与调度；⑦突发事件应急处理专业队伍的建设和培训。

3. 事件报告与信息发布　《条例》要求国务院卫生行政主管部门制定突发事件应急报告规范，建立重大、紧急疫情信息报告系统。如果监测机构、医疗机构和有关单位发现下列情形：①发生或者可能发生传染病暴发、流行的；②发生或者发现不明原因的群体性疾病的；③发生传染病菌种、毒种丢失的；④发生或者可能发生重大食物和职业中毒事件的，应当在2小时内向所在地县级人民政府卫生行政主管部门报告，接到报告的卫生行政主管部门应当在2小时内向本级人民政府报告，并同时向上级人民政府卫生行政主管部门和国务院卫生行政主管部门报告。县级人民政府在接到报告后2小时内向设区的市级人民政府或者上一级人民政府报告。省、自治区、直辖市人民政府应当在接到报告1小时内，向国务院卫生行政主管部门报告。任何单位和个人对突发事件，不得隐瞒、缓报、谎报或者授意他人隐瞒、缓报、谎报。

《条例》要求接到报告的地方人民政府、卫生行政主管部门在上报信息的同时，应当立即组织力量对报告事项进行调查核实，采取必要的控制措施，并及时报告调查情况。国务院卫生行政主管部门应当根据发生突发事件的情况，及时向国务院有关部门和各省、自治区、直辖市人民政府卫生行政主管部门以及军队有关部门通报。

突发事件发生地的省、自治区、直辖市人民政府卫生行政主管部门,应当及时向毗邻省、自治区、直辖市人民政府卫生行政主管部门通报。接到通报的省、自治区、直辖市人民政府卫生行政主管部门,必要时应当及时通知本行政区域内的医疗卫生机构。国务院卫生行政主管部门负责向社会发布突发事件的信息。必要时,也可以授权省、自治区、直辖市人民政府卫生行政主管部门向社会发布本行政区域内突发事件的信息。信息发布应当及时、准确、全面。

4. 应急处理与处罚措施 突发事件发生后,卫生行政主管部门应当组织专家进行综合评估,初步判断突发事件的类型,提出是否启动突发事件应急预案的建议。如果要在全国范围内或者跨省、自治区、直辖市范围内启动全国突发事件应急预案,应当由国务院卫生行政主管部门报国务院批准后实施。省、自治区、直辖市是否启动应急预案,由当地人民政府决定,并向国务院报告。应急预案启动前,县级以上各级人民政府有关部门应当根据实际情况,做好应急处理准备,采取必要的应急措施。《条例》指出,指挥部对突发事件应急处理工作进行督察和指导,地方各级人民政府及其有关部门应当予以配合。

应急预案启动后,事件发生地的人民政府有关部门应当根据预案规定的职责要求,服从指挥部的统一指挥,立即到达规定岗位,采取有关的控制措施。医疗卫生机构、监测机构和科学研究机构,应当服从指挥部的统一指挥,相互配合、协作,集中力量开展相关的科学研究工作。政府及其有关部门应当保证突发事件应急处理所需的医疗救护设备、救治药品、医疗器械等物资的生产、供应;铁路、交通、民用航空行政主管部门应当保证及时运送。指挥部有权力紧急调集人员、物资、交通工具及相关设施、设备;必要时,可以对人员进行疏散或者隔离,可以对传染病疫区实行封锁,可以对食物和水源采取控制措施。

事件发生后,卫生行政主管部门应当宣传突发事件防治知识,及时对易受感染的人群和其他易受损害的人群采取应急接种、预防性投药、群体防护等措施。一旦发现新的突发传染病、不明原因的群体性疾病、重大食物和职业中毒事件,国务院卫生行政主管部门应当尽快组织力量制订相关的技术标准、规范和控制措施。医疗卫生机构应当对因突发事件致病的人员提供医疗救护和现场救援,对传染病患者密切接触者采取医学观察措施。传染病暴发、流行时,街道、乡镇以及居民委员会、村民委员会应当组织力量,团结协作,群防群治,协助卫生行政主管部门和其他有关部门、医疗卫生机构做好疫情信息的收集和报告、人员的分散隔离、公共卫生措施的落实工作,并向居民、村民宣传相关知识。

在处理突发事件时,如果存在以下情形:①瞒报、缓报、谎报信息或授意他人瞒报、缓报、谎报;②未按规定做好设施设备的生产、储备、供应工作;③不配合调查、阻挠或干涉调查;④玩忽职守、渎职失职的,对政府主要领导人和卫生行政主管部门主要负责人给予降级或撤职处分;造成严重后果的,开除公职;构成犯罪的,依法追究刑事责任。医疗机构如果在信息上报、接诊患者、服从指挥等方面违反规定,由卫生行政主管部门责令改正、通报批评、给予警告;情节严重的,吊销《医疗机构执业许可证》;对主要负责人、主管人、直接责任人给予降级或撤职处分,构成犯罪的,依法追究刑事责任。

此外,《条例》还指出,对于卫生行政主管部门或者有关机构采取的医学措施,患者、疑似患者和传染病患者应当予以配合。如果拒绝配合,可以由公安机关依法协助强制执行。在事件发生期间,如果有关单位和个人散布谣言、哄抬物价、欺骗消费者、扰乱社会秩序与经济秩序,工商行政管理部门、公安机关可依法给予行政处罚,构成犯罪的,要依法追究刑事责任。

(三)社会工作介入突发公共卫生事件的方式[①]

1. 事前介入 突发公共卫生事件往往会导致恐慌情绪,因为人们凭借以往经验往往难以有效应对。在这种情况下,一群不知所措的人聚集在一起,便容易形成社会安全风险。2003年"非典"疫情暴发时,很多人就因为缺乏安全感而"四处逃散",引起社会恐慌。所谓事前介入,即在公共卫生事件发生之前,通过知识宣传、改善环境、强化监督等方式,预防公共卫生事件的发生,或降低公共卫

[①] 花菊香.突发公共卫生事件的社会工作介入时序研究.社会科学辑刊,2005(1):36-41.

生事件发生的可能性。事前介入的手段包括：健康教育、危机教育、政策倡导和社会行动。

健康教育的对象既包括一般民众（潜在的受害者），也包括那些可能对公众健康产生重要影响的人或社会组织。对于社会组织的健康教育，社会工作的重点是点面结合。例如，对环境污染大户，可以把企业领导作为个案工作的重点，动员其参与社区环境问题的研讨，倾听他们对环境污染治理的意见和建议，给予其充分表达困难和苦恼的机会。同时，还可以采取团体工作方法，请有关环保专家、流行病专家和法学工作者为企业负责人讲解污染后果和法律责任，强化风险意识。对于污染企业的普通员工，要加强职业道德教育，宣传污染可能导致的环境与人体损害，唤起他们对社会环境及自身健康的关注，争取其对环境污染防治工作的配合。此外，还应进行更广泛的社会动员，依靠群众监督，发现污染立即举报。

开展危机教育的目的在于提高人们防范风险的意识，训练应对危机的技巧。方法包括知识宣讲、角色扮演、情境模拟等。政策倡导是从宏观管理层面，呼吁政府相关部门履行职能、严格执法，切实保障民众的健康权利。采取社会行动也是社会工作事前介入的一种策略。所谓社会行动，就是把受到忽视、压迫或潜在威胁的社会群体组织起来，通过游说、谈判、游行等方式，表达他们的合理诉求、捍卫其合法权益。近年来，我国各地都发生了一些群体性的环境抗争事件，如大连、南京等地居民针对"二甲苯化工项目（PX项目）"发起了大规模集会抗议行动。总的看来，组织有序的、有理有节的社会行动对政府主管部门、相关企业施加了明显压力，促进了相关问题的解决，降低了发生重大卫生事件的风险。

2. 事中介入　突发公共卫生事件的后果之一是解构人们的惯习。惯习是一种主观性的社会结构，是人们在实践中形成的，已打上个人烙印的应对机制和行动方式。突发公共卫生事件对人们既往的认知和行为模式是一种解构力量，它打破了人们的惯习，使惯习的历史连续性出现断裂。当人们不能依靠既往的惯习处理突发公共卫生事件时，他们就会感到焦虑与恐惧。在这种情况下，人们会轻信传言，甚至采取迷信手段以求自保，从而导致群体性非理性行为的出现。同时，大量非科学的、不真实的信息到处传播、扩散，也加大了危机解决的难度。基于此,在公共卫生事件发生后,社会工作者要及时介入事件处理过程,控制谣言传播,引导人们采取理性行为。

第一,主动提供个案辅导服务。由于我国现阶段社会工作发展尚不成熟,社会认可度不高,加之人们仍然习惯于依靠非正式支持体系解决问题,因此,被动等待事件当事人求助是不现实的。在公共卫生事件发生后,社会工作者要主动联系当事人,或请相关人士转介服务对象。在个案辅导初期,社会工作者可以采取危机介入模式,将焦点放在情绪抚慰、建立信任关系上。在辅导中期,则应注意培养服务对象的自主能力,为其灌输希望,引导其适应已经发生的危机事件及其后果。在个案介入过程中,应遵循个别化、有目的地表达感受、有控制地感情介入、接纳、非批判等原则,将减缓危机事件的消极影响作为介入目标。

第二,积极开展团体工作。团体工作的优势在于,可以通过建立成员间的互信关系,使小组成员彼此依靠,进而产生团体动力。在团体中,组员可以分享自己的感受、认知和经验,可以相互支持,获得友爱。通过团体传播信息、灌输希望、练习技巧、尝试改变、净化情感,从而推动团体成员发生改变,获得成长。在突发公共卫生事件后开展团体工作,可以协助组员分享心路历程,促使组员之间互相支持,也可以在更大范围内传播科学的信息,因而有助于化解危机,取得当事人或利益相关者的配合。

第三,采取社区工作方法。就突发公共卫生事件而言,采取社区工作方法也是非常适当的。社会工作的优势在于覆盖面广,资源系统多样,能及时介入居民的日常生活。实践表明,通过社区工作方法进行健康教育,消除突发事件造成的危害具有良好效果。在"非典"流行期间、禽流感暴发期间,很多社区工作者广泛开展了面向社区居民的主题教育活动,帮助人们了解疫情的传播途径,采取科学的防范措施,呼吁人们改变不良的生活习惯,提高了居民的健康意识。有的社区还组织开展了社区运动会、疫情知识竞赛等活动,使居民在轻松愉悦的氛围中学到了知识,转变了行为,为化解危机做出了积极贡献。

3. 事后介入 突发公共卫生事件的另一后果是陌生场域的出

现。处于事件现场,切身感受毁坏、伤亡、血腥、混乱,往往会对事件当事人及其他相关人群产生极大的精神冲击和心理压力。尤其是事件当事人极易产生痛苦、无助、绝望情绪。他们突然处于一个不曾预见的情境中,或者需要转移到陌生的治疗场所中,其复杂纷乱的情绪可想而知。如果事件造成的后果比较严重,解决起来的难度较大,事件经历者可能在希望与绝望之间备受煎熬。如果有重要亲友在事件中丧生,他们以往建立的关系网络就会失去平衡,进而产生焦虑和绝望情绪。面对始料不及的陌生场域,人们需要及时调整心态,学习相关的知识,尝试建构新的行动机制。对于个体而言,危机事件发生后,可能会经历一段艰难的生命历程。在此情形下,如果有外力及时介入,提供支持、注入正能量,对于当事人重回生活常态无疑具有积极意义。

事后介入的焦点是协助个体或群体适应新的场域,或为事件受害者及重要关系人提供抚平创伤的温馨环境,从而将突发公共卫生事件的危害降到最低。在工作过程中,社会工作者要评估事件当事人的社会心理状况,理清其面临的主要问题。除了向当事人提供情绪疏导、处理建议外,社会工作者还要将当事人的需要与问题反馈给有关机构,呼吁其妥善处理事件,弥补事件造成的后果。同时,在事件得到处理后,社会工作者仍需要提供跟进服务,因为当事人完全摆脱危机事件的阴影不是一朝一夕之事。跟进服务可以采取个案工作方法,也可组建互助小组。

七、社会工作介入健康促进

(一)何谓健康促进

作为一个词语,健康促进(health promotion)早在20世纪20年代就出现了,但将其作为卫生战略,并明确进行阐述则是在20世纪70年代以后。1979年美国卫生总署发布了一份题为《健康的人民》的研究报告,提出要在政府层面推进健康教育,以增进民众健康水平,这成为全球健康促进工作的开端。1986年第一届世界健康促进大会在加拿大渥太华召开。会议通过的《渥太华宣言》将"健康促进"定义为:促使人们提高、维护和改善他们自身健康的过程。

《宣言》提出了健康促进的 7 个原则：创造先决条件；倡议；斡旋；创造有利环境；强化社区行动；发展个人技能；重新调整卫生服务的方向。1988 年、1991 年在澳大利亚和瑞典召开的第二届和第三届国际健康促进大会进一步阐明了健康促进在卫生工作和社会发展中的重要作用，使"健康促进"这一概念逐渐深入人心。1995 年世界卫生组织西太区办事处发布《健康新地平线》，指出健康促进是个人、家庭、社区、国家一起采取措施，鼓励健康行为，改善社会环境，增强人们改善和处理健康问题的能力。

（二）健康促进与健康教育

Goel 和 McIsaacc 曾经指出，无论是卫生专业人员还是非专业人员，都有可能把健康促进和疾病预防弄混了。他们进一步解释说，健康促进更多是指针对以社区为基础的和非医疗性的健康影响因素，例如社会地位、社会支持、赋权、教育/信息。疾病预防则较多通过生物医学筛查、药物研发等手段降低某些疾病发生的风险。健康促进呼吁人们积极参与社会生活，在家庭、学校、工作场所和其他场所提高健康意识并采取行动，努力消除影响健康的因素。总之，健康促进倾向于在健康干预中"去医疗化"。它认为提高民众的健康水平，除了要发展卫生事业外，还要关注社会公平、教育机会、环境改善等问题。

健康促进是公共卫生事业的核心内容，也是预防医学的重点领域。世界卫生组织把健康促进和健康教育列为疾病防控的三大措施之一。1989 年，WHO 针对发展中国家提出了 3 项健康促进策略——政策倡导，发展强大的联盟和社会支持系统，促进民众积极参与。我国政府把健康教育和健康促进作为全民素质教育的重要内容。在《中国农村初级卫生保健发展纲要（2001—2010 年）》中，卫生部、国家计委等将健康教育和健康促进列为农村初级卫生保健工作的主要任务，要求各地积极开展"亿万农民健康促进行动"，倡导文明健康的生活方式，增强农村居民的健康意识和自我保健能力，促进其形成健康行为。

所谓健康教育，即通过有计划、有组织的教育活动向个体或群体传播健康知识，强化人们的健康意识，促使人们采取有益于健康的行为和生活方式,以达到降低发病率和死亡率、提高生活质量的目的。如果将健康促进与健康教育进行比较,可以发现,两者之间的区别和联系大致如下:第一,健康促进是一项要求全社会参与和多部门合作的社会工程,健康促进的概念比健康教育更为广泛,不仅包含了健康教育的行为干预,还强调行为改变所需的组织、政策和经济支持等环境改变策略。第二,由于健康促进是在组织、政治、经济、法律上提供支持环境,因此,它对行为改变的作用比较持久并且带有约束性;而健康教育通过自身认知态度和价值观念的改变而自觉采取有益于健康的行为和生活方式,因此,它更适合于那些有改变自身行为愿望的人群。第三,健康促进涉及整个人群和人们社会生活的各个方面,而健康教育仅限于某一部分人群或仅对某一疾病的危险因素。第四,社区和群众参与是巩固健康促进的基础,而人群的健康知识和观念是主动参与的关键。通过健康教育可激发领导者、社区和个人参与的意愿,营造健康促进的氛围,因此,健康教育是健康促进的基础。健康促进如果不以健康教育作为先导,就难以实施。

(三)社会工作介入健康促进

虽然诸如健康教育、健康促进等概念是在20世纪末才进入国内的,但事实上,在计划经济时代,我国的健康促进工作就已经开展得有声有色,并且取得了突出的成绩。20世纪50年代初,面对朝鲜战争中出现的细菌战,毛泽东发出号召——"动员起来,讲究卫生,减少疾病,提高健康水平,粉碎敌人的细菌战争。"当时,在中央防疫委员会的领导下,各地迅速掀起了群众性卫生运动的新高潮。仅用了半年时间,全国就清除垃圾1500多万吨,疏通渠道28万千米,新建、改建厕所490万个,改建水井130万眼,捕杀鼠4400多万只,消灭蚊、蝇、蚤等100多万千克。此外,人民群众还填平了一大批污水坑塘,一时间,城乡的公共卫生面貌得到了显著改善。这场运动被老百姓称为"爱国卫生运动",后来成为我国公共卫生工作的常设制度,并一直延续至今。

20世纪80年代以来,我国开始关注健康促进事业,并加强了健康教育工作。健康教育机构快速发展,公众健康问题开始进入政府视野。我国政府积极参与了世界卫生组织的健康促进学校项目、预防蠕虫感染项目、艾滋病项目、预防与控制烟草使用项目，组织实施了农村改水改厕、预防碘缺乏病等项目，倡导科学的生活方式，提高了民众的卫生素质。2008年以来，中国健康教育中心、中国疾病预防控制中心、中华预防医学会等每年都联合主办中国健康教育与健康促进大会，围绕着"城市化与健康""公民健康素养与慢性病防控"等主题进行研讨，推动了民众对健康问题的认识。

当然，在我国，从事健康促进工作的基本上都是卫生系统的工作人员，其服务内容和方式沿袭的是卫生工作的传统思路。对于普通民众而言，通常并不清楚相关公共卫生机构、预防保健机构的分布情况和服务职能。事实上，健康关系到每一个人的切身利益，健康促进需要发动全社会共同参与，需要有更多的专业人士参与到知识传播、项目设计、服务投递等活动中。因此，在公共卫生领域中服务的社会工作者也应当参与健康促进工作。目前，国际健康促进运动的一个发展趋势是将健康促进、健康教育与初级卫生保健、社区卫生服务联系起来，强调把健康促进与社区发展结合起来。

社区是社会工作者的主阵地，社区工作的开展也必然涉及民众的健康问题。而且，社会工作者介入社区卫生工作也具有优势，因为他们熟悉社区居民和社区环境，可以调动辖区内有关社会资源。2006年《国务院关于发展城市社区卫生服务的指导意见》（国发[2006] 10号文件）要求民政部门把社区卫生服务纳入社区建设规划之中，探索建立以社区卫生服务为基础的城市医疗救助制度，做好社区卫生服务的民主监督工作。可见，民政部门介入卫生服务是其应当承担的职责，具有正当性和合法性。那么，社会工作如何介入健康促进工作呢？

第一，评估居民的健康需要，参与社区卫生服务计划的制订和实施。社会工作者可以通过问卷调查、召开座谈会、进行个别访谈等方式，了解居民们掌握卫生知识的情况及健康观，探查居民的生活方式和行为习惯，以及其所需要的健康服务。然后，依据调查结果，研究、制订社区卫生服务计划。服务计划要切实可行，活动的内容、时间、地点、负责人等应当作出预先安排。相关活动设计应当围绕着卫生与健康问题展开，例如，制订卫生责任区管理规范、开展社区灭"四害"活动、整治社区环境卫生等。服务计划订立后,社会工作者应当与卫生工作者一起努力,共同解决计划执行中遇到的劳务、财务、场地、设施等问题。

第二,开展社区健康教育活动。社区健康教育的目的是发动和引导社区居民树立健康意识,关心自身、家庭和社区的健康问题,养成良好的卫生行为和生活方式。社区健康教育的对象是辖区内常住居民和社区所辖企事业单位、学校、商业及其他服务行业的职业人群。社区健康教育的重点人群是妇女、儿童青少年、老年人、残疾人和服务行业的从业人员。例如,上海东方医院社会工作部与梅园街道、潍坊街道合作,开展社区健康教育活动,选派优秀医生为社区居民讲解疾病知识,介绍医院的特色诊疗项目,为慢性病患者讲解保健常识。社会工作者应当与卫生工作者相互配合,根据政府有关文件要求,结合社区居民的健康状况、社区卫生状况等,编写实用的、可操作的健康手册,宣传疾病防治知识,提高居民的自我保健能力和群体健康水平。此外,健康教育的方式还包括开展健康问题咨询、举办健康知识讲座等。

第三,研究相关问题,进行社会倡导。社会工作者应当保持足够的敏感性,对于危及社区环境、影响居民健康的相关问题进行研究,并提出解决对策。如果问题的解决取决于社区居民自身,社会工作者可以向居民们发出倡议。例如,呼吁大家爱护环境卫生、落实垃圾分类制度、改变不良的生活方式。如果问题的解决需要政府在制度层面进行安排,社会工作者则应当作为服务对象的代言人,积极反映社区卫生工作面临的主要问题,呼吁政府相关部门做出有效回应。社会工作者可以采取投寄研究报告、游说民意代表、发布研究成果等方式,吁请相关部门重视其所反映的问题,并加以解决。

【本章关键词】

健康;健康观;医学模式;生物医学模式;现代医学模式;疾病谱;突发公共卫生事件;健康促进;健康教育

【复习指导】

1. 简述医学模式的发展演变。
2. 就生活方式与健康的关系问题进行小组讨论。
3. 举例说明影响健康的社会因素。
4. 了解我国疾病预防控制机构的类型与职能,如有可能,请组织1次机构探访活动。
5. 社会工作如何介入突发公共卫生事件的处理?
6. 联系实际,思考社会工作如何介入健康促进?

第七章 临床诊疗与社会工作介入

> 医院的组织环境往往是保守的,社会工作者应当意识到这一问题并在适当的时候作出回应。否则,社会工作者就有可能成为医院的工具,而且是以牺牲服务对象的利益、社会工作的专业价值、自主权为代价的,而没有了这些,社会工作的专业地位就会受到质疑。
>
> Lois A. Fort Cowles

在医疗机构中提供社会服务是医务社会工作最核心、最重要的部分。由于处于疾病状态的个体所承受的身体病痛与心理煎熬比疾病发生前或发生后更加严重,因而个体对身体康复、心理疏导、生活照顾等方面的需要会更加迫切。疾病治疗中的社会工作服务通常是在医疗机构内展开的,而医院是医疗机构的主体。因此,本章主要通过分析医院内如何开展社会工作,探讨临床诊疗中的社会工作介入问题。

一、医院的分类分级与组织架构

(一)医院的分类分级

医院是医务人员向患者提供预防、诊断、治疗、康复等医疗卫生服务的专业化场所,是我国医疗卫生机构的重要主体。如果按照医院的性质,可将其划分为综合医院、专科医院、康复医院、职业病医院。其中,综合医院在各类医院中占有较大比例。其分设若干科室,配备相关专业人才,可收治各种患者,并承担一定的科研或教育任务。专科医院是为诊治某些专门疾病而设置的医院,如肿瘤医院、眼科医院、口腔医院、皮肤病医院等。其根据治疗需要配备专业人才,并进行相关科学研究。康复医院是利用先进的设备和仪器,对病、伤、残者进行功能恢复、功能矫治、功能代偿和功能重建等治疗的专门机构。职业病医院主要从事职业病的预防、治疗与鉴定工作。

如果按照服务对象进行划分,医院又可分为军队医院、企业医院、学校医院、女子医院、儿童医院等。上述医院往往为特定人群提供诊疗服务,如军人、工人、师生、女性等。这些医院通常也设立多个科室,在服务内容上也具有综合性,但收治对象有所限定,通常不对服务对象以外的患者提供诊疗服务。如果按照医院所在地域划分,可以将其分为城市医院和乡镇医院。近些年,由于优质医疗资源逐渐向城市聚集,因而城市医院通常设施先进、类型多样、级别较高、服务质量较好。相较之下,乡镇医院一般以卫生院、卫生所为主,规模小、设备简陋、服务水平较低。

如果依据所有制形式,医院又可分为全民所有制医院、集体所有制医院、个体所有制医院和中外合资医院。其中,全民所有制医院是由全体社会成员共同占有生产资料的一种公有制形式,即由政府投资兴办,是公立医疗机构。集体所有制医院是以集体经济为依托举办的医院,是部分劳动群众共同占有生产资料的一种公有制形式,如学校医院、厂矿医院等。个体所有制医院是公民个人出资兴办的医疗机构,资产归出资人所有,盈亏自负。2000年,我国开始允许开办中外合资医院。国外医疗机构、公司和企业及其他经济组织,经过中国政府主管部门批准,可以在中国境内与中国的医疗机构、公司和企业及其他经济组织以合资或合作的形式设立医疗机构。

(二)医院的分级

我国卫生部门依据医院的规模、技术水平、医疗设备、管理水平和服务质量等,把医院分为三级十等。其中,一级、二级医院分设甲、乙、丙3个等级,三级医院分设特等和甲、乙、丙4个等级。

一级医院是直接为社区居民提供医疗、预防、康复、保健综合服务的基层医院,主要指农村乡镇卫生院和城市街道(社区)卫生服务中心。一级医疗机构是初级卫生保健机构,主要功能是对人群提供一级预防,在社区进行多发病与常见病的处理,对疑难重症患者进行转诊,并协助高层次医院搞好住院前后的服务工作。

二级医院是跨区域提供医疗卫生服务的地区性医院,是地区性的医疗预防技术中心,主要指一般(市)县医院及省辖市的区级医院和相当规模的工矿、企事业单位的职工医院。其主要功能是诊治常见疾病,提供医疗护理、预防保健和康复服务,参与指导对高危人群的监测,接受一级医疗机构的转诊,并对其进行业务指导。

三级医院是指跨地区、省、市及向全国范围提供医疗卫生服务的医院,其是具有全面医疗、护理、教学、科研能力的医疗预防技术中心,主要指国家、省、市直属的市级大医院及医学院校的附属医院。三级医院的主要功能是提供全面、连续的医疗护理、预防保健、康复服务和高水平的专科医疗服务,解决危重疑难病症,接受二级医院的转诊,对下级医院进行业务指导和人才培训,承担医学人才培养和医学研究工作,指导、参与一、二级预防保健工作。三级特等医院和三级甲等医院是等级医院中最具权威的医院。据统计,截至2012年末,全国共有公立医院13 384个、民营医院9786个。其中,三级医院1624个、二级医院6566个、一级医院5962个[①]。

(三)医院的组织架构

医院通常采取直线职能式结构。纵向结构沿袭科层制传统,自上而下划分若干层级,上级领导下级,下级对上级负责。横向结构采取部门化做法,通常依据工作任务和性质分为若干职能部门,如诊疗部门、辅助诊疗部门、护理部门、行政管理部门、后勤保障部门等。

诊疗部门是医院的主要业务部门,它包括病房和门诊的各临床科室,如内科、外科、妇产科、儿科等。此外,急诊科、预防保健科通常也属于诊疗部门。辅助诊疗部门主要是指那些为临床治疗提供技术支持的专业科室,如药剂科、放射科、检验科、病理科等。辅助诊疗部门以专门的技术和设备辅助临床诊疗工作的进行,是现代医院的重要组成部分。护理部门是独立完成专业工作的系统,虽然护理人员分布在诊疗和辅助诊疗部门的各个岗位,但其通过各专科护士长和护

---

① 国家卫计委网站. 2013中国卫生统计年鉴. http://www.nhfpc.gov.cn/htmlfiles/zwgkzt/ptjnj/year2013/index2013.html.

理部两级管理体系，完成专门任务。行政管理部门是对医院运行进行资源配置、人事安排、统筹协调的部门，如人事部门、财务部门、宣传部门、出入院管理部门等。后勤保障部门则是为医院的正常运转提供事务性支持的部门，包括食堂、保卫部门、采备部门等。

二、医院社会工作部门的设置

社会工作要介入到医疗卫生服务，就必须以专门的组织机构作为依托。2000年以来，我国发达地区的一些公立医院尝试开展了医务社会工作服务，在医院的组织架构内增设了社会工作部/社会服务部，将护理人员转化为医务社会工作者，或招募志愿者、社会工作毕业生提供社会工作服务。虽然医务社会工作者协助医院开展了患者心理辅导、疾病知识普及、医患关系调解等服务，但因队伍规模小、服务领域窄，产生的社会影响力较为有限。与医疗机构中的其他科室相比，社会工作部门的地位较低，独立开展工作的能力不强。

（一）医院社会工作部的设立模式

1. 医院自设模式 虽然医院与社会工作部的服务对象都是患者，但两者的工作重点有所不同。医院的工作重点是提高诊疗质量、确保机构正常运行，其核心职能是管理。社会工作部的工作重点是满足患者的需要，协助其解决问题，其核心职能是服务。在实际工作中，医院的管理工作和社会工作部的服务工作有相互补充的地方，但也有发生冲突的可能，而解决冲突的关键就在于要理清双方的关系。目前国内医院的社会工作部大都由医院自行设立。医院自设社会工作部，反映了医院对社会工作的认可和需要。但是如果社会工作者的招募、定薪、评估、晋升等都由医院掌控，那么，社会工作部就不可避免地要"领命而做"，成为院内的一个科室或部门。在此模式下，当院方的要求与社会工作部的服务宗旨相一致时，社会工作部的工作就能顺利开展。反之，社会工作部的工作就难以进行。可见，将社会工作部作为医院的内部机构虽然有利于医院的管理，但并不利于推动医务社会工作的职业化和专业化。目前国内医务社会工作存在的服务内容差异大、部门名称不统一、手段非专业化等问题，从一定程度上说，都与医院自设模式有关。

2. 政府派驻模式　　事实上,不论是维护患者的权益和利益,还是化解医患矛盾,都要求医务社会工作部门具有独立的地位,即作为医方与患方之外的第三方。因为只有社会工作部在资源方面不仰赖医院供给,其才能够自主地开展工作,才能够将工作重心落实在为患者服务上。那么,除了医院自设社会工作部门外,社会工作者还能够以怎样的途径或模式进入医院呢?理论上说,有两种途径是可能的。其中之一就是政府派驻模式。按照《医疗机构管理条例实施细则》,各级卫生行政部门负责所辖区域内医疗机构的监督管理工作。为了提高公立医疗机构的服务质量,卫生行政部门可以面向社会公开招募社会工作者,并将之派驻到医院。

在政府派驻模式下,医院应当为医务社会工作提供工作场所,帮助社会工作部协调与各科室的关系,配合医务社会工作者开展相关工作。医务社工开展服务所需要的主要资源由政府提供,社会工作者的考核、奖惩、培训等管理工作也由卫生行政部门负责。在这种情形下,医务社会工作部是独立于医患双方的,其向政府部门负责,协助卫生行政机构监督医院的工作。当然,这种进驻模式的缺陷也很明显:其一,医院社工部具有"行政化"色彩,可能会沦为"二政府",既得不到患者的信任,又让医院心生不满。其二,医务社会工作由政府派驻和管理,自然也加大了政府的经济成本、时间成本,且有悖于精简机构的要求。

3. 机构派驻模式　　另一种途径是由社会工作机构派工作者进驻医院。医院为医务社会工作者提供安全的劳动条件和工作环境,为社会工作部提供必要的资料和信息,并帮助协调社会工作部与各科室的关系。在此模式下,医院与社会工作机构是合作关系。社会工作者的招募、任用、培训、评估、激励等均由社会工作机构负责,医务社会工作者隶属于非营利机构,与政府和医院均无人事隶属关系。社会工作者接受专门机构的管理、监督和指导。这种进驻模式的优点在于:其一,医务社会工作部的服务职能非常清楚,其必须要专注于服务的专业化,因而有助于社会工作部的能力建设;其二,医务社会工作部作为第三方的角色是较为清楚的,也比较易赢得患者的信任与医院的配合。当然,实施这一模式的一个重要前提是机构应当有稳定的财务状况。如果机构能够募集到足够的运营资金,或者政府能够通过购买服务的方式扶持社会工作机构，那么，医务社会工作者才有可能作为专业的、独立的第三方进入医疗机构，成为医方与患方、医院与社会之间的纽带。

> **《深圳医务社工发展》**
>
> 2008年，深圳市卫生局向民政局提议在市级医院开展社会工作服务试点。10月，民政局以岗位招标方式向深圳慈善公益网购买了8个社会工作岗位，8名社会工作者被派驻到人民医院、中医院等6家市级医院，拉开了深圳医务社会工作的序幕。2009年，试点工作推进到区级医院。截至2011年6月底，全市30家医院共设置了75个医务社会工作岗位，共有7家社会工作机构参与其中。
>
> （摘自香港·社会服务发展研究中心.医务社会工作实务手册.广州：中山大学出版社，2013:8.）

（二）医院社工部门的岗位设置

廖荣利在《医疗社会工作》一书中论及，医院社会工作部门开展专业服务，首先需要一定的硬体保障，如独立的办公场所、具有私密性的会谈室、齐备的办公用品，以及图书室、档案室等。其次，从软体上看，要有一支结构合理、各司其职的社会工作者队伍，包括主管、督导、社会工作者、社会工作助理、办事员等[①]。当前，医院社会工作部可考虑设置如下岗位，以便满足工作之需。

1. 主管岗位 部门主管是社会工作部的负责人，其要承担推动医务社会工作发展、管理社会工作部工作人员、代表社会工作部对外联络、协调社会工作部与医院各部门的关系等责任，以保障社会工作部的正常运作。社会工作部主管岗位一般包括主任1名和副主任若干，采取主任全面负责、副主任分工负责的管理体制。从素质上说，主管应具有机构管理能力、社会工作专业能力、沟通协调能力，以及扎实的实务工作经验。一般说来，社会工作部门主管应当

---

① 廖荣利.医疗社会工作.台北：巨流图书公司，1991:155.

具备社会工作硕士或以上学位，持有社会工作专业资格证书，具有实务工作经验，且曾担任过督导工作。

2. 社会工作岗位 社会工作者是专业服务的投递者，其应当运用社会工作的知识、方法和技术为病患提供需求评估、服务方案设计与实施、服务评估与转介等工作，协助患者及其家庭解决因疾病而产生的心理压力、人际关系不良等问题。一般来说，医务社会工作者必须具备社会工作学士学位，拥有社会工作职业资格，能够根据服务对象的具体情况制订服务计划，能够挖掘并连接起相关服务资源，并熟悉相关福利政策。医务社会工作岗位的设立可以根据医院的等级、性质、规模、接诊量等因素确定。例如，英、美等国一般规定每60名住院患者配备1名社会工作者。我国台湾地区规定：综合医院每100张床位配备1名医务社会工作者；精神科（专科医院）则按照急性床位30：1，日间病房60：1的标准配备社会工作者。

3. 督导岗位 专职督导是社会工作部的重要成员，因为其要负责给予社会工作者以伦理、知识、技能等方面的支持和指导，以保障服务的专业性和品质。督导的人数应根据社工部的规模和社会工作的人数而定，一般说来，每5~6名医务社会工作者可配置1名督导。在医院社会工作的起步阶段，督导可以由符合任职标准的部门主管兼任。如果医院内部没有合格的督导人选，也可以聘请机构外有经验的督导人员，并注重在医务社会工作者中培养、选拔专职督导。督导应当具备社会工作的专业知识，熟练掌握社会工作的方法和技巧，具有丰富的实务经验。

4. 行政岗位 该岗位主要负责社会工作部门的行政工作，如信息处理、来访接待、资源管理、关系协调等，以保障社会工作部日常工作的正常运行，为医务社会工作者开展工作创造条件、提供保障。行政岗位的设置可视医院社会工作部的规模、工作量及分工等情况而定。若社会工作部的行政工作量较小，可以由社会工作主管兼任行政岗位的工作；当社会工作部需要专职的行政人员时，可以根据行政工作的工作量配置1~2名行政人员。行政人员应当熟悉办公室工作的内容、流程和标准，熟悉医院的部门设置、管理制度，具有良好的语言表达能力、文字处理能力、人际沟通能力和计算机操作能力。

（三）医院社会工作部的服务要求

目前，国内医务社会工作刚刚起步。试点医院往往根据自身的理解和需要界定社会工作部的工作内容，如管理志愿者、促进医患沟通、开展患者心理社会评估和干预、进行健康教育、筹划公益慈善活动等。由于医务社会工作者的来源较为复杂、专业背景不尽相同，因而服务的专业化程度仍较为有限。从医务社会工作的长远发展看，必须要明确服务标准，提升其职业化与专业化水平。在此方面，我们应学习、借鉴医务社会工作较为发达的国家的经验。作为现代医务社会工作的诞生地，美国1976年曾发布了"医院社会工作服务标准"，对医院社会工作部门的工作流程、人员配备等提出了以下要求。

1. 社会工作部应拟订书面资料，说明社会服务如何提供，并且此材料应该由具有证照的、有经验的医务社会工作者参与编写。

2. 由社会工作硕士或学士策划服务方案，社会工作部主管承担管理责任。

3. 医院社会工作方案的范围、目标以及组织应有清楚的划定。方案目标及效能应该定期审查及评价。

4. 医院社会工作部门的功能应该包括发现个案、对案主及其家属的直接服务、咨询工作、在职训练与教学，以及参加社区服务工作。

5. 有足够的、合格的社会工作人员，所有参与社会服务的人员都要接受硕士学位社会工作者的指导。

6. 机构应该有针对医务社会工作者的训练与发展计划。

7. 应设计妥当的工作手册，供医务社会工作者使用。

8. 有相关工作人员的任用方法及程序的书面声明，并且应该提供给每位工作人员参考。

9. 社会工作服务的记录应包括在病历记录内。

10. 社会工作服务品质的审查应该包括在医院医疗评价计划中。

11. 医院应该提供足够的预算、空间、设施及器具，以满足社工部有关专业、教育及行政层面的需要。

当然，美国的社会工作教育体系比较成熟，能够为社会提供大量合格的医务社会工作者，尤其是研究生层次的社会工作者，这是我国目前做不到的。此外，美国的医务社会工作实践比较规范，实务模式和服务经验非常丰富，这也是我国目前做不到的。不仅如此，美国的社会工作机构也非常发达，能够为社会工作者提供各种实践机会。其对社会工作者的管理和服务较为规范，这也是目前国内社会工作难以企及的。但正是因为有了一些成熟的做法，我们才能够在起步阶段就明确自己的发展方向，避免走弯路，并力争把服务做得更规范、更专业。当前，有越来越多的公立医院积极引进社会工作，说明医疗服务领域对社会工作是有需求的，对此，社会工作能够作出的回应就是不断提高服务的职业化和专业化水平。为此，我们应当认真学习、研究、借鉴其他国家的成功经验。

三、院内患者的问题和需要

在医疗机构中，患者因疾病产生的躯体、心理、社会问题是比较复杂的。例如，因担心病情而情绪低落，因经济困难而拒绝手术治疗，因信息不对称而质疑医方甚至出现医患冲突等。因此，患者需要获得疾病防治知识，期望得到医护人员的尊重和关爱，希望医院的住宿条件良好、生活设施方便，希望能够得到家人的关爱和照料等。了解患者遇到的问题，评估患者的需要，是开展医务社会工作服务的前提。

问题与需要是一个事物的两个方面。问题导致需要的出现，需要反映问题的症结。英国学者布拉德肖将需要划分为4类——规范性需要、比较性需要、感觉性需要、表达性需要。规范性需要通常是由权威人士界定的。对于患者来说，医生是权威，医生往往从诊疗的角度出发界定患者的需要，如应当做什么检查、吃什么药等。比较性需要，即通过与他人比较而产生的需要。例如，看到别人受到较多关照，患者希望自己也能得到类似待遇。感觉性需要是患者自己所感受的要求。例如，自感病情严重，希望医生告知实情。表达性需要，即患者表达出来的需要，它通常是感觉性需要的明确化。表达性需要是社会工作介入的重点。

对于患者的需要，社会工作者可以通过个别访谈、座谈会、问卷、量表等进行调查和评估。表7-1从现代健康观的3个维度——生理、心理、社会方面分析了院内患者的问题和需要。

表7-1 院内患者的问题和需要

（一）患者常见的问题	（二）患者的服务需要
1. 医护关系/疾病康复方面 （1）患者及家人缺乏医理常识 （2）缺乏护理知识 （3）各种身体功能障碍 （4）家庭缺乏照顾能力 （5）与医护人员沟通困难	1. 诊疗/康复服务方面 （1）患者资源中心/图书馆 （2）候诊室的教育辅导服务 （3）疾病常识讲座 （4）自理/护理训练 （5）辅助仪器/康复训练 （6）医生会见患者及家人
2. 心理/人际关系方面 （1）拒绝接受疾病及疾病导致的障碍 （2）情绪困扰/惶恐/失望/沮丧/愤怒 （3）沟通困难/表达障碍 （4）家人的排斥及远离 （5）院内人际关系不良	2. 心理支援方面 （1）患者/家人辅导 （2）互助小组 （3）处理压力方法训练 （4）沟通/表达技巧训练 （5）促进经验分享
3. 就业/社会关系方面 （1）工作能力障碍 （2）就业困难 （3）医疗开支大、经济困难 （4）朋友的不接纳及疏离 （5）社会歧视 （6）社交支援解体	3. 社会支持方面 （1）了解就业政策 （2）就业辅导及训练 （3）社会教育及宣传 （4）医疗救助或患者基金 （5）义工训练及协调 （6）建设社区支持网络

（一）生理功能的康复

在此方面，患者通常面临的困扰是：缺乏对疾病的了解，缺乏身体护理知识，疾病导致功能受损或肢体残障等。因此，他们需要医院提供健康教育，教导护理技能，提供康复训练，得到医护人员的关爱和支持。

（二）心理功能的强化

在此方面，患者通常遇到的问题包括：不能接受疾病的发生及其后果，情绪低落，缺乏沟通技巧，家庭关系紧张，人际关系不良等。患者需要医疗机构提供个别辅导、病友互助、提高交往能力等服务。

（三）社会功能的维持

在此方面，患者通常面临的困扰包括：就业被迫中断或就业困难，医疗支出导致经济压力大，因患病遭遇社会歧视或排斥，社会资本瓦解等。因此，他们需要医院社会工作者提供就业辅导或就业咨询，帮助申请医疗救助或患者基金，开展志愿服务，协助重建社会支持网络等专业服务，以尽可能维持自己的社会功能，防范社会功能衰退。

四、门诊患者的社会工作服务

门诊是直接接受患者进行诊断、治疗、预防保健和康复服务的场所，人流量大，人群聚集。大量的患者、患者陪伴者和医务人员聚集在门诊场所。三级甲等医院每天的门诊患者都高达数千人。门诊工作环节多且复杂，涉及挂号、候诊、缴费、化验、取药等。挂号、看病、检查、取药、治疗是医院就诊过程的五大环节，门诊工作是保证医疗质量的第一个关键环节。对于症状明确、病情能够即时处理的患者，医生往往通过开处方药、注射针剂、处理外伤等手段加以处置。如果医生认为患者应做深入检查、全面治疗，通常会建议患者住院。虽然医院社会工作者的服务对象往往以疑难杂症患者、重症患者、社会支持脆弱的患者、不配合诊疗的患者、心理负担较重的患者等为重点，但是在门诊中，医务社会工作者也可以根据患者的具体情况开展以下各种服务活动。

（一）预约及导医服务

对于有特殊需要的患者，医务社会工作者可以帮助其预约特别门诊。对于普通门诊患者，医务社会工作者可以为其提供信息服务，如介绍就诊流程、科室分布、坐诊专家等。对于存在语言障碍、行动不便、无人陪同的患者，社会工作者应多予协助，如陪同就医、协助取药等。

（二）情绪安抚

对于情绪紧张的患者或患者家属，社会工作者可以针对导致其紧张的原因，提供简短的心理辅导。例如，解释病症、介绍案例、分享经验等，以使其放松情绪。

（三）为急诊患者提供支持

如协助医生护士及时开展救治工作，安抚患者及其家人的情绪，指导患者家人办理就诊手续等。如果患者需要住院，可向其介绍入院程序、入院期间的手续、医疗服务和生活服务情况。

（四）健康教育活动

门诊患者人数多，流动性大，停留时间短暂，且人群复杂，个人的情况和需求各异，因此，门诊健康教育要抓住门诊就医过程中的主要环节，针对患者遇到的一些带有共性的问题，简明扼要地实施教育活动。门诊健康教育可以采取布置宣传栏、设计黑板报、印刷宣传标语牌、发放卫生科普读物、在候诊区播放视频等方式进行。

五、住院患者的社会工作服务

患病会导致患者的社会角色与功能发生变化。帕森斯曾提出"疾病角色"概念，认为患者有4项权利和义务：第一，由于是否患病不受个人主观意志之控制，故患者对疾病不负有责任；第二，由于疾病的影响，患者原来担负的社会责任可暂时免除；第三，患者有获得医疗救治的权利；第四，患者有配合医嘱及复健的义务。帕森斯关于疾病角色的分析虽然非常简单，但也揭示出医疗服务的要旨，那就是，医方应当将治病救人作为天职，不要责难或压迫患者，医患之间应当相互信任、相互依靠。

为了帮助患者恢复健康，在患者住进医院后，一般会由一个医疗团队共同提供专业服务。该团队成员包括主任医师、主治医师、住院（床位）医师和责任护士、社会工作者等。在团队中，主任医师往往具有高级职称，是业务骨干，其要对团队工作进行指导、监督和管理。主治医师一般具有中级职称，其带领住院医师一道工作，具体负责病房和患者，每天要按时查房，接受主任医师的指导。责任护士主要对患者提供身体护理、生活照料、体征监测等服务。随着医务社会工作的发展，社会工作者也被视为医疗团队的一员，其主要负责患者的社会服务，包括以下几项。

(一)评估患者的心理及社会状况

患者住院后,社会工作者应当到病房了解情况、认识患者。这时,社会工作者要做的一项工作就是了解患者的生活史、家庭情况、社会支持状况、心理状态等,并进行记录。对于情绪不良的患者,社会工作者可通过评估量表进行判断。在医务社会工作比较发达的国家,患者的社会功能、心理状况评估情况是住院病历的构成部分。医疗团队在制订治疗计划时,应当查阅医务社会工作者的评估资料。

(二)参与病房巡查,协助完成医疗计划

在患者住院期间,社会工作者也要参与病房巡查,以便及时了解评估患者的心理状况、社会支持问题与需要,并将相关信息提供给医护人员,协助团队完成治疗计划。

(三)协助患者适应住院生活,并积极配合治疗

社会工作者要关心患者,对其提供情绪抚慰,指导家人照顾患者,协助其适应住院生活。对于治疗计划,社会工作者可根据患者的实际需要,进行解释和说明工作,帮助患者知晓治疗团队的意图和安排,放下思想包袱。同时,社会工作者也要把患者的困惑与担忧告知主治医师,提醒医生关注患者的心理需要和合理需求。

(四)协助解决实际困难,提高患者的生活质量

在患者住院期间,社会工作者要根据患者及其家人的需要提供相应的服务。例如,进行情绪疏导、协助筹措住院费用、指导家属护理患者、为患者提供心理支持等。社会工作部还可以发掘社会力量参与服务,如发动志愿者探望住院患者,提供陪护、照看、聊天等工具性协助,以提高患者的生活质量。

(五)开展健康教育,提升患者的健康意识

科学认识疾病、掌握康复训练和保健护理知识,也是患者及其家人的服务需要。医务社会工作可以根据各科室服务内容,以及对患者、家属的调查,了解患者的健康教育需要,组织编写知识手册,

或邀请医护人员举办讲座、答疑解惑，提升患者的健康意识，指导其采取健康的生活方式。

在医院内开展社会工作服务，通常以个案辅导、小组工作为主要手段。个案辅导与小组活动既可以面向患者，也可以面向患者家属。服务目标是解决患者因疾病产生的心理及社会问题。服务内容以情绪纾解、信息咨询、健康教育、经验分享、建构支持网络等最为常见。

> **《新患糖尿病的王女士》**
>
> 　　王女士最近被查出患有糖尿病，她一方面对于自己身患这一无法根治的慢性病十分懊恼，一方面又对患病后的饮食和生活习惯的改变充满疑问。偶然间，东方医院社会工作部的一通电话让她感觉到一丝希望，原来是社会工作部询问她是否有意参加糖尿病病友小组活动。自从王女士参与小组活动后，专业的疾病知识解答、丰富的病友抗病经历分享、生动的趣味游戏、新鲜的病友健康会餐等活动在无形中解开了她的一个又一个疑问，王女士不仅因此又对生活充满信心，生活质量也因此大大提高。如今，这样的病友小组在东方医院已有近10个。结果显示，在参加了小组活动后，患者的生活质量得到了显著的提高，患者不仅得到了糖尿病的保健知识，改变了生活习惯，更使患者建立了良好的心态，能从容面对疾病，同时患者的血糖也得到了有效控制。
>
> 　　载自上海东方医院官网：《社工部专业服务案例节选》
> 　　（http://www.easthospital.cn/ywsg/zyfw/6035.shtml）

六、出院计划与社会工作介入

（一）出院计划的提出及内涵

　　一般说来，经过短期治疗，患者的症状会有所改善，但要完全恢复健康，往往还需要一段时间。由于医疗资源有限，医院通常会在患者的症状缓解以后，敦促其办理出院手续，回到家中或社区休养康复。对于患者而言，出院以后的饮食禁忌、保健护理、康复训练等问题通常是其关注的。他们需要医护人员给予明确的指导，或帮助联结相关社会资源。

为了帮助患者顺利回归社会，维持住院治疗的效果，提高医疗资源的使用效率，20世纪70年代，美国开始大力推动出院计划的实施。1973年，美国医院组织联合委员会（The Joint Commission on Accredita-tion of Hospital，简称JCAHO）把出院计划的开展情况列为医院的评鉴项目之一。1976年，美国护理联盟（National League for Nursing，简称NLN）为出院计划制定了基本的工作流程。英国国民卫生服务体系（National Health Service，简称NHS）和卫生部（Department of Health，简称DOH）自1989年开始推行出院计划，并通过发展社区照顾，加强了患者出院后的后续照顾系统的建设，促进了出院计划的发展。

何谓出院计划？学者McKeehan认为出院计划是一个服务过程，其通过由多学科专业人员组成的团队，与患者及其家庭共同努力，促进患者从一个环境顺利转到另一个环境。美国医院协会（American Hospital Association，简称AHA）指出：出院计划是一个集中性、协调性、多学科整合的过程，通过多学科的专业人员与患者及其家属的共同合作，以确保患者在出院后能够获得持续性的健康照护[1]。

出院计划不同于一般意义上的出院指导，因为它的内容更具体、目的更明确、服务更系统。出院计划不仅要对患者的饮食、服药及生活方式等做出指导，还要确定患者出院后可以获得的后续服务，说明出院以后可以使用的服务资源。研究证实，妥善制订出院计划，体现了对患者的尊重，保障了医疗服务的连续性，有利于医院和社区医疗资源的有效利用，并且比较切合患者及其家庭的实际需要。在美国，出院计划已成为医院评定的标准之一，参与出院计划的制订被视为患者的一项基本权利。

---

[1] American Hospital Association. Introduction to Discharge Planning for Hospital. Chicago: American Hospital Publishing, Inc, 1983: 1-7.

（二）出院计划的制订

在美国，医院有专门负责出院计划的部门。虽然部门名称有所不同，但大致可以分为3个类别：护理部门、社会工作部门、行政管理下属的独立部门[①]。在英国，出院计划是医院必须提供的一项医疗服务。卫生部为医院制订了出院计划操作手册，并根据医疗服务的变化情况进行修订。在2003年的版本中，卫生部强调出院计划需要健康服务部门和社会服务部门共同参与。可见，介入出院计划的制订是医务社会工作部门应尽的职责。制订出院计划一般包括如下几个环节。

1. 筛选评估服务对象 并不是所有患者都需要提供出院计划服务。出院计划通常针对那些需要长期康复、缺乏家庭支持、病情较为复杂的患者。例如，高龄独居老人、有认知障碍或精神疾病的患者、出院后仍需要医疗处置的患者、不理解病情或情绪不稳定的患者。因此，社会工作部门应当根据患者的具体情况，在征求患者意见的前提下，确定出院计划的服务对象。

学者Erb曾提出了一些筛查标准：①年龄达到65岁或70岁以上；②独居或缺乏支持系统；③患有威胁生命的疾病；④因病情需要而改变生活形态的人；⑤出院后需要病情监测的患者；⑥怀疑被虐待或疏于照顾的患者；⑦从护理之家转入医院的患者；⑧多次住院或过去曾有安置问题的患者。此外，出院计划用到的筛选工具还有危险筛选量表（Blaylock Risk Assessment Screen，简称BRASS）、再入院可能性量表（the Probability of Readmission，简称PRA），以及格式化的出院计划调查问卷等。

2. 确定出院计划的制订者 在美国，出院计划的负责人主要有个案管理员、医疗利用评审员、协调员、临床记录员、社会工作者等。在英国，卫生部要求由初级卫生保健团队和社会工作者共同启动出院计划的制订工作。出院计划是一项综合性的服务项目，要求由不同专业背景的人构成的服务团队共同提供。而且，随着患者权利运动的兴起，患方往往也会加入出院计划的讨论和制订中。目前，在美、

---

① 刘凌,付伟.英美两国出院计划发展及其启示.健康研究,2011(6): 455-459.

英、加、澳等国的医疗服务中,社会工作者都是制订出院计划的主力。

3. 与患者面谈,搜集相关资料 确定了出院计划的制订者之后,服务团队要与患者进行面谈,了解患者对待疾病的态度、出院以后的打算、出院后能够获得的照顾资源、比较担心的问题等。医务社会工作者还要对患者的心理及情绪状况作出评估。搜集资料的目的是了解患者对于后续服务的需要、判断患者的资源条件,为计划制订打下基础。

4. 召开出院计划讨论会 搜集资料后,服务团队应当召开工作会议,对服务对象的资料进行全面分析。在讨论会上,服务团队要对患者的高危情况进行判断,使团队成员认识到出院计划对于患者的重要意义。服务团队要分析患者的优势与不足,面临的机遇和挑战,从而明确服务计划的重点和难点。

5. 联络出院后的支持系统 召开讨论会后,针对患者出院后需要的社会服务,工作团队要进行联络,以确保患者的服务需要和相关支持系统能够联结起来。例如,如果患者需要肢体康复,就帮助联系康复机构;如患者希望在家中照护,就与照顾者进行沟通,或者帮助联系志愿团体。为患者寻求社会支持,是社会工作者的基本职责之一。为了提高工作效率,社会工作者在日常工作中要注意寻找资源,建立资源档案,注重与相关资源系统保持联系。联络支持系统的目的是让服务计划更务实,更具有操作性。

6. 形成完整的出院计划 最后,根据患者的实际需要和支持系统的具体情况,出院计划服务团队制订完整的服务计划。出院计划的内容一般包括:患者的基本情况介绍、患者出院后的服务需要、出院后的支持系统及联系方式、服务联结的负责人、患者及其家人的角色、评估办法等。切实可行的出院计划可以使患者得到有效的连续护理,使其朝向最佳的预后功能状态发展。同时也能够减少政府、保险公司和家庭的医疗支出。

《XX医院患者出院计划书》（示例）

病区_____ 床位号_____ 姓名_____ 年龄_____ 性别_____
入院时间_____ 住院号_____

一、临床诊断及治疗情况
1. 入院时的症状
_____
_____

2. 诊断及治疗情况
_____
_____

3. 所需要的后续服务
_____
_____

二、制订出院计划的目的
_____
_____

三、后续服务场所、服务内容、联系方式
1. _____
2. _____
3. _____

四、其他事项
1. 饮食禁忌
_____

2. 用药指导
_____

3. 复诊安排
_____

4. 出院计划联系人及咨询电话
_____

（三）社会工作者在出院计划中的角色

社会工作者是出院计划服务团队的重要成员，其在制订服务计划中也扮演着多种角色，主要是：第一，评估者。社会工作者要参与出院评估，对患者的生理康复情况、心理及情绪状况等作出评判，了解患者对于出院的想法及家庭情况等。第二，倡导者。倡导参与出院计划制订的人员关注患者，为患者着想，为患者提供适当的后续照护计划。第三，教育者。对患者进行出院后自我照顾知识与技巧的教育，给家庭成员关于居家照护措施、技巧、医疗辅助设备的使用、获得必要社区资源等方面的教育。第四，转介者。在患者办理出院手续后，按照出院计划，将患者转介给相关康复机构、志愿组织等。

七、和谐医患关系重构与社会工作介入

（一）何谓医患关系

医患关系是人类文化特有的组成部分，是医疗活动的关键，是医疗人际关系的核心。著名医史学家亨利·西格里斯（H. Sigerist）曾经说过："每一个医学行动始终涉及两类人群：医师和患者，或者更广泛地说，医学团体和社会，医学无非是这两群人之间多方面的关系。"[1] 所以，医患关系是指以医务人员为一方，以患者及其社会关系为另一方在医疗诊治过程中产生的特定人际关系。现代医学的高度发展更加扩充了这一概念的原有内涵，"医"已由医生、医学团体扩展为参与医疗活动的医院全体职工；"患"也由单纯的求医者或患者扩展为与之相联系的社会关系，例如家属、单位甚至朋友。

在医疗服务中，医患双方是相互依存的。患者的存在给医务人员提供了获得临床经验的机会。有了患者，医院才能生存和发展，医生作为一种职业才能够有发挥作用的舞台，才能够有适当的收入。对于患者来说，医务人员是掌握专业技术的专门人才，他们能够帮助自己治疗疾病，减少生理和心理方面的痛苦。为了让医生治疗自

---

[1] 郑雄飞.医患关系的伦理透视和实践理性.北京社会科学, 2009(2): 56-61.

己的疾病，患者愿意让医生接近自己的身体，并且对医生无所隐瞒。在长期的医疗实践中，医生与患者形成了一种紧密的依附关系，并共享一些既定的规则或习俗。例如，患者对医生不隐瞒病情，相信医生的技术和能力，积极配合医生的治疗。医生对患者不歧视，为患者保密，为患者提供预防、治疗和康复方面的指导。但是，医患关系绝不这样简单，因为它们虽然在目标上具有一致性，但是在利益上却具有矛盾性。

（二）医患关系紧张的原因[①]

1. 患者方面

（1）对治疗效果抱有过高的期望：部分患者及亲友对于医学和疾病知识缺乏了解，对诊疗过程中存在的风险认识不足，认为既然自己花钱看病，医院就有义务把病治好。当治疗结果不符合预期时，便迁怒于医院。

（2）对医务人员不信任：部分患者担心医生不能做到一视同仁，怀疑自己被诱导消费或过度医疗。在这种心态下，一些小问题、小矛盾往往被放大，诱发医患冲突。

（3）患者的维权意识增强：随着法制建设和患者维权运动的兴起，患者的自我保护意识逐渐增强。一旦医方未妥善处理好医疗服务中的相关问题，就可能激发患方的维权诉求，加剧医患关系的紧张。

2. 医疗机构方面

（1）部分医务人员素质不高：拿药品回扣，收患者红包，损害了医务工作者的社会形象；一些医务人员责任心不强，服务态度欠佳，引发医患冲突；少数医生职业能力不足，为降低自身风险，过多依赖医学检查或过度用药，使患者承受不必要的经济负担和健康风险，甚至发生差错事故，严重影响医患关系。

（2）医疗机构服务意识不强：就诊流程繁琐，功能布局不合理，相关的社会服务和后勤保障滞后，不能满足患者需求；一味追求经济效益，忽视对患者的人文关怀；不重视医德医风建设，引起患者不满。

（3）医疗过程不透明：患者不参与治疗方案的制订，不了解治

[①] 赵怀娟. 国内医患关系研究评价. 医学与社会, 2012(10): 13-16.

疗方案的利弊，不清楚医方的收费标准等，也常成为医患冲突的导火索。

3. 社会环境

（1）社会价值失范：改革开放以来，中国社会的一个重大变化就是全社会对经济利益的追求。"本事主义"哲学的盛行，使医方寻求经济报偿具有了正当的理由。正如有研究所指出的，医德医风的下降是"环境诱导"的结果。而医德医风的败坏则直接导致了医患关系的紧张。

（2）媒体报道有失公允：大众传媒反映舆情，影响社会心态，本应价值中立。但由于种种原因，媒体往往更倾向于报道医疗服务中的"问题"而非成绩，更同情患方、责难医方。在这样的话语建构下，医患关系就成了对立关系。这对医患冲突起到了推波助澜的作用。

4. 政府方面

（1）卫生事业改革走了弯路：20世纪80年代后，我国开始进行医疗卫生事业改革。在"只给政策不给钱"的发展导向下，医疗机构被推向市场,褪去公益色彩。救死扶伤的仁术成为待价而沽的商品，"看病难、看病贵"问题日益突出，引起了社会的不安与不满。加之卫生资源配置失衡、医疗保障制度不健全等，更加剧了医患对立。

（2）政府监管不力：主管部门疏于对服务过程进行监控、对服务标准进行明确、对服务效果进行评估，致使医疗领域积累了大量问题。

（3）卫生法制建设滞缓：医患双方往往因对彼此的权利与义务如何公平分配，以及法律责任如何合理承担而产生纠纷，迫切需要通过立法去平衡双方的利益。但面对这样一个新兴法域，国家立法却显得迟缓。既缺乏基本法对医疗卫生事业的相关问题作出规定，现有的法律法规又存在着相互脱节、操作性不强、司法解释不足等缺陷。

（三）社会工作介入和谐医患关系的重构[①]

步入21世纪以来，我国加大了社会建设的力度，力图解决经

[①] 刘斌志.社会工作视野下构建和谐医患关系的策略分析.医学与哲学,2008(4): 1-5.

济增长与社会发展不相平衡的问题。在2006年召开的十六届六中全会上，中共中央提出了建设社会主义和谐社会的构想，并明确指出，要发展专业社会工作，构建宏大的社会工作人才队伍。社会工作被视为和谐社会建设的"抓手"。在此背景下，面对医患关系日益紧张、医患纠纷趋于高发的态势，将社会工作引入医疗服务领域，推动和谐医患关系的重构逐渐成为一种共识。2009年，中共中央、国务院发布了《关于深化医药卫生体制改革的意见》，提出"开展医务社会工作，完善医疗纠纷处理机制，增进医患沟通"。《意见》的发布表明，发展医务社会工作已进入政府顶层设计。引入社会工作，缓解医患矛盾是党和国家赋予专业社会工作者的时代使命。

1. 面向患者及其家属的工作策略

（1）倾听患者心声，并及时干预。社会工作者要认真倾听患者对医疗服务的评价、对病情的担忧及对于医护人员的抱怨等，帮助其舒缓情绪，为其提供情感关怀，引导其树立平和的心态。

（2）强化信息沟通，促进医患双方相互配合。要协助患者了解治疗计划，进行健康知识教育，引导患者了解并配合院方开展工作。

（3）注重心理及情绪辅导。通过个案辅导、团体活动等方式，帮助患者释放负面情绪，减轻精神压力，获得应对危机事件的经验。

（4）为患者及其家属提供家庭与社会康复方面的辅导，帮助患者延续与家庭和工作单位的关系，并获得相应的照顾。

（5）帮助患者及其家属提供入院、出院的安置及追踪与康复保健治疗方面的服务。通过以上的服务工作，协助患者对医院及医生形成良好的信任关系，促进医患关系的良性发展。

（6）协助患者利用法律武器合理合法地维护自身的权益，特别是保护患者在病情的诊断、化验和治疗等医疗过程中的知情同意权及自决权利。当医患之间出现纠纷、冲突时，社会工作者要告知患者处理问题的渠道和方式，指导患者采取合法手段解决问题。

2. 面向医护人员及医疗团队的工作策略

（1）协助医疗团队了解患者的需要与问题。充分利用与患者及其家属接触的机会，了解患者的相关信息，并将之整理、反馈给医疗团队，以利于医护人员全面了解患者的需求，减少医疗纠纷的发生。

（2）促进医患之间相互理解、理性解决矛盾。医护人员面对医疗纠纷及处于心理和情绪危机的状态,医务社会工作者需要为他们开展相应的个案辅导服务,帮助医护人员舒缓消极情绪;当医疗矛盾较为激烈的时候,还需要为医患双方开展小组辅导,促进双方的顺利沟通。

(3)为医护人员提供相关培训。面向医护人员的服务主要体现在开展培训活动上,内容包括相关的医疗人文以及医疗伦理知识、增进医患双方沟通的方法及技巧、医疗纠纷涉及的相关法律知识;培训的方式包括角色扮演、小组游戏、团队合作以及情景训练等。

3. 面向医院管理层的工作策略 良好的医疗秩序以及有序的医院管理是医务社会工作开展的前提与基础,也是医务社会工作构建和谐医院的最终目标和重要内容。为此,医务社会工作者一方面要向患者解释医院相关的工作程序,避免患者对医院误解,同时解决医院行政管理方面的缺陷;另一方面,当患者牵涉到相关的法律纠纷时,医务社会工作者站在第三方的角度,从最有利于医患和谐的角度开展沟通与和解的工作。医务社会工作面向医院管理层面的服务内容包括:

(1)充分利用与医患双方接触的机会,将医患双方的具体需求及状况反馈给医院管理层,促进医院在制度、管理和工作流程等方面不断完善,建立患者信息收集与反馈制度及医护人员的职业风险保险机制。

(2)促进医院树立现代医疗观念,特别是适应现代医学模式的发展以及医疗服务人本化的需要,探索医院人本管理的模式,并通过医院文化建设来提升医院管理的理念创新,加强医德医风建设,提升医疗服务的软件水平。

(3)协助医院制订医疗纠纷预警制度,加强医护人员的社会工作沟通技巧训练。

(4)协调医院与外界机构、人士的联系与沟通,建立医院良好的公共关系与社会形象。一方面开展相关的社区医疗服务活动,促进社区以及社会大众对医院的信任与支持;另一方面要保持医院与其他社会机构与善心人士之间的联系,以获得社会对医院各方面的支持与捐助,为构建和谐的医患关系提供社会基础。

(5)辅助医院开展医学伦理与职业道德教育,通过个案咨询、小组辅导以及社会政策倡导等，协助医师处理碰到的各类价值冲突。

4. 面向社会及大众传媒的工作策略

（1）通过开展社会倡导与宣传，促进整个社会对于医患关系的重视，开展各种包括医患双方参加的社区公益活动，为医患双方的沟通提供更多的平台与机会。

（2）协助医院积极开发、利用、协调与整合社会资源，通过举办社区宣传活动，实现共驻共建。通过促进社区大众对医院的接纳与认可，提升医院的社会声誉。

（3）向社会宣传医院的形象与宗旨，招募并培训固的医疗服务志愿者队伍，发动志愿者参与医疗社会服务及院内的各类小组活动，参与对患者的各项援助服务。

（4）通过举办各类型的社会活动及树立和谐医患关系的典型，引导大众媒体的正面报道，避免各种小道消息的肆意流传，逐步形成"尊医护病"的良好风尚。

（5）为了保证良好的医患关系能够持续发展下去，社会工作者还要发动社区公众力量和志愿者积极参与到医疗纠纷的预防和解决当中来，从而建立一个健康、有序的公共卫生领域。

5. 面向政府公共卫生管理部门的工作策略

（1）推动我国医疗卫生政策与体制改革，加强医务社会工作在医疗服务中的作用，通过展示医务社会工作已取得的实际成果，倡导建立我国医务社会工作服务体系，以进一步服务于和谐医患关系的建构。

（2）参与各级公共卫生管理部门的相应工作方案的计划、资金运用、督导、管理等工作，加强社会工作方法在医院管理中的运用。

（3）加强公共卫生管理人员医学社会学知识的培训与进修工作，增强他们对于人类行为与社会环境知识及构建和谐医患关系理论的掌握。

（4）倡导社会政策的变迁，使社会政策能够更好地保护弱势患者得到相应的社会支持。

（5）加强相关问题的调查和研究，从事与患者有关的家庭、学校、工作场所及社区等的研究工作，为进一步构建和谐医患关系提供理论支撑。

八、当前医院社会工作面临的挑战

(一)医务社会工作者的知识结构有缺陷

无论是门诊患者、急诊患者,还是住院患者,他们最关心的往往是疾病的诊断和救治问题。这就要求医务社会工作者既要掌握人际沟通、团体服务等专业社会工作知识,又要了解疾病治疗、患者护理、医疗政策等知识。但是,从当前医院社会工作者的实际情况看,他们的综合素质与服务对象所期待的尚有差距。目前,医院里的医务社会工作者的产生大致有两种途径:一是从护理岗位转到社会服务岗位。这部分"社工"一般接受过医学教育,也熟悉医院的情况,在提供疾病知识、就诊咨询方面具有专业优势,但他们对人文社会科学知识了解较少,在提供社会服务方面劣势明显。二是从社工岗位调配到医院社会工作部门。这部分社会工作者具有社会服务知识和技能,在处理患者的社会问题方面具有优势。但是,他们掌握的医学知识较少,这可能导致其在服务过程中力不从心。例如,鼻咽癌患者在治疗过程中往往承受巨大的痛苦,患者可能会出现颈部溃烂、吞咽困难等症状,患者及其家人的心理压力很大,急需社工能够提供疾病知识、护理知识、心理干预等服务。但是,一些新进的社会工作者、不具备医学知识的社会工作者往往很难有效回应患者的此类需求。

(二)医院社会工作部门地位不高

虽然医务社会工作20世纪20年代就在我国诞生了,但其间有过很长时间的中断。当前,推动医务社会工作重建基本上是从头开始、从零起步。尽管国家重视社会工作,试点地区为医务社会工作的发展积极创造条件,但并没有成型的实务模式和成熟的本土经验可供借鉴。由于社会工作的社会知晓度不高,一些医院虽然参与了试点,接受了政府购买的医务社会工作服务岗位,但却不清楚医务社会工作者能够做什么,医务社会工作部的职责有哪些。在实践中,有些医院将社会工作者视为打杂人员,较多安排他们处理行政方面的事务。社会工作者开展活动所需要的会谈室、活动室等基本设施得不到保障，所需要的相关资源难以获得，与院内其他科室之间的关系也不容易协调，这些都使得医务社会工作者难以发挥本身的角色效能。

（三）社会工作者在生存之道和专业使命之间徘徊

全美社会工作者协会（NASW）曾经指出，社会工作的专业使命是增进人们的幸福，协助人们满足其基本生活需要，特别是满足弱势群体、受压迫人群和穷人的需要。国际社会工作联盟也强调，社会工作追求社会变迁和人的解放，根本目的是增进人类的福祉。可见，社会工作者的核心任务就是帮助处于困境中的人。医院社会工作者的重要使命就是协助患者解决与疾病相关的心理和社会问题。但是，在具体的实践情境中，社会工作者往往面临多方面压力，常感到无所适从。这一点突出地表现在医疗纠纷的处理上。从专业使命角度看，患者是个体，相对处于弱势地位，需要社会工作者提供帮助，包括提供政策信息、指导其参与纠纷解决过程、维护其合法权益等。但从生存的角度说，医院的接纳、理解、支持是社会工作者开展工作的必要条件，院方希望社会工作者能够站在医院的立场上协助解决纠纷，维护医院的利益，减少医院的损失。社会工作机构为了维持合作关系，也会给社工们施压。如何在不违背专业使命的前提下，找到合适的切入点，争取医患双方的理解和配合，是社会工作者处理医疗纠纷时面临的一大难题[①]。

（四）资源连接工作面临诸多困难

在协助服务对象解决问题的过程中，挖掘与联结资源系统是社工最常用的工作方法。理论上说，将相关资源系统连接起来至少需要3个前提条件：一是资源系统是客观存在的；二是资源系统与社会工作机构是有联系的；三是资源系统有意愿、有能力为服务对象提供支持。在现阶段，就上述条件而言，都不甚理想。医疗资源缺乏联系与整合，医院、康复机构、社区卫生站等医疗机构之间各自为政，或者采取"多一事不如少一事"的态度，以至为患者提供的服务是碎片化的、低效的、不连续的。同样的情况甚至也存在于社

---

① 香港·社会服务发展研究中心. 医务社会工作实务手册. 广州: 中山大学出版社, 2013: 25.

会工作机构之间。如果医院社会工作、司法社会工作、社区社会工作等之间缺乏联系,就不可能建立起不同领域服务相互转介的成熟模式,进而会影响社会服务的实际效果。

《医院社会工作者的苦恼和困惑》

社会工作者H:从事宁养工作,由于机构要迎接专业评估,社会工作者被各种行政事务缠身,开展专业服务的时间十分有限。此外,社工同时受宁养机构、社会工作机构、资助方(某基金会宁养办)的领导,工作繁杂、内容重复,也影响了专业工作的开展。

社会工作者C:绝大多数患者,包括医务人员都不了解医院社会工作,亟需加强宣传。所在医院的社会工作部实际上是一个处理公共关系的部门,负责院方与外界的关系协调,在处理服务投诉、医患纠纷方面做得多,但专业社会工作相对薄弱。社会工作做的主要是行政性工作。

社会工作者Y:宣传不到位,很多人把社会工作者当成义工或政府工作人员。开展活动所需要的设施、场地、资金都比较紧张。社会工作者处于"四处寄居"状态,办公用品、场地缺乏保障。社会工作岗位少,只能关注少数存在严重问题的患者,扮演的是事后补救者的角色,而不是问题预防者的角色。不论是患者还是医院都对社会工作者抱有一些不切实际的期望,社会工作者心理压力较大。

载自深圳社工网:《医务社会工作工作月报》,2009年第16期.

(http://www.szsg.org.cn/dispart.asp?id=672)(有改动)

(五)社会工作者心理压力大、挫败感强

在我国,医院社会工作还是一个新事物。其制度保障、实务环境等都不甚理想。一些社会工作者怀着助人自助的良好愿望到医院服务,但却被安排从事一些与专业无关的工作。如果领导重视的,开展工作得就顺畅一些,反之,各种关系就难以理顺,甚至连基本

的工作条件都不能满足。在服务中，社会工作者经常面对一些棘手问题，工作压力很大。例如，医院要求社会工作者想办法把"三无"患者（无身份证、无亲属、无住所）转移到院外，但由于相关制度缺失，社会工作者难以处理。在为疑难杂症患者、重症绝症患者、经济困难患者服务的过程中，由于缺乏相关医学知识、不能提供切实帮助，医务社会工作者也会感到挫败。此外，面对人们因疾病、伤害、死亡带来的痛苦，社会工作者也容易情绪低落。在社会工作较为成熟的国家和地区，社会工作者们可以通过督导获得支持，纾解心理及情绪压力，但目前国内督导队伍为医务社会工作者提供的支持并不充分。因此，医院社会工作者承受的心理压力较大，流失率较高。

【本章关键词】

医院自设模式；政府派驻模式；机构派驻模式；出院计划；医患关系

【复习指导】

1. 上网查看医务社会工作试点医院中社会工作部门的相关情况，了解其组织架构、岗位设置等信息。
2. 小组成员分享自己的就医感受或陪同亲友就医的经历，讨论院内患者就诊时可能会遇到的共性问题及其服务需求。
3. 简述住院患者社会工作服务的主要内容。
4. 试析出院计划的目的、过程和社会工作者所扮演的角色。
5. 围绕医患关系开展小组讨论，探讨医患冲突的原因，并思考社会工作如何为和谐医患关系的重构发挥积极作用。
6. 简析当前医院社会工作面临的挑战。

第八章 康复服务与社会工作介入

> 世界上最美的是公正,最好的是健康。
>
> 古希腊名言

从流程看,医疗服务不仅包括对疾病的预防和治疗,也包括临床治疗以后的康复工作。如果从学科的角度看,疾病预防对应的是公共卫生与预防医学,疾病治疗对应的是临床医学,那么,功能康复则对应于康复医学。康复医学是医学的一个新分支,是临床医学的二级学科,它产生于20世纪中期,是一门以消除和减轻人的功能障碍,弥补和重建人的功能缺失,设法改善和提高人的各方面功能的医学学科。康复医学主要面向的是慢性病患者及伤残人士,致力于使机体功能尽可能恢复到较好状态,使患者在身体、心理、社会功能上得到复健。帮助康复患者获得社会支持,倡导社会关爱残疾人,是医务社会工作者的基本任务。

一、康复的内涵与模式

(一)康复的内涵

康复(rehabilitation),顾名思义,即重新获得能力或重新回归生活常态。世界卫生组织指出,康复不仅包括"医学康复"(medical rehabilitation,即利用医疗手段促进康复),还包括"教育康复"(educational rehabilitation,即通过特殊教育和培训提高康复对象的人力资本)、"职业康复"(vocational rehabilitation,即协助康复对象就业)和"社会康复"(social rehabilitation,即帮助康复对象重返社会、融入社会)。其中,医学康复是基础,教育康复和职业康复是途径,社会康复是最终目标。

基于对康复的全面理解,世界卫生组织将"康复"定义为:综合地、协调地运用医学的、教育的、职业的、社会的等各种方法,使病、伤、残者(包括先天残障者)受损的功能尽可能得到恢复和重建,使他们在体格、精神、经济和社会方面的能力尽可能得到发展,使他们重新融入社会,恢复生活常态。从这一定义可见:第一,康复对象主要是病者、伤者、残疾人;第二,康复手段是综合性的;第三,康复是有层次的,最基本的是身体功能的复健,然后是教育康复和职业康复,最后是推动残疾人参与社会,共享经济社会发展成果。

现代康复医学的基本原则包括:第一,功能训练。康复治疗的现实目标就是恢复功能,故需根据功能评定的结果,采用多种方式的功能训练,包括心理活动、躯体活动、语言交流、日常生活、职业活动和社会生活等方面的能力。第二,整体康复。康复医学不仅是针对功能障碍,更重要的是面向整个人,注重人的整体综合能力的康复,包括心理上(精神上)、生理上(躯体上),以及社会上实现全面的、整体的康复,又称为整体康复或综合康复。第三,重返社会。康复的最终目标是让伤、病、残者通过最大限度的功能改善而重返社会,平等参与社会生活,力争成为独立的、能够实现自身价值的人。

(二)康复模式

1. 家庭康复 近年来,世界卫生组织一直积极提倡家庭康复。家庭康复,就是以家庭为康复地点,患者在专业人士的指导或家人的支持下进行肢体功能恢复训练、生活能力训练等。家庭康复的优势在于:第一,患者的生活习惯得以延续,对居家环境熟悉,因而有助于患者安心康复。第二,虽然医院有较好的医疗设施和训练有素的医护人员,但是病房一般都较为拥挤狭窄,加之医院人口流动复杂,并不利于患者进行康复锻炼。事实上,大部分康复治疗措施都可在家中实施,如物理治疗、运动治疗、作业治疗等,都可由家属协助患者完成,因而家庭是理想的康复场所。第三,饮食调理是康复医疗的重要部分。对于患者来说,家庭中的饮食要比医院可口,更符合患者的饮食习惯,因而有利于患者康复。第四,家庭康复成本较低。而且,与家人在一起,也可以使患者体会到亲情,减轻思想压力。家庭康复的内容一般包括功能训练、辅具使用、家庭病床、言语治疗、职业治疗等。家庭康复的提供者包括患者的家人、社区医生、家庭护士等。

2. 社区康复 1978年世界卫生组织提出了一种新的、有效的、经济的康复途经，即社区为基础的康复（community-based rehabilitation，简称CBR）。社区康复，即利用社区资源，因地制宜地为患者、伤者、残疾人提供康复服务，并开展残疾预防工作。对患者而言，社区康复方便快捷、成本较低，并有利于他们回归家庭和社会。社区康复的提出，顺应了全球疾病患者的康复需求，在发展中国家得到了迅速发展。1994年世界卫生组织、联合国教科文组织、国际劳工组织更新了社区康复的定义，指出社区康复是"残疾人康复、机会均等、减少贫困和融入社会的一种社区发展战略"，主张"依靠残疾人自己和他们的家属、所在社区，以及相应的卫生部门、教育部门、劳动就业部门和社会服务部门的共同努力"，促进社区康复项目的完成。社区康复的目的是：第一，使残疾人身心得到康复，通过康复训练和给予辅助用具使残疾人生活能够自理，能够在家庭周围活动（包括步行或用轮椅代步），能够与人互相沟通和互动；第二，使残疾人能够在求学、就业方面享受均等机会；第三，使残疾人能够融入社会，不受歧视、孤立和隔离。

3. 机构康复 机构康复（institution-based rehabilitation，IBR），也称专业康复，即在医院康复医学科、康复训练机构等专门场所，医护人员在康复医学理论的指导下，依托专业设施，采用专业手段，帮助患者恢复受损功能，提高生活自主性，并为其参与社会创造条件。机构康复的优势在于，由专业人员提供指导和服务，因而服务的专业化和科学化水平较高。机构康复主要用于服务对象的急性期阶段。机构康复的内容包括：第一，疾病诊断与康复评定。如伤病诊断、肢体运动功能评定、活动和参与能力评定、生存质量评定、运动及步态分析、平衡测试等。第二，临床治疗。针对功能障碍以及其他问题，由康复医师实施医疗技术和药物治疗。第三，康复治疗。如物理治疗、作业治疗、认知治疗、传统康复治疗、心理治疗等。机构康复使用的设备复杂、操作繁琐，服务内容相对固定、程序规范。

二、康复社会工作的内涵及发展历程

（一）康复社会工作的内涵

随着医学的发展和科学的进步，通过医疗、工程、心理、社会及其他手段，帮助伤、病、残者恢复功能、发展能力已成为现实。康复社会工作就是其中的一种手段。所谓康复社会工作，就是把社会工作的原理、方法和技巧运用到康复工作中，协助服务对象恢复功能，并促进其适应社会的过程。康复社会工作的对象包括出院后需要后续治疗的患者、躯体功能受损人群、精神疾病患者等。或者也可以说，康复社会工作的服务对象主要是残疾人。康复社会工作的目标是运用专业知识帮助残疾人这一特殊的社会群体，使其功能丧失得到控制，防止残疾导致损伤，最大限度地提高残疾人的生理功能，增进残障者对于困难情境的自我处理和自我照顾能力。同时，康复社会工作还要提高残疾人的人力资本、职业技能、社会适应能力，协助残疾人融入社会，实现自我价值并对社会有所贡献。

（二）康复社会工作的发展

自然灾害、犯罪、战争、疾病、交通事故、职业劳动、环境污染均可能造成人的伤残。从某种程度上说，残疾是人类社会在发展过程中必然付出的沉重代价。在世界范围内，残疾人问题得到关注大致经历了4个时期：第一，在文艺复兴之前，社会较少关注残疾人群体及其问题。残疾人的地位很低，生活缺乏保障，普遍受到社会歧视。第二，在文艺复兴时期，一些思想家提出要关爱残疾人，将残疾人得到特殊关怀视为尊重人权的表现。第三，从18世纪中期到20世纪中期，第一次、第二次工业革命推动了生产方式和生活方式的变革，残疾人的生活、就业、教育等问题开始得到社会关注。1780年，瑞士人奥比（Orbe）创立了第一家为残疾人服务的机构。1820年第一个残疾人之家在德国慕尼黑成立。之后，欧美各地开始建立招收残疾儿童的学校。19世纪后叶，随着专业社会工作的发展，社会工作开始介入残疾人问题，尤其是在生活救助方面。"保障残疾人生活，帮助他们回归社会"的理念被社会接受。为了保障残疾人的基本生活,1887年德国颁布了残疾保险法令。第四,在第二次世界大战结束以来的60余年间,残疾人社会工作开始进入新的阶段。第二次世界大战后,联合国开始积极推动残疾人的权益保障工作。1948年联合国大会通过了《世界人权宣言》,规定:"残疾人有接受社会保障的权利。"此后,各国纷纷立法保障残疾人的权益。20世纪70年代,全球性残疾人组织——国际康复会宣称"70年代是康复的年代",呼吁世界各国积极调动资源,预防残疾的发生,并为伤残人士提供所需要的康复服务。国际康复总会的行动得到了联合国的积极响应。联合国提出了预防残疾和康复政策的基本精神、原则和方向。1975年,联合国发表了《残疾人权利宣言》,指出残疾人有权利过完全接近正常的生活,他们应该得到所需要的康复服务和适当的就业机会,并要求各国在制定经济和社会政策时充分考虑残疾人的特殊需要。

1975年,英国社会工作教育和训练中央理事会提出,应该使用受过职业训练的人担任社会服务工作。其认为,残疾人往往面临多种特殊困难,应当以个体、团体、居住地为基础,为残疾人和他们的家庭提供社会救助、精神支持等社会工作服务;提供照料、建议、指导;原始计划要以残疾人住地为基础,既要包括落实到户的服务项目,同时也要考虑到社区的有关方面。为了推动残疾人工作,联合国将1981年定为"国际残疾人年",并提出了"完全的参与和平等"的主题,突出了残疾人参与社会生活和社会发展的重要性。国际康复总会为了响应"国际残疾人年"活动,还专门组织人力编写了《80年代宣言》,为成员国开展残疾人工作制订了行动目标和纲领。由于政府重视,残疾人工作获得了快速发展。到20世纪90年代,世界上已有130多个国家和地区制订了保障残疾人权益的法律和规定。"平等、参与、共享"成为残疾人工作的新理念。

三、康复对象的问题和需要

在需要康复的人群中,残疾人口占据了绝大多数。据估算,2010年末我国残疾人总数达8502万人,约占总人口的6.34%。其中视力残疾1263万人、听力残疾2054万人、言语残疾130万人、肢体残疾2472万人、智力残疾568万人、精神残疾629万人、多重残疾 1386 万人。从残疾等级看，重度残疾 2518 万人、中度和轻度残疾人 5984 万人。与健全人相比，残疾人因躯体功能残损而承受巨大的心理压力，同时也因为存在功能缺陷，因而在学习、生活、就业、社会融入方面往往面临着更多的现实困难。表 8-1 梳理了残疾人的问题和需要，可帮助康复社会工作者了解服务对象，并有针对性地提供介入服务。

表 8-1 康复对象的问题和需要

康复对象面临的主要问题	康复对象的服务需要
（生理层面） 功能障碍导致的不便与痛苦 自己或照顾者缺乏康复知识 缺乏康复器具或不会使用	（生理层面） 功能恢复训练 健康教育、技能训练 辅具支持计划、辅具使用指导计划
（心理层面） 羞耻感与无用感 内心孤独与社会隔离 负疚感与自我责难 焦虑与抑郁	（心理层面） 接受现实，强化自我效能感 建构社会支持网络 心理与情绪疏导 心理评估与危机介入
（社会层面） 学业中断 就业难、层次低 择偶困难 社交困难，社会融入难 经济困难，生活自主性低 社会歧视与权益保障不足	（社会层面） 普通教育或特殊教育 职业技能训练、职业介绍 婚介服务、团体活动 无障碍环境、志愿服务 社会救助、慈善公益基金 社会倡导、维权行动

四、社区康复与社会工作介入

（一）社区康复工作的发展

20 世纪 80 年代，社区康复的理念和方法被引入国内。为了帮助残疾人康复，1986 年卫生部在广东、山东、吉林等省区开展了社区康复试点工作。1988 年，残疾人康复工作被列入国家发展规划。步入 21 世纪后，残疾人社区康复工作迈入新的发展阶段。社区康复被摆到更加突出的位置，被纳入社区建设规划，并逐渐融入卫生服务、社区服务和特殊教育等部门的业务中。2002 年，第三次全国残疾人康复工作会议确定了到2015年残疾人"人人享有康复服务"的宏伟目标,并指出社区康复是实现这一目标的基础和关键。2008年,中共中央、国务院印发《关于促进残疾人事业发展的意见》,要求"大力开展社区康复,推进康复进社区、服务到家庭。"此后,各地相继开展了社区康复体系建设、康复设施购置、康复人员培训等工作。

2010年,国务院办公厅转发中国残联、民政部等部门制定的《关于加快推进残疾人社会保障体系和服务体系建设的指导意见》,要求进一步完善社会化康复服务网络,大力开展社区康复。2012年,全国残疾人康复工作办公室发出《关于印发〈社区康复"十二五"实施方案〉实施办法的通知》,要求健全社会化社区康复工作体系,完善技术指导网络和服务网络,将2015年"人人享有康复服务"的目标落到实处。统计显示,截至"十一五"末,全国开展社区康复的市辖区为807个,开展社区康复服务的县(市)为1569个,分别占全国市辖区总数和县(市)总数的90.5%和68.9%。2012年,全国有20.5万个社区建立了社区康复站,配备康复协调员35.3万名。可见,社区康复正呈现出良好的发展势头。

(二)社区康复工作的实施

1. 建立社区康复领导机构 推动社区康复工作,需要有一个多部门参与的领导机构——社区康复领导小组。一般说来,区、县社区康复领导小组组长由主管民政或卫生工作的副区(县)长担任,成员包括民政、卫生、教育、体育、残联等部门的负责人。乡(镇)、街道社区康复领导小组的组长由乡(镇)长或街道办主任担任,组员由乡(镇)或街道卫生、民政、残联干事、卫生院院长及残疾人代表组成。村(社区居委会)的社区康复领导小组由村委会(社区居委会)主任负责,组员包括村卫生室(社区卫生服务中心)负责人、残疾人家属、志愿者。这样的组织体系有利于统筹管理及综合协调社区康复工作。

在这一组织体系中,民政部门要为社区残疾人提供康复服务场所,制订优惠政策,对贫困残疾人进行经济救助。卫生部门要为残疾人直接提供医疗康复服务,普及康复知识,开展健康教育,指导社区内的康复服务及残疾人开展自我康复训练,同时还要做好残疾预防工作。教育部门要兴办特殊教育事业,千方百计地提高残疾人的科学文化水平。残联要制订并协调实施社区康复工作计划,提供直接服务或转介服务,指导残联康复机构建设,普及康复知识。劳动部门要建立职业培训机构,为残疾人提供培训和就业机会,促进残疾人职业康复。财政部门要尽力承担必要的财政责任。其他各部门要积极配合社区康复工作,在社区开展适合残疾人特点的多种形式的文化、体育、娱乐及社会服务活动,为残疾人的全面康复创造良好的社会环境。

2. 挖掘社区康复资源　生物医学模式往往将躯体康复作为回归社会的前提,因而通常将康复视为个人及其家庭的责任。现代医学模式强调人与社会的关系,将康复的责任扩展至社会,强调以社区为基础,通过各种资源的配合,促进残疾人康复。开展社区康复,需要挖掘社区里已经存在的或潜在的资源,包括:①人力资源。社区康复人力资源包括行政管理人员、专业技术人员、康复协调员、基层康复员、教师、志愿者、残疾人家属及其亲友等,这些人都是社区康复的人力资源。②财力资源。社区康复资金一方面可以由上级政府下拨给社区作为康复专款,另一方面也可以通过社区康复工作人员的努力向当地社区企事业单位募集资金,或发动社区群众为残疾人献爱心。③物质资源。充分利用社区内的医院、学校、媒体、网络等资源,可以为社区康复工作的开展提供帮助。

3. 推进社区康复工作的开展　卫生部、民政部等部门对于社区康复主要工作内容作出了要求:①组织开展辖区康复需求和资源调查,掌握辖区内伤、病、残疾人基本情况和康复需求情况及康复资源情况,建立社区伤、病、残疾人基本数据档案,并实施动态管理。②对辖区内有康复需求的伤、病、残疾人,建立康复档案,进行功能评估,制订康复计划,实施康复治疗和功能训练。③开展家庭康复训练指导工作,对残疾人及亲友开展康复知识培训和指导。④对于在辖区卫生服务机构无法满足的康复需求,向设有康复科的上级综合医院或康复服务机构进行转诊。⑤利用各种方式宣传康复和残疾预防知识,动员社会力量参与社区康复服务。⑥组织本辖区残疾人参与各种社会活动,提高他们的参与意识和参与能力。⑦举办社区康复知识讲座,开展适合残疾人的各类文体活动,以提高残疾人的身心健康水平。⑧定期走访辖区内的各类残疾人,关心他们的生活,为残疾人排忧解难。⑨根据残疾人康复训练的实际情况,对康复训练有显著成效的个人,进行宣传推广,进一步推动辖区残疾人康复训练事业的发展。

4. 规范管理社区康复经费 按照规定,中央财政拨付的资金主要用于组织协调、摸底筛查、扶持社区康复示范站建设、规范工作标准等方面。地方财政应当根据各地实际,按不低于中央财政补贴标准投入相应的配套经费。社区康复经费的总体规模、支出结构直接关系残疾人的福祉,因而需要严格管理。社区康复经费管理大致包括经费预算(严格编制财务预算)、经费来源(努力拓宽筹资渠道)、经费开支(厉行节约、开支合法、合理)等方面。

5. 加强社区康复宣传工作 通过生动活泼、富有实效的宣传(如电视、电影、录像、广播、杂志、报刊、宣传手册、展览、文艺节目、网络等),提高社区政府领导、社区群众及伤、病、残者本人及其家属与亲友的康复意识,促进他们理解、参与和支持社区康复工作。

(三)社会工作介入社区康复

1. 综合运用社会工作方法 个案工作、小组工作、社区工作是社会服务中常用的方法,但每种方法既有优势也有局限,综合运用各种方法是当代社会工作发展的基本趋势。事实上,在实务工作中,社会工作者通常要根据服务对象的具体情况选择适当的工作方法,一般会以某种方法为主,以其他方法为辅。就康复服务而言,如果服务对象遇到的主要是心理、情绪、认知等方面的问题,社会工作者可以采取个案工作方式,协助服务对象面对现实,改变一些非理性的看法。个案工作的要点在于触动、影响服务对象,使其能够突破困扰,增强改变自我的动机和能力。如果多个服务对象面临相似的问题,则较宜采取小组工作方法。小组工作的要点是借助于团体活动形成的动力,影响小组成员的认知和行为,促进其做出改变或放下思想包袱。如果解决服务对象的问题需要调集外部资源,改变服务对象所处的环境,则较宜采取社区工作方法。社区工作方法的要点是整合社区人、财、物资源,为服务对象提供支持。

当然,就康复社会工作而言,宏观层面的社会工作方法也是不可缺少的，例如，社会工作行政、社会工作研究等。社会工作行政的要点是通过执行政府有关政策、加强康复机构管理等，使康复对象能够间接受益。社会行政是一个双向的过程。其既强调通过落实各级政府有关残疾人工作的政策文件，改善残疾人的处境、保障残疾人的权益、促进残疾人的全面康复，也强调通过效率与效果评估，对政策制定产生影响。事实上，残疾人问题的解决往往更需要着眼于社会政策及其执行层面，此外，针对康复服务中遇到的相关问题进行研究，分析残疾人康复面临的困难，呼吁社会尊重、关爱残疾人，倡导社会政策变革等，都有助于康复对象生活得更加有尊严、有质量。

2. 综合运用多种介入策略 残疾人面临的困难通常是多重的，如身体功能的恢复、心理压力的纾解、社会功能的维持等。世界卫生组织提出全面康复，旨在从多个层面协助残疾人突破困境，使其拥有和其他人一样的生活世界。面向残疾人提供服务，通常采取综合性的介入策略。即一方面要增强个人对环境的适应能力，另一方面也要增加社会和物理环境对个人需要的回应能力。在实务工作中，直接干预策略通常包括引导服务对象转变看法，引导服务对象采取行动，协助其寻找、使用支持资源等。间接介入策略通常包括发掘、运用社区资源，改变服务对象所处的环境，改变组织/机构的政策、工作程序、工作方式等。下面以一案例[①]说明社区康复中介入策略的选择。

> 案例简述：Y市S村是一个麻风患者聚居的小村子，建于20世纪50年代。该村现有村民96人（包括麻风康复者83人、患者亲属13人），平均年龄超过70岁。村民主要依靠政府补贴（每月250元）生活，七成以上的村民处于收支失衡或严重失衡状态。受病情影响，绝大多数村民劳动能力低弱，身体有残疾。加之长期隔离生活，因而九成多村民希望维持既有的生活状态。社会工作者分析认为，对于驻留麻风病村的人群而言，回归社会的可能性几乎为零。因此，在现有条件下如何保障村民的基本生活，协助

[①] 引自刘勤，陈用冲.麻风康复村的社会回归与社会工作介入分析.社会工作，2012，4：81-83.

其有尊严地度过晚年便是最重要的问题。基于这一认识,社会工作者将介入重点确定为改善麻风患者的生存环境和生活质量,并采取了如下策略:①组织亲朋联谊活动,畅通村民与外界的联系通道,消除社会对患者的歧视;②争取到社会资源,为村民修路、建房、改厕,并聘请护理医师驻村照料老人;③开展文体活动,丰富村民的文化生活;④协助康复患者处理负面情绪、人际关系和社会事务。

就该案而言,年老的、残疾的麻风病康复患者既不可能恢复肢体功能,也不可能在教育康复、职业康复方面有所突破。而且,患者本身也希望能够留村生活,维持原有的生活状态。因此,促进患者全面康复是难以实现的。但毫无疑问,麻风村的村民们的物质生活是贫困的、精神生活是贫乏的、社会资源是脆弱的,他们需要外力的支持,是社会工作介入的天然的对象。在了解了村民们的生活状况和主观愿望后,在尊重村民的选择权和自决权的前提下,社会工作者合理设定了介入目标。那就是,通过改善患者所处环境,提高其生存质量。在介入时,社会工作者采取了多种策略,既鼓励患者做出适当改变,积极解决生活中遇到的各种问题,也着力联结资源,使村民的生活处境得到了有效改善。总之,在社区康复服务中,社会工作者应当根据服务对象的具体情况设计服务计划,并要想方设法扩充服务对象的资源网络。

五、机构康复与社会工作介入

举办专业性的康复机构,帮助病患、残疾人恢复受损功能是一项基础性的重要的工作。根据《中华人民共和国残疾人保障法》第18条规定:地方各级人民政府和有关部门应当根据需要,有计划地在医疗机构设立康复医学科室,举办残疾人康复机构,开展康复医疗与训练、人员培训、技术指导、科学研究等工作。

(一)康复机构的内涵

康复机构是针对各类残疾人,为其进行临床诊断、功能测评、制订康复计划、实施康复治疗和必要的临床治疗,提供医疗、教育、职业、社会等全面康复服务，使残疾人身心功能、职业能力和社会生活能力等得到补偿及改善，促进残疾人融入社会的场所。同时，康复机构还承担康复医学培训、社区康复技术指导、康复信息咨询、康复研究与残疾预防等工作，是所在地区残疾人康复工作的示范窗口和技术资源中心。

（二）康复机构的类型

目前，我国残疾人和伤病员是通过3种途径获得专业康复服务的：第一，综合和专科康复医疗机构（康复医院或康复中心）是专业化的康复机构，为患者提供早期临床医疗和全面康复服务。按照建设规模、人员配置、业务部门设置和技术水平，《残疾人康复中心建设标准》将康复中心分为一、二、三级。其中，一级最低，二级次之，三级最高。第二，综合医院、专科医院、疗养院中的康复医学科（临床科室），是患者进行中、后期恢复治疗的全科康复医疗机构。根据卫生部《综合医院康复医学科管理规范》的要求，二级以上综合医院应根据当地的康复医学诊疗需求和条件，设置康复医学科，并开展相应的康复医学诊疗工作。第三，社区卫生服务中心的康复治疗室，不设病房，为社区门诊患者提供后期的恢复性康复服务，称为康复门诊或康复诊所。其便于患者就近康复，且成本较为低廉。

（三）机构康复的现状

自1988年中国康复研究中心落成至今，我国残疾人事业已经实施了4个五年规划（"八五"至"十一五"），残疾人康复机构从无到有，逐步进入制度化发展轨道。特别是在2006年第二次全国残疾人抽样调查以后，残疾人机构康复事业更是不断发展，并取得了显著成效。从表8-2可见，2007—2011年，残疾人接受治疗与康复训练、辅具配置、心理疏导、知识教育服务的人持续增加。2011年，残疾人接受过康复服务的比例为47.4%，比2010年有较大提高，其中，城镇残疾人接受过康复服务的比例由上年度的38.5%上升到51.4%，农村残疾人接受过康复服务的比例由上年度的30.8%上升到45.4%。2011年，康复服务监测指标增加了诊断和需求评估，居家服务、日间照料与托养，残疾人及亲友培训及随访和评估服务，监测结果表明，接受了诊断和需求评估的比例城镇为12.4%、农村为16.1%；接受了居家服务、日间照料与托养的比例城镇为11.9%、农村为11.8%；接受了残疾人亲友培训的比例城镇为3.0%，农村为3.6%；接受了随访和评估服务的比例城镇为4.6%，农村为5.0%。

表8-2　2008—2011年我国残疾人接受康复服务情况（%）

	2008年		2009年		2010年		2011年	
	城镇	农村	城镇	农村	城镇	农村	城镇	农村
治疗与康复训练	15.5	9.0	13.0	9.5	14.1	13.3	15.6	12.7
辅助器具配置	9.1	4.4	8.4	3.9	11.5	6.7	12.3	7.3
心理疏导	10.0	4.6	6.4	4.5	7.0	6.6	8.8	8.0
康复知识普及	14.8	4.9	11.9	4.7	18.1	11.4	24.0	15.7
日间照料与托养	9.5	4.8	7.8	6.1	9.1	9.4	—	—
残疾儿童家长培训	9.5	7.1	12.3	6.0	16.1	7.9	—	—
跟踪回访服务*	—	—	—	—	7.8	4.7	—	—
其他康复服务*	—	—	—	—	8.1	8.9	11.4	11.4
诊断和需求评估**	—	—	—	—	—	—	12.4	16.1
居家服务、日间照料与托养**	—	—	—	—	—	—	11.9	11.8
残疾人及亲友培训**	—	—	—	—	—	—	3.0	3.6
随访和评估服务**	—	—	—	—	—	—	4.6	5.0

*2010年度新增的康复服务指标选项。
**2011年度新增的康复服务指标选项。
资料来源：中国残联办公厅关于印发《2011年全国残疾人状况及小康进程监测报告》的通知（http：//shlx.chinalawinfo.com/newlaw2002/slc/slc.asp?db=chl&gid=185937）.

另据统计，截至2012年底，我国开展肢体残疾康复训练服务的机构约有1592个，其中，省级康复机构31个，地市级、县级康复机构1561个。共培训各级各类肢体残疾康复人员3.9万人次，对35.7万肢体残疾者实施了康复训练。开展智力残疾康复训练服务的机构1206个，其中，省级康复机构29个，地市级、县级康复机构1177个。共培训各级各类智力残疾康复人员1.7万人次，对14.0万名智力残疾人进行了康复训练。实施救助项目，共资助2.0万名智力残疾儿童进行机构康复训练，同时培训了儿童家长。此外，我国还非常重视残疾人辅助器具服务体系建设，深入开展了辅助器具供应服务，共计为残疾人减免费用供应辅助器具114.5万件，其中装配假肢3.9万例、矫形器4.0万例、验配助视器10.5万件。当然，尽管残疾人康复事业发展势头迅猛，但是与8000多万残疾人的康复需求相比，仍显得较为滞后。机构康复事业还存在着机构数量少、分布不均衡、覆盖率有限、服务设施落后、服务能力薄弱等问题。

（四）社会工作介入机构康复

1. 参与康复服务团队的工作 康复医疗是由多种康复专业人员组成的服务，常采用"多专业联合作战"的方式，共同组成康复治疗组。组长为康复医师，成员包括物理治疗师、作业治疗师、言语治疗师、心理治疗师、文体治疗师、职业咨询师、社会工作者等。在服务团队中，社会工作者的服务内容侧重于提供信息，例如，了解康复患者的基本情况，对患者的心理状况、社会功能进行评估，以使服务团队能够全面了解患者的问题和需要，制订更符合患者实际情况的康复治疗方案。

2. 解决患者康复治疗期间遇到的问题 20世纪70年代以来，随着现代医学模式的传播，人们逐渐认识到，疾病的治疗离不开社会因素，只救命不救人的医疗服务是有缺陷的。在这一背景下，为患者提供心理干预、社会服务开始受到重视。当然，解决患者在就诊期间遇到的心理问题、经济问题、照料问题，不是医生的职责，而是医务社会工作者的职责。在实务工作中，社会工作者应分析患者回归社会需要解决的问题，通过寻找资源、联接资源、充实能力，帮助患者摆脱困扰，从而尽快回归到正常的生活状态中。

3. 提供政策咨询，指导患者寻求帮助、维护权益 在现代社会，除了疾病可能导致躯体功能受损外，职业活动、交通事故、突发灾害等均可能导致功能残损。对于患者而言，既要进行治疗和康复，还要参与事件调查、事故认定及处理等，其承受的压力可想而知。因此，社会工作者需要掌握有关政策知识、法律知识，了解社会支持资源的分布情况，能够为患者提供信息及政策咨询服务，指导患者表达诉求、寻求帮助，或者拿起法律武器、维护自己的正当权益。

4. 在机构内进行健康教育，宣传残疾预防、治疗及康复知识 社会工作者在康复机构内开展健康教育的方式主要有：第一，提供健康教育信息服务，如发放健康教育折页、健康教育处方和健康手册，播放录像带、VCD、DVD等视听传播资料；第二，在候诊处、输液厅等患者集中区域，设置健康教育宣传栏；第三，开展康复知识咨询活动，利用各种健康主题日或针对重点健康问题，开展健康咨询活动；第四，举办健康知识讲座，提高听众的健康意识，引导患者及其家人学习、掌握必要的康复知识和康复技能。

5. 为患者制订后续康复计划，并协助其联系相关资源 对于即将办理出院手续，需要返回家庭、社区继续康复的患者，或者需要转介给其他服务机构的患者，社会工作者应当根据患者的实际需要和案主筛选结果，为相关患者制订后续康复计划，以使机构康复的效果得以维持，使患者获得连续性的照护服务。在出院计划中，社会工作者应当提供相关资源的分布情况、服务内容、联系方式等。如果服务对象有需要，社会工作者应当协助其与后续资源系统取得联系，并在患者出院后进行随访。

6. 对相关问题进行调查研究，影响社会政策 除了开展个案工作、小组工作等直接服务外，社会工作者还要擅于运用社会工作研究、社会工作倡导等间接服务方法。毕竟，中国有数量庞大的残疾人群体，他们的生存、发展面临的问题极其复杂，而且很多问题的解决都依赖于政策制度的完善。开展社会工作研究，能够深入探查一些重要的、有共性的问题，促进观念变化，形成解决思路和方案，并使社会政策朝着有利于服务对象的方向发展。

北京B医院是一家以康复治疗为重点的三级甲等医院，也是国内最早开展医务社会工作服务的医院。10余年来，该医院通过社会工作介入有效化解了医患矛盾，提高了患者的生存质量，受到患者的广泛好评。社会工作部要求医务社工在患者入院48小时内到病房进行会谈,评估患者的身心状况及社会功能,决定是否立案。接案后,社会工作者往往提供一对一服务。例如,对于车祸患者,帮助认定责任和催款;对于出现家庭危机的患者提供家庭关系辅导;对于工伤事故患者,指导其申请残疾鉴定、法律援助,代表患者与相关部门单位进行磋商;对于受到负面情绪困扰的患者进行心理辅导等。此外,社会工作部还经常组织小组活动,宣传康复典型,引导患者树立信心、分享经验、互帮互助。患者出院后,社会工作部还会不定期进行回访,为患者继续提供支持。

【本章关键词】

康复;家庭康复;社区康复;机构康复;康复社会工作

【复习指导】

1. 讨论世界卫生组织关于"康复"的观点。
2. 比较家庭康复、社区康复与机构康复的差异。
3. 以下资料摘自于网络,请结合资料或自己的所见所闻,讨论康复对象面临的主要问题及服务需求。

"'你一天到晚除了吃喝拉睡之外什么都不干,还要用钱,你就是没用!'家人如此直接,如此冷酷,如此无情的话语直接将我们的心打入地狱。我们原来也是白马王子或者是白雪公主……当病残降临的时候,我们的世界毁了,我们的希望没了,我们的理想灭了,我们的天塌了,我们觉得自己无地自容了。"

"我是一个残疾人,曾经有许多人当着我的面嘲笑我,那些嘲笑像利剑般刺痛我的心。他们丝毫不顾我心中的伤痛。

每当我一瘸一拐走进学校时,我的心里都要鼓起巨大的勇气,别人在背后嘲笑我,我却要装作聋子……朋友们,我希望你们不要去伤害残疾人,不要再用轻视的眼光去看他们,残疾人不一定没出息,可能他们会比你们有出息。"

4. 简析社会工作介入社区康复的策略。
5. 社会工作在机构康复中可以提供哪些干预服务?试举例说明。

第九章　精神健康与社会工作介入

> 社会工作的基础是关注生活中产生、引发和导致问题的环境因素。
>
> National Association of Social Workers

精神健康服务是医务社会工作的重要领域。早在 100 年前，美国的社会工作者就已经进入医院的精神科开展工作。在我国，目前精神健康服务主要以医护人员与患者家人为主，社会服务介入得较少。本章将介绍精神卫生运动的历史，梳理精神健康社会工作的发展脉络，分析服务对象的问题和需要，探讨精神健康社会工作的理念与方法，以期为我国精神卫生服务提供参考。

一、精神卫生运动的历史

（一）何谓精神疾病

精神疾病不易精确定义，医学名词上是指在各种生物学、心理学及社会环境因素影响下，大脑功能失调，导致认知、情感、意志和行为等精神活动出现不同程度障碍为临床表现的疾病。精神疾病分为轻型精神疾病与重型精神疾病。前者如神经衰弱、强迫症、抑郁症等，主要表现为感情障碍（如焦虑、忧郁等）、思维障碍（如强迫观念等），但患者思维的认知、逻辑推理能力及其自知力都基本完好。后者如精神分裂症，患者的认知、逻辑推理能力、自制自控能力受损严重。某些精神疾病患者（如人格失常患者），和正常的精神状态极不容易区分。精神疾病的发生原因非常复杂，生物因素、心理因素、社会环境因素都与之相关。特别是在现代社会，生活节奏快、竞争压力大、意外风险多，常加剧人们的心理负荷，甚至导致精神障碍。心理社会研究倾向于把精神分裂症的出现解释为患者对家庭及社会环境的反应。所以,有研究者指出,精神疾病是医疗问题,也是社会问题。这些患者可能因为病情的起伏不定,社会功能受到程度不一的影响,而其家人也因此必须承担照顾的责任,甚至因而产生经济、情绪及严重的家庭问题。

(二)精神卫生运动的发展

早期,人们认为精神疾病是无法治愈的,精神疾病患者是被恶魔附身的人,所以,人们用捆绑、监禁、放血等方式对待患者,希望将恶魔从患者身体中清除出去。比奈尔(1754—1826)是最早呼吁要人道对待精神疾病患者的医生,他被任命为疯人院的院长。他将患者的脚镣除去,把他们从监狱中释放出来,将精神疾病作为科学研究的对象。这被称为精神病学的第一次革命。19世纪,美国社会改革家多萝西娅·迪克斯(1802—1887)提出,应当善待公共机构中的精神疾病患者。她四处探访精神疾病患者,希望能够了解他们的内心世界。1841年,她到"东剑桥监狱"为精神病患者开授《圣经》课程(当时,精神疾病患者也与囚犯一样关在监狱里)。在她看来,精神疾病并不可怕,可怕的是人们对于精神疾病的扭曲的认识。与迪克斯一样,曾经是精神疾病患者的伊丽莎白·帕卡德(1816—1897)也发起了反对强制治疗的运动,呼吁保障精神病患者的人身权利。在她的努力下,立法机关终于出台规定,要求"在给予非自愿患者精神治疗时要经过陪审团的同意"。

近代精神卫生运动兴起于美国。1908年,曾经有过精神病史的克利福德·比尔斯(1876—1943)出版了《一颗找回自我的心》。此书以他在精神病院度过的凄苦岁月为主线,描述了精神病院的冷酷,揭示了精神病患者的苦难,呼吁社会以人道的态度对待精神病患者。1909年,比尔斯在自己的家乡建立起世界上第一个精神健康团体——康涅狄克州精神健康协会。该协会在成立宣言中指出,"本协会的主要目的是为维护人类的精神健康而努力,即旨在防止神经精神障碍和精神缺陷,提高对此类障碍和缺陷者的保护水平,并获得与此有关的可靠知识和普及这些知识。"比尔斯被称为近代精神卫生运动的发起人,他立志将自己的余生贡献给精神疾病患者。

1917年，美国心理卫生委员会创办了《心理卫生》杂志，采用多种形式宣传普及心理卫生知识，使心理卫生运动在美国形成了一股热潮。1928年，美国成立了"精神卫生基金会"。1930年，第一届国际心理卫生大会在华盛顿召开，会上成立了国际心理卫生委员会。

20世纪中叶以来，人们对精神疾病的认识不断深入。人们认识到精神疾病的发生常与社会因素有关，例如，社会动荡、生存压力、人生变故等均可能导致精神疾病。基于上述认识，研究者、社会活动家、社会服务人员大力呼吁，应当人道地对待精神疾病患者，保障他们的基本人权。与此同时，治疗技术与药物的发展也使得精神疾病有治愈的希望或得到有效控制。精神疾病是可防、可控、可治的观点逐渐被人们接受。20世纪中叶以后，患者权利运动渐入高潮。一些国家和地区针对精神疾病患者进行专门立法，明确了患者的权益保障、医疗服务等问题，为精神疾病患者提供了法律保护。例如，1959年英国颁布《精神健康法》，1960年中国香港颁布《精神健康条例》，1990年法国颁布《住院精神病患者的权利与保护及其住院条件的法律》，1990年中国台湾通过《精神卫生法》等。1991年12月17日，联合国大会通过第46/119号决议《保护精神病患者和改善精神保健的原则》，提出了反对歧视、保护未成年人、在社区生活、保密等精神健康工作的基本原则。

2003年世界卫生组织（WHO）发布了《改善精神卫生质量》。其指出，在许多国家，为精神障碍患者提供的服务仍十分有限。在37%的国家里，还没有基于社区的精神卫生服务。在20%的国家中，初级保健机构还不能提供某些基本的精神药物。在70%的人口中，每10万人拥有的精神科医生不到1人。WHO要求各国切实保护精神障碍患者的尊严，提供有意义的临床及非临床服务，运用干预手段，帮助精神障碍患者适应自身的精神残疾，提高对有限的精神健康资源的使用效率及效果。WHO还提出了精神卫生工作的基本原则：负担得起、机会均等、交通方便、患者自愿、保证质量。2005年，WHO在《精神卫生政策、计划与项目》中指出，尽管精神卫生工作已经受到越来越多的关注，但依然有30%的美洲国家与50%的非洲国家没有制定专门的精神卫生政策。而一般说来，一个国家精神卫生政策的形成通常需要5~10年。为此，WHO呼吁各国加快构建精神卫生政策体系。2012年10月,我国颁布了《中华人民共和国精神卫生法》,其内容涉及精神障碍的诊断、治疗、康复、保障、法律责任等,确定了精神健康工作实行预防为主的方针,坚持预防、治疗和康复相结合的原则。

二、精神健康社会工作的发展

(一)何谓精神健康社会工作

精神健康社会工作(psychiatric social work),也称精神医疗社会工作、精神病理社会工作、精神卫生社会工作。精神健康社会工作是社会工作的传统实务领域,也是临床社会工作的重要一环。传统的精神病理社会工作主要是指儿童心理辅导诊所和精神病医院的个案工作实施,所以早期又称为精神病理个案工作。近年来,随着专业社会工作的发展,社会工作者在各种心理卫生服务中崭露头角,并且不限于个案工作方法的运用。团体工作、社区工作以及行政和咨询等社会工作专业方法被广泛运用于精神健康社会工作中。

台湾学者叶锦成认为,目前研究者关于精神健康社会工作的看法主要有5种:第一,在医院的精神科或精神病院推行的社会工作;第二,以社会工作的理念与手法推行的精神健康服务;第三,用精神健康的理念理解和推行的社会工作;第四,促进社会的心理健康,以造就公平、公义、高质量的和谐社会;第五,以社会工作手法构造全人安康、身心平衡的社会环境[①]。

(二)精神健康社会工作的发展

虽然从19世纪开始就有"友善访问员"探望并帮助精神疾病患者,但将精神健康与社会工作联系起来却是20世纪初的事情。欧美精神健康社会工作的发展以美国为代表。美国精神健康领域社会工作开始于医院。1906年,精神健康社会工作成为纽约曼哈顿州立医院的一项服务。1907年,麻省综合医院神经病学诊所开始聘用社会工作者为精神疾病患者提供社会服务。1910年,波士顿

---

① 叶锦成.精神医疗社会工作:信念、理论与实践.台北:心理出版社,2011:6-7.

精神病医院开始采用社会工作方法提供精神健康服务。1918年夏天，美国史密斯学院举行了专门培训，指导受训者为患有"战争神经官能症"的士兵提供专业服务。1922年，玛丽·C.杰拉特（Marry C. J.）提出了"精神病科社工"这一新名词。1926年，美国精神病科社会工作者协会成立。总的看来，20世纪上半叶，精神健康社会工作主要在院内进行，社会工作者被视为精神科医生的助手。

20世纪60年代，美国开始推行"去机构化"运动，认为最省钱且有效益的处理方式是鼓励慢性病患者出院回到社区，学习过正常的社区生活。由此，精神健康社会工作逐渐从医护助手模式转向社区为本的服务模式。欧美国家关闭部分精神病医院，转而兴建"社区精神健康中心"。一些长期住院患者回到家庭和社区，逐渐回归常态化的生活。与早期精神健康社会工作由民间推动不同，此一时期，政府开始介入精神健康工作。在美国，1963年肯尼迪总统首次就精神健康问题发表了演讲。同年，美国颁布了《社区心理卫生中心法案》，积极发展社区康复方案及设施，在全国各地建立社区心理卫生中心，负责协助出院患者适应并回归社区。1964年，美国政府颁布了《精神健康法案》。20世纪70年代，美国进一步发展社区支持方案，大力推广个案管理工作模式。1977年卡特总统以执行令的形式成立了"总统精神健康委员会"。1987年里根总统签署法律，要求各州为严重精神病患者制订一个为期3年的综合服务计划。2002年布什总统设立"精神卫生新自由委员会"，提出心理卫生服务改革的6个方向，即强调精神卫生促进、开展消除污名化全国行动、以患者与家属的需求为本、改善乡村卫生服务质量、对心理疾病进行早期筛查、电子健康记录与资讯系统的整合及发展。目前，美国精神健康服务的提供者已由社区心理卫生中心拓展至精神医疗院所、健康维护组织、员工协助机构、个人与团体执业者等。

在亚洲，日本政府于1995年颁布《心理卫生法》，首次将心理疾病定义为一种障碍，主张淡化精神疾病的"异常化"色彩。1998年，日本颁布《精神健康社会工作者法》，要求精神健康领域的社会工作者帮助长期患者康复出院。由于国家主张让精神疾病患者尽可能在少限制的环境下生活，因而社会工作者的责任也趋于扩大。例如，社会工作者要帮助案主获得公众援助，以进行治疗和日常生活。在社会工作者的努力下,很多精神疾病患者获得了残疾津贴。当患者康复或病情好转,可以出院时,社会工作者要协助他们寻找住所,为他们联系就业培训。在精神病院里,社会工作者也常参与治疗团队,为案主提供认知和技能方面的训练。同时,社会工作者还要代表患者,联系医生,获得有关信息和知识,以保障患者的知情权。此外,社工还要努力提高住院生活的质量,帮助患者与他人和谐相处,敦促医院改进软件与硬件。日本每年用于心理卫生领域的经费约占其国内生产总值(GDP)的0.5%,比许多国家都要高。

在我国,目前针对精神疾病患者开展的社会工作服务尚非常少。根据世界卫生组织2005年发布的调查结果,高收入、中高收入、中低收入国家每万人拥有精神健康社会工作者的数量分别为15.7人、1.5人和0.3人。由于专业社会工作处于发展初期,我国社会工作者进入精神健康领域还非常罕见,每万人拥有的精神健康社会工作者几乎为零。不仅如此,相对于精神疾病患者的数量,我国现有的医疗服务能力也非常脆弱。根据中国疾病预防控制中心2009年公布的数据,我国各类精神疾病患者人数在1亿人以上,其中重性精神疾病患者数已超过1600万。而与这一数据形成鲜明对比的是,精神科床位每万人仅为1.04张,注册精神科医生仅1.6万人,护士更是严重缺乏。就精神卫生社会工作而言,发展也较为缓慢。主要是高校社会工作专业师生陆续开展了一些针对轻症患者的康复服务,例如,以小组工作的方式帮助青少年神经官能症患者,以社区工作方式开展心理健康教育等,但服务数量与质量均有较大提升空间。2009年,上海市率先开展了精神健康社会工作者的培训项目,希望通过人才队伍建设逐步改变精神健康工作的落后面貌。

三、精神疾病患者的问题和需要

(一)精神疾病患者的问题

1. 社会对精神健康认知不足 目前,社会对精神疾病的认知水平不足,人们往往会将心理问题、神经症与精神疾病混淆。精神疾病是指大脑功能活动发生紊乱,导致认知、情感、行为和意志等精神活动不同程度障碍的疾病总和。而心理问题主要是由于现实问题引起的情绪障碍，大多数问题通过自我调节、求助亲友或寻求心理咨询医生的帮助就可以解决。神经症是主要表现为精神活动能力下降、烦恼、紧张、焦虑、抑郁、恐惧、强迫、疑病症状或神经衰弱症状的精神障碍。由于对3种疾病的认知混淆，患者及其家人就容易延误治疗时机，从而影响治疗和康复效果。

2. 治愈难、不良反应大、复发率高 精神疾病患者普遍被送至医院就医，药物治疗是患者治疗的必要阶段和主要手段，但长期的药物治疗，患者会产生药物依赖性，使病情逐渐趋于慢性化，并出现一系列的消极影响。一方面，患者如不积极治疗，可能会出现精神衰退和人格改变，很难回归和适应正常的社会生活；另一方面，精神疾病治愈难度大，药物基本上只能用于控制病情。精神疾病患者的复发率很高，在多数情况下，针对精神疾病患者的治疗需要预防病情的复发。

3. 社会歧视和"自我污名化" 人们会根据自己对精神疾病的消极认知给精神疾病患者贴上"标识"，把精神疾病患者从一般人群中划分出来，并对他们产生贬低和歧视的态度。当公众普遍采用一种贬低或歧视的态度看待精神疾病患者时，患者便会将外部的负性态度内在化。他们会感到羞耻或相信自己与别人不同，进而形成病耻感。有一项研究发现，在46例接受访谈的精神疾病患者中，几乎每个患者都会涉及关于羞耻感的经历和感受，有29例患者认为病耻体验使他们感到痛苦。"自我污名化"对患者的治疗、康复以及重返社会非常不利，严重影响了患者的康复和生活质量，是患者恢复精神健康的绊脚石。

4. 家庭压力大 精神疾病患者可能在出院时仍存有残留症状，需要家人照料他们的生活，关注他们的行为，监督其服用药物。而且，精神疾病容易出现反复，也需要家庭为患者创造良好的康复环境。这些常会让家庭成员感到不安、担忧、焦虑。精神疾病患者常受到社会歧视，导致家庭成员感到羞耻、精神压力大。此外，由于精神疾病患者对外部环境的适应能力普遍低于常人，因此他们既需要家人的照顾与保护，也会因患病失去或减少收入。加之患者需要长期服药治疗或康复治疗，因而患者家庭普遍面临着较大的经济压力。因此，在解决精神疾病患者的自身问题的同时，国家医疗体制、卫生政策应关注其所衍生出来的家庭问题。

李妍:《我们的患者：中国精神病患者报告》

1988年，22岁的小安毕业于某名牌大学的财会专业，是那个时代的"天之骄子"。由于成绩优异，他被某著名央企一眼相中。自上岗之日起，小安就包揽了所有的荣誉：先进工作者、优秀干部、项目带头人……3年后，他成为这个大单位里最年轻的"主任"，当年年底，他分得了一套90平米的单元房，迎娶了相恋多年的北京姑娘，事业爱情双丰收。小安骄傲地讲述着曾经的辉煌，他清晰地记得每一个荣誉，每一个关键的年份，他的眼逐渐明亮，嘴角上扬，仿佛进入另一个时空。"仿佛是上辈子的事了。"他忽然哽咽。1992年夏天，他突然病了，毫无征兆。单位领导把他送到了精神病院，告诉医生，他半夜在单位溜达，谁劝也不理，他认为所有人都在议论他，想要杀害他……"我不记得了，不知道是因为病了，还是因为不想记得。"小安嗫嚅道。从此，小安跌进了地狱。在长达10年的时间里，小安反复住院，直到2003年，他的家人和工作单位都失去了信心和耐心，再也没有把他接出去过。

在混沌的20年里，父母相继离世，妻子也离开了他，唯一的哥哥会在每年年底来医院缴费，顺便探望他一次。小安的哥哥是个警察，最初几年，他带着小安访遍了全国的名医，花掉了所有积蓄，放弃了相恋多年的女友，40岁时才以"倒插门"方式结婚生子。3年前，医生告诉哥哥，小安可以出院了，"他已经能够正常生活，但是要坚持吃药，要有人监护和照顾。""谁来监护和照顾？他住在哪儿？"小安的哥哥不停转着手里的杯子，"而且，我妻子也不同意。"他想了很久补充说。去年年底，小安的哥哥来医院探望他，一米八的小安抱着哥哥的脚，哭得像个孩子，"我想回家，我要回家……"。医生说，小安还有轻微的幻听症，但是带病完全可以生活。"可他哥哥不签字，监护人不同意，我们就不能把他推向社会。"于是，小安就一直住在医院里。

载自《中国经济周刊》，2011年第28期（有改动）

（二）精神疾病患者的需要

1. 普及疾病知识的需要 据调查，我国有 61% 的社会人群缺乏心理卫生知识，有 46% 的精神障碍患者受到社会歧视，有 70% 的患者在综合医院求治。由于社会大众对精神疾病的症状、病理的认知不足或混淆，在精神疾病发生初期，很容易将精神疾病与心理问题、神经症混淆，不能"对症下药"，进而延误送诊时机，并影响随后的治疗和康复。不仅普通人群对精神疾病缺乏了解，广大医务人员也存在认知不足、认知偏差等问题，尤其是广大的基层医务人员。我国将大量的精神障碍按躯体疾病对待，既不深入调查病史，又不仔细观察病情演变过程，更谈不上认真地做排除性诊断。由于方法不对症，一些患者久治不愈。因而，应该加强普及精神疾病方面的知识，提高社会公众对精神疾病的认知度，使患者能够早被发现，尽早得到治疗。

2. 治疗和康复的需要 由于害怕受到社会歧视或失去相关资源，患者及其家人往往在发病初期不愿意承认或接受病情。一些患者久拖不医，导致病情加重或后期治疗难度增大。事实上，早发现、早干预，患者才有可能早日康复。因此，患者家属及相关人员应正视精神疾病，采取及时有效的治疗方法，使患者病情得到缓解或治愈。除了及早治疗、科学治疗外，患者的康复问题也不容忽视。现代精神健康社会工作非常重视为患者营造良好的康复环境。康复环境涉及患者的家庭生活环境、工作环境、社区生活环境等方面。精神康复的先决条件是一个正常和接纳的环境。良好的康复环境能给患者一个平静、无歧视、无压力的生活氛围。

3. 社会尊重和关爱的需要 患病期间，精神疾病患者通常会在行为举止、言语表达、感知觉方面表现出异常状态，使人们产生惧怕心理，进而疏远、排斥、歧视患者。在生活中，即便有些患者已经康复，但经常也会因有精神病史而难以融入社会。社会歧视导致精神疾病患者不愿去医院就诊，也使得家属极力避免对外承认病情。事实上，精神疾病与感冒、高血压等躯体疾病性质一样，是脑病的一种精神表现，属于疾病的一种表现形式。只要得到及时有效的治疗，避免刺激，精神疾病患者也能和正常人一样生活。如果社会以平等的态度对待他们，给予他们更多的尊重和关爱，会更利于他们的治疗和康复。

4. 回归主流社会的需要 精神疾病是可控、可治的。患者在病情得到控制或治愈后，有重返社区、工作岗位、主流社会的需要。但现实是，精神疾病患者一方面承受着疾病本身对身体和精神的摧残，另一方面还要承受社会大多数人对他们的排斥。而且，社会歧视不仅存在于病情发生时，也存在于病情得到缓解或治愈之后。这两方面带来的压力常导致精神疾病患者在回归社会的过程中困难重重。精神疾病患者回归正常社会，对控制病情复发具有重要意义。因此，社会各方要关爱、尊重、帮助精神疾病患者。精神健康社会工作要想办法提高患者的信心、社区适应能力，通过持续介入影响患者的态度、信念、角色，使其复原生活常态。

四、精神健康社会工作的内容

（一）社会工作者在精神健康服务中的任务

1. 认识案主、建立关系 与案主接触并建立良好的专业关系，是社会工作者提供专业服务的前提。助人关系的本质是社会工作者运用专业知识，提高案主对日常生活经验的反应能力。在心理卫生机构就职的社会工作者应当掌握与案主有关的知识、与服务有关的知识。前者包括案主的日常生活状况、影响其日常功能的因素、案主的个人目标及优缺点等。后者包括人际关系知识、治疗程序与技术等。社工在服务中，应当注重案主对日常生活（尤其是人际关系）产生的认知、情绪以及行为反应，应该采用结构性较强的人际互动模式，使案主能够在治疗过程中积累互动经验。

社会工作者与案主之间的专业关系是服务的关键要素。对于案主来说，最尴尬、最纠结的问题是：把个人的困扰与感受呈现在陌生人面前。因此，社会工作者必须是一位值得信赖的、可靠的人。在服务中，社会工作者的主要工具就是他的知识、技巧和人格。当与案主的沟通涉及敏感话题时，社会工作者要尊重和维护案主的隐私权，以同理心对待案主所说的事情。案主具有个别差异性，且案主在不同情境下会产生不同的情绪反应，因此，社会工作者对案主所做的反应要有弹性、有针对性。

2. 认识自己、造福案主 有经验的社会工作者往往能够区分生活中的自己与专业中的自己。在服务过程中，能够展现出训练有素、经验丰富、冷静从容的一面，从而赢得案主的认可。当然，专业自我的形成是长期历练的结果，社会工作者要经常内省，反思自己的情绪与行为方式，以提高专业素养，培养对他人的觉察能力。此外，社会工作者还要注重沟通技巧的训练，以改善沟通效果。认识自己是造福案主的基础，因为有经验的社会工作者能够指引案主前行，为案主提供适当的服务。在精神健康领域，表现成熟的社会工作者更能够使案主产生信赖感，从而配合工作者的安排。

3. 评估案主及其问题 评估贯穿于服务的全过程。评估要依据的基本资料包括：①问题的客观事实，即什么情况促使案主找到社会工作者？②问题对案主有什么意义？③案主对问题有什么看法？④问题有什么样的背景，是如何开始的？⑤问题的出现如何影响到案主的功能？⑥案主曾尝试过何种方式来解决问题，有什么结果？社会工作者应当在2个层次上进行评估：a. 问题的实质及其所隐含的要素；b. 案主。第二个层次的评估资料来源于案主的外表、沟通方法（包括语言的和非语言的），对问题、环境及与社会工作者互动所作的反应等。

4. 制订、实施服务计划 基于对案主及其问题所作的评估，社会工作者为案主制订干预计划。在制订计划时，社工要考虑所能运用的资源，以及在治疗过程中会出现的障碍。社会工作者与案主要达成清楚的目标，社会工作者也要明白他所用的方法适用于哪一类案主。服务计划应当是具体的、可操作的，对于各类资源要详细列出并提供连接方式。服务内容应当瞄准计划目标，并且要与案主的特点相适应。计划也要考虑到执行过程中可能遇到的阻碍，提前做好防范措施。对于精神疾病患者的干预，通常需要采取医疗的、心理的、社会的多种手段，需要以团队合作的方式供给服务，社会工作者的主要提供社会功能方面的专业服务。

（二）精神健康社会服务机构的功能

社会工作者开展精神健康服务，常受到其所处机构的影响。有数个因素会改变社会工作的影响程度,也会影响社会工作者的服务方向,例如:机构是否提供居住,是否提供24小时的照顾或门诊设备,机构资源是来自政府、社区还是私人提供,在机构中社会工作是主要专业还是次要专业,社会工作者在对案主负责的同时是否也对机构负有责任。一般说来,机构给予社会工作者的支持主要是:专业督导、同事支持、积累的专业知识,以及机构所提供的程序指导等。这些支持可以提高社会工作者的服务效率,增加机构的利益,降低精神健康机构被批评的可能性。

1. 机构中的精神健康社会工作 在现阶段,提供精神健康服务的机构呈现多样化特点。虽然它们在性质上有很大差别,但所具有的缺点却十分相似,如严重的依赖环境治疗,对病患关注不够,专业人员人手紧张,偏重于医疗模式等。近来,一些机构把社会工作的理论与方法运用到服务中,取得了较好效果。例如,社会工作者使用行为修正技术,帮助患者掌握生活技能,促进患者回归常态化的生活。在工作中,社会工作者可以了解案主住院的原因,所期待的改变,以及机构所能提供的资源等,这些对于治疗团队制订服务计划很有帮助。

如果案主在治疗过程中被允许回家探视,社会工作者应注重评估案主在家表现,包括积极的和消极的,以便为后续服务提供参考。当案主出院与家人重聚时,社会工作者应帮助案主为其未来的生活做打算,包括与案主的家属会谈、联络案主可能需要的社区资源(教育、训练、就业机会)、出院跟踪服务、出院后的康复训练等。当然,在大型机构中,床位往往很紧张,人满为患。社工要提供服务的案主的数量很大,导致社工工作负荷较重。社会工作者们常常面临着大量有待整理的病历资料,加之机构政策的限制、机构以医疗模式为主,所以社会工作者的地位往往偏低。但即便如此,社会工作者也要想办法挖掘资源,积极尝试改变案主所处的环境,运用个案、团体、家庭治疗等方法为案主提供专业服务。

2. 门诊中的精神健康社会工作 大部分对个人提供的精神健康服务都来自于门诊,例如心理诊所。我国的心理咨询专业化起步晚、发展历程短,心理健康方面的诊所数量少,大部分人员的专业化程度低。随着社会工作的发展,社会工作者已经逐步开展对精神健康社会工作的服务，精神健康社会工作者提供的服务包括心理咨询、心理治疗、心理支持、将案主与社区的其他资源相结合，以及对案主接触的其他有困难的人提供调适服务。门诊中案主的来源很广泛，包括从精神医院出院后接受康复服务的人、以门诊治疗维持社区功能的精神疾病患者、依赖乙醇（酒精）或药物的人、神经官能症患者、由法院转入的犯人、在学校有适应问题或其他行为问题的儿童与青少年、有人际关系冲突的家庭成员，以及对生命危机有适应困难的人等。

在门诊部时，社会工作者所收集到的案主资料往往十分有限，社会工作者无法控制案主与其他各方面之间的关系，这使得社会工作者无法辨识案主所说的生活的真实性，也不能与其他已经了解案主的专业人员共同做评估和治疗计划。社会工作者在门诊工作时，通常要参加督导会议，督导对社会工作者十分重要，它不只是社会工作者和行政部门之间的桥梁，也是社会工作者发展知识和技术的重要资源。

3. 部分留院服务中的精神健康社会工作 部分留院服务是指案主每天在机构接受数小时的服务外，又在家庭和工作上照常从事一些活动。此类机构目前以日间治疗照顾和儿童青少年活动中心为主。日间留院是指案主在夜间与家人一起度过，而白天在机构接受数小时的治疗。这些治疗包括休闲娱乐、技能训练、个人辅导、团体活动等。夜间留院则是晚上留院接受治疗，而白天则继续工作或上学。日间照料中心提供的服务比较灵活，具备门诊机构和住院机构的大部分优点。

出院之后的案主可以继续接受部分留院服务，以便更容易地转移到日常生活格局里。部分留院照顾可以给社会工作者提供一些机会，去观察案主与其他工作人员、其他案主、家人及同事间的互动情形，也能够给案主提供足够的治疗服务从而帮助他们减轻压力。社会工作在部分留院服务的内容包括接案程序、帮助案主适应计划和机构的治疗目标，进行个人、团体及家族的治疗，出院的计划执行。对于支持性个案工作，精神健康社会工作者在提供直接服务的时候，应当协助案主学会具体的适应技巧，增强其适应能力和改善环境的能力。

4. 非传统服务中的精神健康社会工作　许多机构本身并不是以提供精神健康服务为主要任务的，但也可能涉及与精神健康相关的工作。例如：在企业社会工作中，有一定心理问题的案主可能是自己求助的，也可能是被主管单位转介来的，因此，接受此项服务的时候，案主的动机很强。他们认为，这些服务可以帮助他们更好地适应工作。再如，在学校心理卫生工作中，大部分案主都有行为问题，或者是在学习上出现障碍。因此，有些学校通过与精神健康社会服务机构建立契约关系，来帮助学生接受这一类型的服务。近年来，随着许多非传统治疗方法的产生，社区精神健康社会服务的范围也在不断地扩大。此外，诸如家庭暴力防治、儿童保护、刑释解教人员帮扶等也可能涉及心理卫生工作。可见，在社会工作的其他领域中，常会涉及精神健康服务。

（三）精神健康社会工作者的主要职责

加拿大全国心理卫生协会在其出版的《More for the Mind》一书中列出了精神健康社会工作者在心理卫生工作中的以下专业职责。

1. 与临床小组合作　在精神健康疾病诊治工作小组中，精神健康社会工作者需提供与患者有关的心理及社会动态分析资料，并参与诊断的程序与治疗计划中，评价家属对患者的态度，以及对疾病、医院和治疗者的看法，在参与治疗过程中，与不同专业立场的临床人员密切合作，或提供补充性、相关性服务。精神健康社会工作者在对患者的诊断、照护、治疗和康复等工作阶段中，应负起对患者及其家属的扶助责任。包括获取患者的心理、身体状况及社会资料，并加以分析和评量，进而为医疗小组诊断治疗提供依据。资料包括：①患者行为的典型模式及其心理防卫的机转应用；②患者家属的人际关系状态；③患者的社会经济情况；④影响发病的可能性因素；⑤精神康复潜能等。

在精神医疗工作中，精神健康社会工作者的主要任务是运用与患者、患者家属，以及对患者有重要性的关键人物间的专业关系，协助患者及其家属了解患者的疾病与其反应，引导他们更好地接受和适应现有的治疗。社会工作者还应经常与患者及其家属共同探讨在生活中影响患者正常社会功能及妨碍治疗的因素,帮助他们谋求改善的有效途径。在一定程度上医疗社会工作不同于精神健康社会工作。精神健康社会工作的重心在于使案主的家人及关键人物学会运用案主自身的资源,增强其功能以便更好地适应生活。精神健康社会工作者会直接参与医疗小组的治疗工作当中。

2. 协助家属或患者 包括:①向家属或患者解释有关治疗制度或医院设施及使用要求;②向患者及其家说明治疗计划或方案;③处理与疾病或治疗有关的经济压力;④处理与疾病或治疗有关的社会压力;⑤协助家属或患者处理因发病和治疗所导致的焦虑,以及对治疗的疑惑或担忧。

3. 对患者(案主)的初步工作 在下列情况下,治疗小组可能将个案或患者交给精神康复社会工作人员:①当患者(案主)需要有一个自然的或者非正式的支持性关系时。②当以下专业性心理治疗有助于精神治疗与康复时。例如,当把社会现实条件或者环境改善作为治疗的主要计划时;当治疗的选择事项包括对物质或社会环境加以改善时;当社会资源的发现与利用为治疗计划中基本的考虑事项时;当精神健康社会工作者的专业技能、个人特质以及临床小组的客观条件,均合适于某些患者时。

4. 联系或转介患者(案主)到适当的社区机构 精神健康社会工作人员常协助患者(案主)与社区诊所或社会机构做有效的联系工作。必要时,社工也协助社区诊所或社会机构联系或转介个案。

5. 运用社区机构与社区资源 精神健康社会工作人员常代表案主或者家属,从事临床小组与社区之间的联系与协调工作,尤其是必须协调临床小组的工作效果与社区的社会服务功能,以使他们的工作更利于案主的精神康复。

6. 发展社区资源,以利于社区居民的心理卫生 评价与衡量患者对社会与人群关系的需要程度,并发动社区中的相关资源配合患者的需要,是精神健康社会工作实施的基本知识与技术。精神健康社会工作专业教育注重培养学生寻找社区资源的能力,并引导学生与之建立良好的工作关系,以利于案主或家属的服务需求。此外,社会工作者还要善于发现或者确认社区中资源的隔阂和不足现象。为此,精神健康社会工作者要主动参与社区团体和自组织开展的活动,包括社区义务工作者(志愿)服务。或者为患者与社区居民提供相关咨询服务,以便满足案主的康复需求。

7. 其他服务项目 例如,帮助案主协调人际关系,改善经济或物质状况,解决环境障碍,与其他专业人士会商个案事项等。台湾陈珠璋教授发现,在我国台湾,不论是综合医院精神科还是疗养院,精神健康社会工作者的服务都涉及以下内容:①事务性工作。病历管理、住院手续、经济补助等。②临床性工作。个案工作、团体工作、社区工作。③教育性工作。教学实习、训练督导、研究发展。

五、精神健康社会工作的理念与介入手法

(一)精神健康社会工作的理念

精神健康社会工作受到社会工作价值观、精神健康观念、精神疾病治疗模式的共同影响。社会工作是非常强调"价值注入"的,其要求工作者尊重、接纳、关爱服务对象,积极倡导社会公平正义,秉持非批判、服务对象自决、保密等行动原则。在精神健康服务领域,社会工作者应当通过服务、倡导、研究等多种干预手段,努力达成以下结果。

1. 使精神疾病患者在教育、医疗、就业、使用公共设施、参与社会生活时,能够拥有和其他社会人士同样的个人权利,得到公平看待、公平机会、公平结果。

2. 使患者得到社会关爱和保护,能够获得特殊的福利资源,拥有治疗、复健、重返社会的机会。

3. 使患者及其家人免受歧视,获得适当服务,拥有自决权利。

4. 代表患者,指出精神健康服务中存在的不良现象,呼吁社会环境的改善、政策制度的变革。

5. 在与其他专业人士合作时,宣扬倡导社会工作价值观,以期建立一个以患者为本、互相接纳、各有所长的服务体系。

6. 不断学习、实践、研究,努力提高服务能力和质量,给予精神疾病患者更多的帮助。

在精神健康服务中,社会工作者还要贯彻精神康复的理念。

Anthony、Cohen 和 Fakas 曾经提出了精神康复的 9 项原则：①提高患者的信心和能力；②提高患者适应社区的能力，并满足他们在社区的基本需要；③采用不同的手段、方法、技术去帮助精神疾病患者；④提高患者的职业及工作能力；⑤在工作过程中给予患者康复和生活的信心；⑥培育患者独立生活能力；⑦促进患者参与康复工作；⑧为患者提供社区支持；⑨采取多种手段，为患者提供药物治疗及其他支持。

除了精神康复的理念外，社会工作领域中流行的"复原"概念也非常重要。复原，强调社会工作者通过有计划、有目的的工作过程，影响、改变病患的信念、态度、感受，使之突破功能障碍，重新融入社会。

（二）精神健康社会工作的介入手法

社会工作方法涉及很多重要因素并受到这些因素的影响，包括环境制约、外部社会力量、心理学、社会心理决定因素的组合、角色理论和文化认同等。社会工作人员需要审视究竟什么是更好的和更合适案主的服务方法。精神健康社会工作比较常用个案工作、团体工作、社区工作等方法。其他如行政管理、咨询服务、督导训练及社会研究等间接方法也运用在不同层次上。行政管理是指对服务方案的策划与推动，咨询服务是指对有关机构的专业性建议，督导训练是指对在职社会工作人员的督导，教学是指对实习学生或有关人员的教育工作，研究是指有关问题系统化的探究，力求比较深入和精确地了解问题和提出解决的有效途径。

1. 以修补和治疗为导向的精神健康社会工作 此种模式体现了"问题视角"的思维及干预特点：①着眼于服务对象的病情和缺陷，认为服务对象是患病者。服务对象的病态需要治疗，因病产生的其他问题也需要进行修补。②结果导向的，致力于减轻或治愈病症。③治疗师与社会工作者是专家，对问题的答案、治疗的结果有把握。④服务对象应当尊重权威，配合治疗。⑤治疗手法以科学实证为基础，是技术化的。在实践中，服务提供者通常要求精神疾病患者进行严格的药物治疗，医疗人员要教导患者及其家属有关疾病和药物知识，社会工作者常对案主进行认知训练、行为修正。这种干预手法着眼于个体，较少批判社会环境与政策制度，因而被认为是稳当的、保守的。一般说来，只要服务提供者训练有素，干预的效果就能得到保障。但也正是因为其过于关注个体、院舍化照顾、技术化导向，该模式也受到诸多批判。研究者认为它忽略了服务对象的潜能，割裂了人与环境的联系，重视治疗但不重视帮助患者回归社会。

2. 以挖掘患者潜能为导向的精神健康社会工作 该模式主张关注服务对象的长处和潜能，体现了"优势视角"的思维及干预特点：①服务对象问题的出现与环境不良、创伤经历有关。②服务对象除了困难与缺陷外，还有潜能与优势。③只要给予合适的条件、环境与支持，服务对象的能力与特长就能发挥出来。④环境中存在着机会和资源，社会工作者要善于寻找。这种服务模式要求社会工作者接纳、理解服务对象，重视服务对象的复原能力，重视服务对象的非正式支持系统、正式支持系统中存在的可资利用的资源。在该模式看来，服务对象的文化程度、宗教信仰、智商情商、工作经历、人际关系等方面都有优势可以挖掘。这对于服务对象而言非常重要，因为精神疾病患者常困于自己的负面情绪中，自我评价低，而发掘优势有助于增强服务对象的自信，使他们重拾生活的乐趣。可以说，优势视角更符合当前社会工作的主流理念。

能耐取向与缺陷取向对精神康复和治疗的看法见表9-1。

3. 以理解和沟通为手段的精神健康社会工作 以治疗为导向的精神卫生服务并不强调服务提供者去理解患者的主观经验，它认为科学的、技术化的治疗才是最关键的。然而，精神疾病患者毕竟是活生生的人，是有思想、感受、经历的人，他们也希望在治疗中遇到的不仅是专家，也是理解自己的人。一般说来，精神疾病患者都会有被排斥、被孤立、被忽视、被标签、被歧视等负面感受，这些感受会加剧患者的痛苦，使其害怕并逃避现实世界，而这显然不利于患者重拾信心，重返主流社会。以理解和沟通为手段的精神健康社会工作主张通过深入沟通，使患者有被接纳、被理解、被关爱、被尊重的感受，从而愿意直面生活，转变精神状态。

在实务中，以理解和沟通为手段的精神健康服务强调：①社会工作者要倾听精神疾病患者对其感受、经验的描述。②设身处地，理解患者的主观经验。社会工作者要去设想：假如自己处在案主那

表 9-1 能耐取向与缺陷取向对于精神康复和治疗的看法

	能耐取向	缺陷取向
精神疾病	精神疾病的形成很多时候是压迫性的社会环境造成的	精神疾病的形成是先天遗传因子和生化物质造成的
精神疾病人士	精神疾病人士其实和普通人一样有正常的需求能力和潜能	精神疾病人士其实有其缺陷、缺失和病态
精神疾病人士与精神疾病	每天都在与精神疾病拼搏,他们在某种程度上会去适应精神疾病带来的生活和与人相处情况	无法面对精神疾病带来的缺陷和缺失,而且越来越严重
精神疾病的治疗	不应只局限于药物,最重要的是令精神疾病本身的潜能、能力和长处发挥出来,减少对患者的不良影响	最重要的是药物治疗,精神疾病的治疗是非常专业的,患者必须完全遵从医生的吩咐
精神疾病的康复	精神疾病的康复是把自己适应和复原的力量及潜能,非常丰富地发挥出来	在于专业人士能够把患者失去的功能,如社交功能、工作能力等重新培育出来
社区和社会的角色	非常重要,疾病患者必须得到社区人士和社会人士的接纳和支持	只有不断服药、接受训练,才能恢复原状。社区人士和社会人士的角色并不重要
专业人士的角色	培育疾病患者的潜能和力量,专业人士与精神疾病患者是共同工作者角色	是权威,只有他们才真正了解精神疾病患者士的需要
精神疾病人士的内在经验	精神疾病患者人士的内在经验和感受非常重要,只有他们才真正了解精神疾病的痛苦	精神疾病患者人士的内在经验和感受并不重要,在病态性的诊断下,每个人的症候都一样

资料来源:叶锦成.精神医疗社会工作:信念、理论与实践.台北:心理出版社,2011: 56.

样的情境中会有怎样的感受?假如自己遇到案主那样的问题会如何处理?③注重同理沟通,对患者的陈述作出适当的回应,准确把握患者的感受,让患者感觉到自己是被接纳、被理解的。④把患者的陈述片段编织起来。精神疾病患者的思维、情绪不够稳定,其陈述的常是自己生活世界的片段。这些片段可能是不完整的回忆、极端的情绪体验、放不下的问题、经常重复的思绪。社会工作者可以按照时间顺序、情感体验程度、周遭人物的重要性等把这些片段重新组织起来，以帮助自己理解患者的经验和感受。⑤把片段、经历意义化，建构并重新解释患者遇到的问题，寻找案主的生命意义。⑥对服务对象的认识是一个过程，因此，社会工作者要不断探索、不断理解。

4. 以复原为导向的精神健康社会工作 20世纪90年代，"复原"一词开始在美国精神卫生领域流行。Strauss和Hafez等曾用2年时间对28名精神疾病康复人士进行持续研究。基于这项研究，他们归纳了精神疾病人士复原的特点：①复原不是一个简单的、直线的过程。②复原的过程包括不同的阶段——停滞不前阶段、发生改变阶段、到达顶峰阶段、反复不定阶段。③复原就像爬山，过程充满了起伏。起初，在药物作用下，患者的病情能够得到控制，但若要恢复前状，则常面临不顺。患者越接近发病前的生活状态，困难与阻力就越大。④病情拖得越久，复原的脆弱性就越强。长期患病与治疗会使患者陷入社会隔离状态，会损害患者的生活能力，进而会让复原过程变得更加困难。⑤环境与患者之间会交互反应。环境可能会接纳、包容患者，也可能以刻板印象对待患者。患者可能会根据环境的回应作出自我调适，也可能会夸大对环境的负面感受。患者会在与环境的交互中重新定义生活。⑥鼓励、参与对患者的复原非常重要。

在实务工作中，社工若以复原作为导向，往往会采取如下干预策略：①尊重患者，以患者为中心，努力培养患者的自立、自主、自我能力。例如，鼓励患者参与复原过程、自己做决定、主动表达看法、提升自信，进而帮助他们由退缩在个人世界转向适应现实生活。②全人关怀。除了药物治疗外，心理与灵性方面的协助也必不可少。此外，社会工作者还要在患者融入社区、就业、教育等方面提供支持，以帮助患者重返主流社会。③优势取向。注重从环境因素着眼解释精神疾病的发生原因，把原因"外部化"，不责怪服务对象。关注服务对象的潜能、资源，积极探查服务对象所处环境中的优势，并将之运用在服务中。④灌输希望、强调责任。让服务对象相信自己是能够康复的，进而积极配合社工的活动安排。倡导服务对象对自己的复原负责，如自我照顾、自我鼓励、扮演好相关角色。⑤重视朋辈支持。在复原过程中，自助小组、互助小组是治疗之外不可或缺的一部分。把患者连接起来，更有助于患者获得经验、增强自信、彼此帮助。

【本章关键词】

精神疾病；精神健康社会工作；自我污名化

【复习指导】

1. 小组讨论：精神卫生运动的沿革、现状与问题。
2. 了解精神健康社会工作的发展历程与主要内容。
3. 搜集相关素材，组织小组讨论：①精神疾病患者面临哪些问题？②他们有什么样的服务需求？③患者家属需要哪些干预服务？④精神健康社会工作应当秉承哪些理念？
4. 比较、分析精神健康社会工作各种介入手法的特点与干预策略。

第十章 特殊患者的社会工作服务

> 在日常实践的浮沉之中，我们必须牢记，积极的结果是有可能的，这要求我们有足够的想象力和决心，并且广泛开展我们的网络。
>
> Pamela Trevithick

社会工作者在医疗卫生领域服务时常会接触到一些特殊群体，他们或资源匮乏，基本健康权利得不到保障，如"三无"患者；或不为主流社会所接纳，遭受歧视与污名，如艾滋病患者；或承受着严重病症的折磨，生存质量堪忧，如癌症患者、临终患者。通过专业社会工作的介入，协助上述特殊患者改善生活处境，提升生存品质，是现代社会工作的重要使命。

一、"三无"患者的社会工作服务

（一）何谓"三无"患者

"三无"人员，原本是民政部门对于某些特殊人士的专门称谓。这类人员无生活来源、无劳动能力、无法定抚养义务人。在我国的社会福利体系中，这类人员往往由政府提供集中式的、分散式的供养与照料。"三无"患者是医疗机构在服务过程中对某一类特殊患者的称呼。这类患者往往身份不明（无姓名/身份证），入院时无力承担治疗费用（无钱），治疗时无家人陪护、出院时无处可去（无家人/住址）。临床登记信息显示，"三无"患者多为晕倒路边、外伤（他伤、打架斗殴、车祸伤、摔伤等）及醉酒需要救治的患者，以流浪者、精神疾病患者、老年痴呆患者、弃婴等居多。

(二)"三无"患者带来的问题

"三无"患者无疑是社会弱势群体,他们处于社会的边缘,没有稳定的经济收入,缺少家庭的温暖,生命健康权得不到基本的保障。从医学伦理和社会主流价值观看,每个人的生命都只有一次,都应当受到尊重与保护。因此,当"三无"患者被送到医院时,院方有责任组织人员进行救护。我国相关法律也明确规定,所有医院的急诊科室在面对危重患者时,必须先行救治,及时提供紧急医疗服务。在实践中,各地也规定,公安、民政、城管在执法时发现"三无"患者,应当及时送往医院救治。

但是,"三无"患者的存在的确让医疗机构面临着一些棘手问题。第一,"三无"患者自身无力支付医疗费用,那么,其治疗费用由谁支付?一些医院找不到买单部门,只能自行负担。在医疗机构独立核算、自负盈亏的情况下,医院救治"三无"患者不但没有受到褒奖,反而成为利益受损者,难免心有怨言。第二,"三无"患者的病史追溯困难。一些患者意识不清,不能陈述自己的病症与发病过程。或者,患者虽然意识清楚,但因聋哑、精神疾病等原因不能

"三无患者"让部分医院不堪重负

一辆120急救车呼啸而至,停在温岭市中医院。车上抬下一名脸色惨白、神志不清的男患者,破棉袄的胸襟上还有血迹。送他来的老乡气喘吁吁地说:"几个小时前,他还睡在桥洞底下,突然脸色变得非常难看,还大口吐血。"因为情况突然,老乡身上也没带多少钱,而且一时也没法联系上患者家属。温岭市中医院马上开通了"绿色通道",对该患者先行展开救治。数天后,清醒过来的男患者突然不见了。患者跑路,医院买单,并非个别现象,全国不少医院都遭遇到类似情况。如何解决这类患者产生的医疗诊费问题,已成为社会亟待破解的问题之一。

(资料来源:http://news.163.com/12/0117/06/7NUT1SK700014AED.html)

与医务人员进行有效沟通,给医务人员正确诊断带来了困难。第三,患者无家人陪同,医院不得不安排人员提供护理,而医院认为自己原本没有这一义务。第四,一些危重患者不能及时出院,长时间占用医疗资源,会影响医院对其他患者的接诊与收治。第五,相关政策不健全,使医院在处理与患病有关的问题时感到头疼,例如,手术如何签字、患者死亡后如何处理等问题。第六,医院可以本着人道主义精神先行救治"三无"患者,但治疗后把患者送归何处、由谁提供后续护理等问题,不应该交给医院解决。

(三)医院处理"三无"患者的基本流程

接诊"三无"患者是医院经常遇到的情况,虽然数量不多,但因其自身的特殊性与社会保障的缺失,使此类患者的诊疗处置与管理成为医院的一个老大难问题。尽管各接诊医院对"三无"患者感到无奈,但也都开通了绿色通道,出台了相关规定,明确了服务流程。

1. 积极做好接诊工作　在"三无"患者就诊时,急诊科接诊护士应向送诊人员仔细询问患者的基本情况,包括发病现场情况、当时的病情表现等,以便为诊断和治疗提供最确切的依据。同时,详细记录送诊者的姓名、工作单位、家庭地址、联系电话等,以便及时寻找和查证患者的身份。如情况允许,可留下1人随时了解情况。

2. 开通绿色通道,先行救治　对病情危重的"三无"患者,值班护士要及时报告科主任、护士长,并上报医务部或医院总值班室。医务部或总值班室负责组织、协调各临床、医技科室,开辟急诊绿色通道,对患者及时检查和救治。

3. 搜集患者信息,保管患者物品　对经积极抢救后清醒的患者应详细询问病情、姓名、家庭住址、工作单位、联系方式等,然后由保卫科负责联系患者家属或单位。对神志不清的患者要注意清点随身物品。清点患者随身物品时必须有2人在场,并详细填写物品登记簿、签字确认。

4. 根据救治情况妥善安置"三无"患者　对于抢救后需要留院继续治疗的患者,请医务部协调,收入相应科室;对于精神疾病患者,由医院管理部门联系相关机构,进行服务转介;对于抢救无效死亡的无主的"三无"患者,请保卫科联系公安机关核实,并与民政部门协调,做好尸体火化工作。医院对所有"三无"患者的诊治过程都应有详细的病历记录。医院在救治患者的同时,要积极联系患者的家人和亲友,以便解决医疗费用、生活照料、办理出院等事项。

(四)社工介入"三无"患者救治工作

协助医院解决"三无"患者问题是医务社会工作者不可推卸的责任。从角色分工看,医护人员的职责是抢救生命、治疗疾病,而社会工作者的职责则是搜集患者信息,给予患者情绪支持,帮助患者联结与整合资源系统。一些开展了医务社会工作的医院也常把"三无"患者的社会服务工作交由社会工作部处理。

1. 建立服务对象档案 按照规定,医院应当为"三无"患者留存相关救治资料。当患者被送到医院后,社会工作者应及时为患者建立专门的档案,详细记录服务对象的姓名、性别、年龄、伤情、送诊情况、家庭信息、住址、急诊处置措施等。当然,"三无"患者的建档工作往往并不顺利,因为无法及时确认患者的身份及家庭情况,但社工要想方设法,完善相关信息。

2. 为患者提供心理支持 "三无"患者往往孤独无依,他们有的是子女不愿赡养的老人,有的是走失的精神障碍患者,有的因种种原因已在外流浪多年。很少有人了解他们的生活经历,关注他们的内心世界,而社会工作的使命是帮助处于困境中的人,因此,社会工作者要主动接触患者,关心他们的身体健康和生活状况。通过建立积极的专业关系,了解患者的问题和需要,进而有针对性地进行介入。实践表明,对于神志清醒,具有一定表达能力的患者来说,打开他们心扉,了解真实信息的主要渠道就是真诚的关心与有效的交流。

3. 协助医院做好服务转介 "三无"患者的安置一直是医院管理部门感到头疼的问题。地方政府要求医院收治"三无"患者,公安、民政、城管执法时可以将"三无"患者送到医院,但医院却不知道救治后该把患者送往何处。这给医院管理者带来了很大的压力。医院一般遵循"先救命、后治病"的原则,但救治之后的遣送问题不是医院能解决的。社会工作者在服务"三无"患者的过程中,应当协助院方解决患者安置问题,如设法打开患者心扉,了解患者的非正式支持情况,想办法与其亲属取得联系;对于符合救助条件的,应当协助医院联系民政部门,将患者送到救助站;对于有精神障碍的患者,应当协助联系精神疾病治疗机构;对于弃婴,要送到公办社会福利机构;对于无法连接资源,只能留院照料的患者,一方面要关心其饮食起居,另一方面也要督促相关人员落实医院救助政策。

4. 进行倡导,提出政策建议 解决"三无"患者问题,不仅关乎医疗机构的利益,也直接影响服务对象的生存。作为社会工作者,应当为弱势群体代言,并维护所在医疗机构的合法权益。"三无"患者缺乏资源、身份特殊、处境困难,单纯依靠医院提供急性医疗服务显然是不够的,把患者推给医院也是不公平的。解决"三无"患者的医治、安养、救助问题必须由政府出面,会同民政、公安、卫生、财政等部门共同研究解决。解决"三无"患者的安置问题,应当明确相关部门的角色与职责,建立互相衔接、流程顺畅的工作机制。此外,社工还可以通过撰文、演讲、游说、联系人大代表、参与话题讨论等方式,倡导社会各界关注"三无"患者,为解决"三无"患者的相关问题出谋划策。倡导政府部门成立"三无"患者救助基金,呼吁慈善机构、企业、热心人士为贫穷失依的"三无"患者奉献爱心。

二、肿瘤患者的社会工作服务

恶性肿瘤已经成为危害人类健康的常见病和多发病。据统计,我国每年新增癌症病例200万人,因癌症死亡人数140万。在每5位死者中就有1人死于癌症。近年来,因癌症死亡的人数约占我国城乡居民死亡总数的22.32%。《中国癌症预防与控制规划纲要》(2004—2010年)将肺癌、肝癌、胃癌、食管癌、结直肠癌、乳腺癌、宫颈癌、鼻咽癌列为重点防治的癌症,因为这8种癌症死亡占我国癌症总死亡的80%以上。针对肿瘤患者开展专业服务是目前医务社会工作最重要的服务内容之一。近些年,国内一些有条件的医院先后设立了社会工作部或社会工作岗位,并尝试为癌症患者提供支持性的社会服务。

（一）肿瘤与癌变

1. 肿瘤 肿瘤是机体在各种致癌因素作用下，局部组织的某一个细胞在基因水平上失去对其生长的正常调控，导致其细胞异常增生而形成的异常病变。学界一般将肿瘤分为良性和恶性两大类，恶性肿瘤又称癌症、肉瘤等。良性肿瘤一般生长缓慢，绝大多数不会恶变，术后很少复发，对机体的影响较小。但部分肿瘤生长旺盛，并具有相对的自主性，即使肿瘤被切除，致癌因素已不存在，但仍可能再次持续性地生长，向恶性肿瘤转变，成为威胁人类生命健康的疾病，故癌症已成为最令人恐惧的一种疾病。

2. 癌变 人体正常细胞转变成癌细胞的过程叫做癌变或恶变。这种转变是一个长期的过程，具体原因和过程目前并不十分清楚，既有内在原因，又有外部因素。

从外部因素看，主要包括：①物理致癌因素。如长期受到电离辐射、热辐射、紫外线照射等，比较容易发生癌变。②化学致癌因素。例如，过多摄取含亚硝胺类物质与肝癌的发病有关；长期接触砷、铬、镍、铅等物质容易发生肝癌、肺癌、前列腺癌等恶性肿瘤。③生物致癌因素。鼻咽癌的发生于 EB 病毒感染有关，某些真菌感染也与肿瘤的发病有关，如黄曲霉菌产生的黄曲霉素可以诱发肝癌。④环境、水源的污染，不良的生活方式对细胞恶变都起到一定的作用。

从内部因素看，主要包括：①内分泌功能紊乱。例如，女性激素分泌过多易产生乳腺癌和子宫肿瘤。②免疫功能下降。许多临床及实验研究表明机体的免疫状态与肿瘤的发生有密切关系。③遗传因素。视网膜母细胞瘤、肾母细胞瘤、嗜铬细胞瘤、结肠腺癌等均有较一定的遗传倾向和家族聚集性。人类肿瘤的遗传绝大多数并不是肿瘤本身的直接遗传，遗传的只是对肿瘤的易感性，在此基础上需要其他外因的作用才能发生肿瘤。④精神因素。精神心理因素并不能直接致癌，但它却以一种慢性的、持续性的刺激影响和降低肌体的免疫功能，从而增加癌症的发生概率。医学家在一项调查中表现，81.2% 的癌症患者在患病前曾遭受过负性生活事件的打击，如配偶死亡、夫妻不和、生活规律发生重大改变、工作学习压力过大、人际关系紧张等。研究者在京、沪等大城市开展的胃癌配对调查也曾发现一个共同点,即胃癌患者经常有生闷气的情况。动物性实验也证明,在连续不断的精神刺激下,动物体内可长出肿瘤。

近年来研究的最新结果表明,细胞的恶变与基因突变、基因功能失调有关。在正常情况下,每个人的体内都有癌基因,只是在外界致癌因素的长期作用下,癌基因才可能被激活。随着癌细胞不断生长繁殖,细胞达到一定的数目便会形成肿瘤。当然,尽管癌症对生命构成了威胁,但是罹患癌症并不等于死亡。因为,如果早发现、早治疗,癌症患者仍然能够存活很长时间。所以,"癌症等于不治之症"的观点已经被实践证明是错误的。2006年,世界卫生组织(WHO)将癌症定性为"慢性可控性疾病"。促使癌症患者保持良好的生活方式,与肿瘤"和平共处"的观念已经越来越为广大医师和患者所接受。

(二)肿瘤患者心理特点与服务需要

1. 肿瘤患者的心理特点　由于癌症的高死亡率及治疗过程中经受的痛苦体验,会使患者产生强烈的心理反应,承受巨大的心理压力。当然,不同的性格、病情和治疗过程,会使癌症患者呈现不同的心理特征。心理护理对癌症患者建立信心、调整心态、增强生理功能非常重要。心理护理不仅仅是家人和医护人员的事情,也是医务社会工作者需要重点介入的。进行心理介入,首先需要了解肿瘤患者的心路历程。一般来说,罹患癌症的患者的心理变化大致会经历4个阶段:

(1)怀疑否认期:当患者被确诊为癌症时,常会发生强烈的心理反应,表现出绝望、害怕、焦虑、紧张等情绪。一些患者坐立不宁、寝食难安,他们企图以否认的方式回应现实,怀疑医生诊断错误或检查结果有误,期待事情能够有所转机,希望以此麻痹自己的心理。

(2)愤怒发泄期:当病情得到确认,患者不得不面对罹患癌症的现实时,他们通常会表现出愤怒的情绪,将患病归结为自己倒霉、被生活遗弃、被命运捉弄,并且很容易把愤怒情绪向周围人发泄。例如,借各种理由表现出愤怒和嫉妒,常与亲人、医护人员发生吵闹,感到事事不如意、不顺眼,认为所有人都对不起自己,让自己受了委屈。在这个阶段,患者往往会怨天尤人、愤愤不平。这种情绪持续不定,会消耗患者的体力和精力,并影响其正常生活。

(3)悲伤抑郁期:当患者逐渐接受现实,开始考虑治疗、康复等问题时,他们的情绪也会随之发生变化。想到自己未竟的事业,想到家人的生活、前途,想到自己无力掌控生活,便会从内心深处产生难以言状的痛楚和悲伤。悲痛情绪的折磨,再加上治疗过程的痛苦,一些患者会对生存感到绝望,甚至产生轻生念头。在这一阶段,患者的主要情绪反应是悲伤、抑郁、绝望。

(4)情感升华期:也有许多患者虽有多种心理矛盾,但最终能够直面现实。他们认识到现实是无法改变的,惧怕死亡是无用的,从而能以平静的心情面对生活。患者在短暂有限的时间里,努力应对罹患癌症带来的种种后果,积极实现自己的愿望和理想,这就是情感的升华。下面这则案例反映了一位肿瘤患者的心路历程,他从确诊时的愤怒、否认,到治疗期间的痛苦、抑郁,再到后来的配合治疗、珍惜生活,最终实现了情感的升华。

刘某,男,40岁,民营企业职工,已婚,与妻子(在服装厂打工)、女儿(初中二年,14岁)和老父亲(无业)共同生活,家庭经济状况较差。2010年,刘某被查出罹患肝癌,病情严重。数年前,刘某的舅舅和母亲也因为肝癌相继去世。得知病情后,刘某嚎啕大哭,他反复说着一句话:"我已经够可怜的了,老天爷为什么还不放过我?"当听到妻子跟邻居倾诉:"他舅舅和妈妈是肝癌,他这样……可能就是命吧!"刘某愤怒地把妻子推倒在地,破口大骂:"不许诅咒我!我死了对你有什么好?"当天,刘某躺在床上不吃不喝,用被子蒙着头,不理会任何人。3天后,刘某的情绪逐渐平静下来。他接受了医生的建议,开始化疗。化疗让刘某身体虚弱、非常痛苦,而且看到老父亲与妻子到处借钱,刘某也十分内疚。一天傍晚,刘某趁家中无人,决定割腕自杀,所幸被放学回家的女儿及时发现,从而阻止了悲剧的发生。

社区工作者小李听闻刘某的遭遇,主动进行家庭访问,帮助刘某申请了1万元社会救助基金。此外,小李还找到刘某单位领导,陈述刘某的病情及家庭实际困难,最后单位给刘某提供了2

万元慰问金。针对翁媳之间因刘某患病、照料困难等导致的关系紧张，小李也进行了疏导，使他们能够彼此谅解、共同面对困难。看到刘某女儿因家庭变故闷闷不乐、成绩下降，小李还联系了2名大学生志愿者给其辅导功课。目前，虽然刘某的病情仍不容乐观，但他愿意配合医生的治疗，心态平和，也非常珍惜与家人在一起的时光。

2. 肿瘤患者的服务需要

（1）心理支持需要：癌症的诊断和治疗会对患者的心理产生许多不良的影响。癌症患者的心理需求主要源自7个方面。①与疾病有关的焦虑与恐惧。由于癌症的特殊性，很多人都是闻之色变，对治疗效果担忧，对治疗过程心生恐惧。②与疾病有关的家庭问题。罹患癌症会导致患者日常生活形态的改变，需要对家庭结构、生活安排、家庭关系等进行调整。③患者与医生的关系。患者希望医生关心、体恤自己，拿出最佳治疗方案。④疾病的经济需要。癌症的治疗需要可观的费用，一些患者不得不为筹措经费而伤脑筋。⑤与死亡有关的情感和想法。恐惧死亡，害怕讨论死亡，经常被患病导致的负面情绪包围。⑥未被证实的治疗方法。⑦治疗的不良反应。担心治疗的不良反应或不知如何有效应对。

上述7个方面是癌症患者在诊断后和治疗过程中较为典型的心理需求。社会工作者应当根据患者的具体状况，提供相应的服务介入。例如，倾听患者的倾诉，使其有机会宣泄不良情绪；引导患者了解疾病及治疗技术，以减轻恐惧感；提供一些成功的抗癌案例，帮助患者树立信心；鼓励患者进行适当的体育锻炼，以使身心得到放松；注意观察患者的情绪变化，防范意外事件的发生；协助患者处理好与家人、病友、院方的关系，以便获得良好的人际关系。总之，有效地调节患者的心理反应，满足患者的心理需求，是医务人员和医务社会工作者应当重点关注的问题。

（2）护理需要：由于根治范围广、创伤大、营养不良，且很多患者年龄偏大，所以，绝大多数肿瘤患者在治疗期间都面临手术耐受性差、危险性高、术后并发症多等问题。患者在承受巨大的身体和心理痛苦的同时，身体功能会趋于下降，有些患者还会出现功能丧失症状。基于此，他们需要专业人士与家庭成员提供科学的、有效的护理。比如体征监测、身体清洁、饮食搭配、辅具配备等。为了治疗病症，患者及其家人还要掌握一些护理技巧，如使用轮椅、清洁造瘘口、进行鼻饲的方法等。提供适当的护理，是患者住院期间及出院以后所需要的一项常规性服务。

（3）营养需要：绝大部分癌症患者都存在程度不同的营养不良问题，这对患者的康复是不利的。营养不良通常是由癌症本身或治疗的副作用引起的。为了使治疗方案取得更佳的效果，医生应当有针对性地对患者进行营养补给，鼓励患者尽可能地进食，指导患者食用高营养食物，并注意优化进餐环境。对于那些丧失咀嚼、吞咽功能而消化功能完好的患者可以进行鼻饲，而对于肠胃功能不良者则可以施行胃肠外营养摄入。社会工作者的任务是把患者的生活状况、营养需求反馈给医方，协助医护人员对患者及其家人进行指导。

（4）经济需要：癌症患者的经济困难几乎是世界各国共同面临的问题。长时间的治疗过程和昂贵的治疗费用，迫使相当一部分患者不得不放弃治疗，而其中一部分患者的病情其实是可以延缓或治愈的。此外，也有一些患者虽然可以获得医疗保障，但因为患病不得不中断工作或影响家人的工作，导致家庭收入中断或减少。加之有些治疗费用需要患者自行承担，患者改善营养状况需要花钱等因素，一些患者的家庭会陷入因病致贫、因病返贫的困境。经济困难往往直接导致部分患者选择放弃治疗或接受有限的治疗。

（5）人际关系需要：罹患癌症可能会给患者的人际关系带来重大的改变。癌症治疗的长期性和困难性会给患者家庭成员带来情绪上的不安和心理上的压力。昂贵的治疗费用和持续的照顾负担，也可能导致患者与亲友之间产生距离。一些患者会因为患病变得敏感多疑，担心自己被抛弃、被疏远、被遗忘。毋庸置疑，癌症患者比平常人更需要家庭和亲友的照顾和支持。临床医学证明，得到家庭大力支持的患者一般治愈率更高、恢复得更快，能拥有更高的生活质量，而没有家庭温暖的患者往往病情恶化，痛苦绝望地走完人生最后一程。一旦患者的人际关系出现问题，社会工作者应当及时介入，协助患者适应疾病带来的身心变化，帮助他们获得家人与亲友的理解、照料与支持。现代医学模式强调心理状态对于健康的重要意义，因而医务人员与社会工作者提供给患者的支持应当是多维度的，能够兼顾身体、心理与社会层面的。

（6）职业需要：很多已治愈癌症患者的第一需求都是重回工作岗位。一方面，工作是人们谋生所必需的途径，另一方面，参与社会生产也是患者承担家庭和社会责任的需要。由于癌症本身可能造成患者的伤残，或者因患者治疗时间长原单位无法为其保留岗位，导致一些癌症患者治愈后无法回到原有的工作单位，必须重新择业或者调整工作岗位。这种情形会导致患者为未来的生活和生计发愁。他们不得不面对新的工作环境、人际关系和职业要求。一些患者会因为原有的工作技能、工作经验无用武之地而受到打击。总之，患者希望身体康复后能够恢复生活常态，生计有保障，而这无疑需要政府、企业、社会共同努力。

（三）肿瘤患者社会工作服务的内容

1. 收集和分析肿瘤患者的资料　在肿瘤患者办理入院手续后，医务社会工作者应当到病房，对患者及其家属进行访谈，了解、搜集患者的相关信息。例如，患者的年龄、教育程度、职业状况、婚姻及家庭情况、性格特点、既往病史、人际关系、目前的情绪状态等。然后，社会工作者要对患者的信息进行分析，从个体、家庭、社会环境等层面描述患者的状况，使医疗服务团队对患者有更加全面的了解。

2. 引导患者及其家属形成正确的疾病认知　受社会大环境的影响，"癌症等于死亡"的错误观念根深蒂固。但事实上，随着医疗水平的提高，癌症已经越来越呈现出慢性疾病的特征。如果早发现、早治疗，很多患者都能够获得良好的治疗效果，生存期超过5年、10年的大有人在。医务社会工作者可以通过组织专家宣讲、开展科普宣传、展示临床治愈案例等方式，向患者及其家属反复传递"癌症只不过是一种慢性病"的观念，告诉患者及其家人，对待疾病要有信心，要积极配合医生的治疗。认知是行动的基础，患者有信心战胜疾病，才可能采取更积极的行动。

3. 对患者及其家属提供心理疏导　肿瘤疾病的产生及治疗康复都与心理因素密切相关，患者一般都有身心交互的各种社会心理问题。例如，患者由于躯体上的折磨、心理上的恐惧等原因，容易产生不良情绪，其家属在巨大的经济和心理压力下也容易产生负面情绪，这会影响治疗方案的实施和治疗的效果。医务社会工作者可以运用专业的方法提供情绪疏导与心理支持，协助患者及其家属适当宣泄不良情绪，转移对疾病的注意力，塑造自信心理，并鼓励患者和其家属相互支持，战胜病魔，享受生命中的美好时光。

4. 协助医务人员开展工作 目前，肿瘤治疗有手术、化疗、放疗三大手段，以及中医药、热疗、激光、冷冻等派生疗法，医务社会工作者应根据患者自身特点和专业医务人员的意见，引导患者及其家属科学地选择适合的治疗方式。在此基础上，医务社会工作者协助医务人员对患者进行护理和治疗，通过心理支持消除患者对治疗方法的顾虑，使患者的治疗更加有效，通过日常生活的护理，使患者身体能够承受治疗，以达到缓解病情和治愈的目的。

5. 整合利用各种社会资源，提供社会支持 肿瘤治疗与康复护理服务本身会涉及医院资源、社区资源和社会资源的利用。医务社会工作者需要协调医院、社团、社区等组织的资源，最大限度地提高资源的整合和利用率，尽可能地满足患者及其家属的需求。社会上存在众多因经济困难放弃治疗的患者。医务社会工作者应该作为桥梁，为困难医疗群体链接并获得社会资源，做好资源整合者的角色。为困难患者及其家庭提供经济上的保障，可以减少患者因经济问题延误治疗的现象，使肿瘤患者得到及时有效的治疗。

三、艾滋病感染者与患者的社会工作服务

（一）艾滋病的内涵与传播途径

1. 何谓艾滋病 艾滋病，即获得性免疫缺陷综合征，英语缩写为 AIDS（acquired immune deficiency syndrome）。它是一种由于艾滋病病毒入侵人体后破坏人体免疫功能，使人体发生多种不可治愈的感染和肿瘤，最后导致感染者死亡的严重传染病。艾滋病最早出现于非洲，后由移民带入美国。1981 年 6 月 5 日，美国亚特兰大疾病控制中心在《发病率与死亡率周刊》上简要介绍了 5 例艾滋病患者的病史，这是世界上第一次有关艾滋病的正式记载。1982 年，

这种疾病被命名为"艾滋病"。

艾滋病病毒是后天感染而非天生具有。艾滋病病毒HIV入侵的是人的免疫系统,从而导致人体的防御功能瓦解。一般来说,人类天生具有免疫功能,其能够抵御细菌、病毒等对人体的入侵。然而,HIV攻击的却是人体免疫系统的中枢细胞——T4淋巴细胞。病毒将T4淋巴细胞作为攻击目标,大量吞噬、破坏T4淋巴细胞。免疫系统遭到破坏后,人体各个系统丧失抵抗各种疾病的能力。其实,HIV本身并不会引发疾病,但当免疫系统被它破坏后,人体就会失去抵抗能力而感染疾病,并最终导致各种复合感染而死亡。

20世纪80年代以后,艾滋病疫情迅速蔓延到全球。2006年,联合国艾滋病规划署(UNAIDS)发布报告称,自1981年以来的20多年间,全球累计有6500万人感染艾滋病毒,其中250万人死亡。2011年全球艾滋病病毒传染者仍有3400万人,另有170万人死于与艾滋病有关的疾病。虽然全世界众多医学研究人员付出了巨大的努力,但至今尚未研制出根治艾滋病的特效药物,也没有可用

1988—2013年"世界艾滋病日"主题

年份	主题	年份	主题
1988年	全球共讨,征服有期。	1998年	青少年——迎战艾滋病的生力军。
1989年	我们的生活,我们的世界——让我们相互关照。	1999年	关注青少年,预防艾滋病。
1990年	妇女与艾滋病。	2000年	预防艾滋病——男人责无旁贷。
1991年	我们迎接艾滋病的挑战。	2001年	预防艾滋病,你我同参与。
1992年	预防艾滋病,全球的责任。	2002至2003年	相互关爱,共享生命。
1993年	时不待我,行动起来。	2004年	关爱妇女,抗击艾滋。
1994年	艾滋病和家庭。	2005至2008年	遏制艾滋,履行承诺。
1995年	共享权益,同担责任。	2009年	普遍可及与人权。
1996年	同一世界,同一希望。	2010年	正视艾滋,重视权益,点亮反歧视之光。
1997年	生活在有艾滋病的世界中的儿童。	2011至2013年	行动起来,向"零"艾滋迈进。

于预防的有效疫苗，因此，艾滋病又被称为"超级绝症"和"世纪杀手"。为了提高人们对艾滋病的认识，世界卫生组织于1988年将每年的12月1日定为"世界艾滋病日"，号召世界各国和国际组织在这一天举办相关活动，宣传和普及艾滋病防治知识。世界艾滋病日的标志是"红丝带"，其有三重象征意义：一是象征着对艾滋病病毒感染者和艾滋病患者的关心和支持；二是象征着对生命的热爱和对平等的渴望；三是象征着要用"心"参与艾滋病防控工作。

2. 艾滋病的传播途径

（1）性传播：通过性行为传播是艾滋病病毒的主要传播途径。目前全球70%~80%感染者都是通过性接触感染上HIV的。性传播指与已感染的伴侣发生无保护的性行为，包括同性、异性和双性间的性接触。其中，异性间的性接触传播占感染者的70%以上，而男同性恋接触传播占5%~10%。

（2）血液传播：静脉注射吸毒者与艾滋病病毒感染者共同使用未经消毒的针头及注射工具，是一种风险很高的HIV传播途径。输入污染了HIV的血液或血制品，也是感染HIV的重要途径之一。医源性感染，主要是指医疗器具不洁，造成接受医疗服务者感染HIV；医务人员在提供医疗服务时，不慎被污染HIV的器具（如针头）刺伤皮肤，或黏膜直接接触到含有HIV的体液而导致感染。口腔科器械、接生器械、外科手术器械、针刺治疗用针消毒不严密或不消毒，也可能导致患者被感染。使用消毒不严或未经消毒的器械进行文身、文眉、穿耳等，也有一定的感染风险。

（3）母婴传播：母婴传播，也称围生期传播，即感染了HIV的母亲在妊娠、分娩和母乳喂养过程中将病毒传播给胎儿及婴儿。由母亲垂直传播的儿童艾滋病最早在1982年报道。母亲对胎儿的传播率的高低，取决于母亲感染HIV的发展阶段和免疫功能状况。胎儿在子宫内被HIV感染的时间越早，越容易发生流产或影响胎儿的发育。胎儿在分娩过程中如有皮肤和黏膜的损伤，母体血液中的HIV通过婴儿损伤创面进入婴儿的血液循环。另外，HIV感染母亲的乳汁中可能分离出病毒，因而母乳喂养也可能会传染HIV至婴儿，但通过哺乳感染HIV的概率有多大，目前尚不清楚。

（二）我国的艾滋病疫情及其特点

1. 我国的艾滋病疫情发展状况　　中国自 1985 年首次报告艾滋病病例以来，艾滋病的流行呈快速上升趋势。1989 年以后，我国的艾滋病疫情日益严重。1989 年我国有 HIV 感染者 171 人，截止到 2001 年 6 月底，全国累计报告艾滋病病毒感染者 26 058 例，其中艾滋病患者 1111 例，死亡 584 例。2007 年 10 月底，全国累计报告艾滋病病毒感染者和艾滋病患者 223 501 例。2009 年 10 月底，累计报告艾滋病病毒感染者和艾滋病患者 319 877 例。2010 年 9 月底，我国累计报告艾滋病病例 264 302 例。最近 5 年，我国累计报告 HIV 感染者和 AIDS 以年均 15.57% 的速度增长（表 10-1）。联合国艾滋规划署（UNAIDS）在《我们携手终结艾滋病》报告中估计，中国的艾滋病患者及感染者约有 78 万人。从这些数据可以看到，从 1985 年发现首例艾滋病患者至今，中国的艾滋病疫情蔓延速度非常惊人。

2. 我国艾滋病疫情发展的特点

（1）疫情地区差异大：在我国，艾滋病疫情分布存在着显著的地区差异。根据卫生部统计，截至 2012 年 12 月底，中国大陆共报告 HIV 感染者和 AIDS 患者达到 50 多万。其中，疫情最严重的是云南、广西、河南、四川省（区），上述地区 HIV/AIDS 人数均在 5 万以上，合计达到 29 万余人，占全部感染者的 56.8%。新疆、广东省（区）的疫情也比较严重。疫情最轻的地区包括宁夏、青海、西藏省（区），感染者合计为 1614 人。

表 10-1　2007 年以来我国艾滋病疫情发展情况

年份	HIV 感染者 AIDS 患者	增长率	年份	HIV 感染者 AIDS 患者	增长率
2007	223 501		2011	429 000	15.82%
2008	264 302	18.26%	2012	500 604	16.69%
2009	319 877	21.03%	2013	573 091	14.48%
2010	370 393	15.79%	2014	659 422	15.06%

资料来源：根据卫计委、中国疾病预防控制中心发布数据整理得出

（2）总体低流行，但整体呈上升趋势：从近几年对艾滋病疫情的统计来看，我国每年的艾滋病疫情数字增加明显，各省市每年的发现报告人数不同，但整体上呈上升趋势。截至2011年底，我国全人群感染率为0.058%，仍属于疫情低流行国家。但由于新发感染者多为青年人，因而需要警惕疫情从高危人群向一般人群扩散。

（3）性传播是主要的感染途径：根据卫生部、联合国艾滋病规划署、世界卫生组织联合发布的《2011年中国艾滋病评估报告》显示，性传播占新发感染八成以上，性传播已经成为艾滋病传播的主要途径。尤其需要注意的是，男男同性性传播比例上升明显。在2012年1—10月新报告的艾滋病病毒感染者中，经性途径传播所占比例为84.9%（2011年同期77.9%），其中，男男同性性传播所占比例为21.1%（2011年同期为15%）。在2014年新发现的HIV感染者／AIDS患者中，异性性传播占66.4%，同性性传播占25.8%，两者合计高达92.2%。

（4）发病和死亡数持续增加：根据中国疾病预防控制中心的数据显示，据2005—2011年每2年1次评估，估计艾滋病患者人数分别为7.5万、8.5万、10.5万、15.4万，而艾滋病死亡人数也呈上升趋势，2005年为2.5万，2011年为2.8万，发病和死亡数都在持续增加。2012年1—10月，艾滋病死亡人数为17 740例，较2011年同期增加8.6%，截至2014年12月底，全国累计报告AIDS死亡人数158 743例[1]。

（5）女性感染者比例上升：相关数据显示，在我国艾滋病病毒感染者中，女性感染者已由1998年的15.3%上升至2004年的41%。中国疾病预防与控制中心的统计表明，在我国每年的新发艾滋病感染者中，男性和女性感染比例已从20世纪90年代初的5∶1上升到2∶1，甚至是局部地区的1∶1。女性感染者的增长，主要有2个原因：一是在从事商业性行为的女性中，感染者有所增加；二是近年来我国加强了对既往有偿献血人群的艾滋病监测，发现了一些女性感染者，并通过统计数据反映出来。

---

[1] 中国疾病预防控制中心. 2014年12月全国艾滋病性病疫情及主要防治工作进展. 中国艾滋病性病, 2015, 21(2): 87.

（三）艾滋病引起的相关问题

1. 患者及其家庭面对的主要问题

（1）对艾滋病及其死亡结果的恐惧：目前，艾滋病仍是人类医学界尚未攻克的疾病。虽然通过临床干预，患者的症状可以得到一定的控制，但死亡结果是不可抗拒的。由于艾滋病的高病死率，加之发病期的痛苦症状，使得患者及其家人极易产生对死亡的恐惧感。有些患者因恐惧而隐瞒病情或耽误治疗，使病情进一步恶化。

（2）因绝望产生抑郁或报复行为：感染艾滋病使患者感到绝望，加之社会对患者通常采取躲避、歧视、冷漠态度，往往给感染者带来沉重的精神压力。有些患者在自责、内疚、羞愧等情绪的纠缠下陷入抑郁。少数患者因社会歧视滋生报复心理。他们或隐瞒病情，故意传播艾滋病病毒；或采取极端手段，制造社会恐慌。

（3）因歧视而难以立足：由于艾滋病传播途径具有特殊性，使得那些经由性行为、吸毒而感染的患者往往被贴上"道德低下者"的标签，被认为是"有问题的人"。患者既会受到家人和亲友的责难，也会受到社会的非议和排斥。"污名化"使得患者在他人眼中丧失其社会价值与尊严，导致其在家庭中得不到关爱，在社会上难以立足。

（4）因患病致使家庭功能受损：家庭具有养老育幼、情感慰藉、经济支持等功能，然而，一旦家庭成员感染艾滋病病毒，家庭的功能就会受到削弱甚至是瓦解。例如，感染者在发病前后可能部分丧失或全部丧失劳动力，导致其失去工作，进而影响家庭的经济收入。艾滋病对家庭经济的影响还体现在医疗费用开支上。调查表明，患者的家庭收入平均比感染前下降近30%。再如，艾滋病感染者在家庭中可能扮演父母或子女角色，并相应地在家庭中承担抚养、教育和赡养等功能，但感染艾滋病会导致角色丧失，进而瓦解家庭成员之间的支持功能。有些艾滋家庭会提前结束家庭生命周期，致使家庭的继替发生中断。

2. 社会发展面临的主要问题

（1）艾滋病对经济发展的影响：艾滋病疫情的蔓延会影响社会经济发展，其原因是：第一，国家需要大量的财政投入去应对疫情。

包括建立专门的防控组织体系，设立医疗机构和监测点，增加科研经费，购买药物和设备，进行社会宣传与社会动员等。政府将大量资金投入到艾滋病预治领域，会影响对其他领域的财政投入，因而会对经济增长产生消极影响。有资料表明，艾滋病的肆虐几乎抵消了非洲国家自独立以来取得的社会经济发展的全部成果。第二，患病者主要是劳动人口，因而会影响经济发展。艾滋病感染者中青壮年人是主体，感染人群主要集中在15~49岁，这一年龄阶段的人群是社会的主要劳动人口，而艾滋病感染者部分或完全丧失劳动能力，将影响社会经济的发展。

（2）对人群健康构成威胁：论及艾滋病往往涉及2个群体：感染者和患者。感染者也称艾滋病病毒携带者，是指感染了HIV，但尚未出现相关临床表现的人。从人体感染HIV到最终发病，患者会经历3个阶段：急性感染期、无症状感染期（潜伏期）、发病期。急性感染期一般为人体感染艾滋病病毒后的2~8周，可出现类似感冒、腹泻等症状，由于症状轻微且常在1~4周自然恢复，故常被人们忽视。在无症状期，感染者表面上很健康，除了血清中抗艾滋病病毒抗体呈阳性外无任何临床症状。处于潜伏期的感染者是传播艾滋病的最大的威胁。在实践中，由于艾滋病被"污名化"，一些感染者选择"遁形"。他们故意隐瞒病情，从而很难被医疗服务体系、社会服务体系所覆盖。感染者处于"地下"状态，一方面影响了艾滋病防控部门对于疫情的判断，另一方面也使得相关部门失去了干预机会。遁形的感染者如果不能自觉地采取防范措施，怀有侥幸心理，或自暴自弃，都极有可能将HIV传播给他人，进而增大了普通人群感染艾滋病的风险。

（3）导致社会恐慌：人们普遍存在的"恐艾"心理为一些人制造社会恐慌提供了基础。近些年，我国多地都发生了与艾滋病有关的谣言事件，一度引起民众恐慌。例如，2002年，有人传言说天津街头有艾滋病患者伺机针刺路人，传播HIV，弄得市民人心惶惶；2007年，安徽阜阳疯传某地种植的西瓜被艾滋病患者注射了HIV，导致当地西瓜滞销；2011年，北京出现"阴性艾滋病"谣言，引起社会关注。与艾滋病有关的谣言的传播从一个侧面说明了民众对于艾滋病的恐惧。如若处置不力，则容易引发恐慌情绪，并危及社会安定。

(四) 社会工作介入艾滋病问题

1. 介入内容 在艾滋病导致的各种问题中,最严重的是社会对于艾滋病的无知、恐惧、道德批判,以及由此产生的社会歧视和社会排斥问题。因此,社会工作的介入焦点在于普及艾滋知识,消除社会歧视,维护患者权利,为患者提供支持资源,对高危人群进行行为干预等。

(1) 普及艾滋病知识,加强全社会对艾滋病的科学认识:例如,编印、发放艾滋病知识手册;利用节假日在公共场合宣传艾滋病防控知识;利用报纸、电视等传播媒介进行艾滋病知识教育,使人们了解艾滋病的传播特点、防治办法等,减少对艾滋病的恐惧。

(2) 倡导社会关爱,努力消除对艾滋患者的社会歧视:艾滋病流行30多年来,给感染者带来的不仅仅是疾病本身的痛苦,更让他们无法忍受的是来自于社会的冷漠和排斥。从某种程度说,社会歧视对艾滋病患者造成的伤害比疾病本身更甚。正是因为如此,有人说,人类抗击艾滋病的历史就是一部反歧视的历史。社会工作干预艾滋病歧视应着眼于社会环境的改变。例如,通过制作专题片、微电影等披露患者的心路历程,引导人们正确对待疾病,尊重并关怀患者。从工作重点看,一方面要反对医疗歧视,保障感染者获取医疗服务的权利;另一方面也要反对媒体歧视,促使媒体更公正、客观地报道艾滋病,减少社会大众对感染者和患者的排斥。

(3) 落实《艾滋病防治条例》,维护艾滋患者的合法权利:2006年1月,温家宝总理签署第457号国务院令,宣布自3月1日起实施《艾滋病防治条例》。《条例》对艾滋病的宣传与教育、预防与控制、治疗与救助等问题进行了明确,要求各地落实"四免一关怀"政策。所谓"四免",即为经济困难患者提供免费的抗病毒药物和治疗,为自愿检查人员提供免费咨询和艾滋病病毒抗体初筛检测,为感染艾滋病病毒的孕妇提供免费的母婴阻断医疗服务,艾滋病患者遗孤可获得免费义务教育。所谓"一关怀",即救治关怀,如给予生活补助、扶助患者参加生产活动等。《条例》为社会工作者协助感染者和患者争取经济扶助、受教育、就业、抗病毒治疗等机会提供了法律保障。但在实际执行过程中,艾滋感染者和患者的权利保障还面临诸多困难,需要社会工作提供干预服务。

(4)整合资源,为艾滋病患者提供专业服务:包括政策咨询、就业协助、心理辅导、家庭关系重构、艾滋病病毒感染者/患者精神健康服务及治疗、艾滋病检测中的专业咨询及转介、帮助艾滋病病毒感染者/患者组织支持性小组、建立艾滋病教育、反歧视、精神健康等有关的小组工作等。

(5)以高危人群为重点,促进行为改变:高危人群是指社会上的一些具有某种危险性高的特征(多指疾病)的人群组合。研究发现,与普通人群相比,吸毒者、性工作者、同性恋者等具有较高的感染风险。因此,社会工作者应当配合卫生管理与服务体系做好高危人群的介入服务。例如,推动性工作者、同性恋者提高安全套的使用率,推动吸毒者戒除毒瘾或使用清洁针管等。近些年,我国各级疾病预防控制中心在中国疾病预防控制中心性病艾滋病预防控制中心的指导下,针对吸毒人群、男男人群、娱乐场所服务人员等开展了干预服务,取得了一定成效。

(6)加强研究工作,探索本土社会工作方法:虽然艾滋病的蔓延已成为全球性问题,但对于艾滋病的干预服务却具有地方特点。近几年,在政府相关部门、国际非政府组织、公益基金会的扶持下,我国的一些社会服务机构开始介入艾滋病问题。他们培养艾滋病儿童的抗逆力、对感染者进行心理辅导、为患者建立互助团体,积累了一定的实务工作经验。社会工作研究可以促进实务的改善,探索本土工作方法,因而有助于提高艾滋病介入服务的效果。

2. 参与艾滋病预防控制对于社会工作者的素质要求

(1)熟练掌握艾滋病相关知识:熟练掌握艾滋病相关知识,既是社会工作者顺利开展工作的关键,也是自我保护的需要。只有熟悉艾滋病相关知识,才能很好地给艾滋病患者提供建议。在进行社区和个案工作时,具备业务知识是消除社区成员和新感染者的忧虑,告知他们正确预防和治疗的基本要求。这也是让艾滋病患者信任社会工作者,配合社会工作者的关键。而在进行小组工作时,熟悉艾滋病相关知识就更为重要了。因为很多同伴群体(如一些同性恋群体)的知识水平很高,是否具备专业知识也是社会工作者能否顺利进入群体内部的关键。另外,熟悉相关知识,对社工自身的保护也是很重要的。只有熟悉艾滋病相关的知识,才能消除自身对于艾滋病的恐惧,与艾滋病患者更好地接触,才能从根本上做好这一工作。

(2)具有积极乐观的心理素质:介入艾滋病救助的社会工作者,工作中接触到的都是被社会所排斥或歧视的人群。在这些人群中,社工看到更多的是生活的无奈和人性的负面。在这种情况下,如果没有积极乐观的人生态度,自己的信念就会受到冲击,甚至会从助人者变成受助者。此外,保持自信的心理状态,相信自己所做的一切是有意义、有价值的,认为自己有能力面对不同的案主,能够帮助他们解决问题,这对于实务工作是十分重要的。只有充满自信、坚持不懈,工作者才能够得到艾滋病患者的信任,从而有效地帮助他们。

(3)能够采取灵活多样的工作方式:介入艾滋病患者救助工作的社工,面对的虽然都是艾滋病患者,但他们感染艾滋病的原因却是千差万别。因此,在服务中,社会工作者不能无视对象的差异,采用同一种工作方式。毕竟不同的案主有不同的需求,因而要针对不同的对象,使用不同的干预方式。例如,对于因卖血感染HIV的患者,工作重点应当是经济救助,手段主要是落实《条例》相关内容、帮助申请救助基金、开展社会筹款等;对于艾滋病儿童,最主要的工作是治疗及教育问题,手段主要是落实有关政策、实施心理援助、连接社会资源等;对于高危人群,干预的重点则应当是促进生活方式的转变,如倡导安全的性行为、呼吁人们远离毒品、敦促携带HIV病毒的孕、产妇在医生指导下服用阻断药物等。

四、临终患者的社会工作服务

随着人类社会的进步和医学科学的迅速发展,临终关怀学越来越得到社会的重视。临终关怀,英文对应词语为 hospice care。hospice 一词源于中世纪,原意是"旅游者中途休息的地方"。医学上应用此词,指为临终患者提供关怀照顾的场所。临终关怀,在我国台湾地区被称作"安宁照顾",在我国香港被称作"善终服务",是指由社会各层次人士(如医生、护士、社会工作者、宗教人士、志愿者、政府和慈善团体人员等)组成的团体为临终患者及其家属提供的生理、心理、社会的全面支持与照护。作为一门新的交叉学科、一种新的护理方式,临终关怀为末期患者提供了一种符合人性的、科学的护理,使其能够相对舒适地、安详地、有尊严地走完人生的最后旅程。

(一)临终关怀服务的发展

临终关怀是一种社会文化,有着悠久的历史。在中世纪,西欧的修道院曾为那些处于困境中的患者、濒临死亡的朝圣者、旅游者提供护理服务,并将之称为临终关怀或者招待所。1846年,天主教嬷嬷、爱尔兰修女玛丽·艾肯海德(Mary Aikenhead)在都柏林敞开了她的大门,照顾那些濒死之人。在她去世后,人们为了纪念她的仁爱精神,继续发展其未竟事业,建立了"圣母临终关怀机构"。1905年,临终关怀开始在英国伦敦出现,那里建立了圣约瑟夫临终关怀院。医务社会工作者、护士西塞莉·桑德斯(Cicely Saunders)曾在那里工作。在服务中,桑德斯看到很多濒死之人未能得到更好的护理,心有内疚。1967年,出于一种崇高的慈爱之心和道德情感,已经57岁的桑德斯在伦敦东南部的西登汉开办了一家临终关怀机构——"圣克里斯托弗临终关怀院"。该机构既是著名的濒临死亡患者保健研究和教育中心,也是高质量的临终关怀服务的典范。桑德斯的工作引领了现代临终关怀运动的发展,她被人们称为现代临终关怀的倡导者和奠基人。圣克里斯托弗临终关怀院的服务对象主要是社区内晚期癌症患者、老年病晚期患者等。该院的服务宗旨明确指出:任何一个人,不论其种族、信仰、社会阶层和经济支付能力如何,凡是需要该院帮助的,都会受到热情欢迎,并能得到该院所能提供的最充分的关怀和帮助。此后,美国、法国、日本等60多个国家和地区相继出现临终关怀服务。

20世纪80年代后期,临终关怀被引入中国。1988年,天津医学院在美籍华人黄天中博士的资助下,成立了中国第一个临终关怀研究中心。此后,"临终关怀"一词在大陆开始正式应用。同年,上海诞生了第一家临终关怀医院——南汇护理院。1990年,北京成立了松堂医院。随后,沈阳、南京、西安等城市相继开展了临终关怀服务。在实务工作中,临终关怀的服务对象一般包括:第一,经历持续的自然衰老过程,各主要脏器趋于衰竭的老年人;第二,由于意外伤害导致生命垂危，不可能治愈的患者；第三，不可能治愈，且需要进行姑息治疗的晚期癌症患者；第四，处于慢性病的终末期，预计存活时间有限的患者。

目前，我国临终关怀服务主要有2种模式：一是在综合医院、肿瘤专科医院为患者设立特别病房，由医护人员进行服务与管理；二是举办独立的临终关怀医院，由专业人员护理患者。近年来，少数医疗机构也开始尝试为罹患晚期癌症的贫困患者提供上门护理服务，进而探索出了第3种临终关怀模式——居家关怀模式。从"需求为本"的角度看，在多种服务模式中，居家关怀模式是非常重要的、不可或缺的，因为它更加人性化，也符合大部分患者的真实意愿。日本的平野国美医生提出了"居家临终"概念，并宣称，临终关怀服务应当尊重"患者们在家善终的愿望"。

（二）临终人士的需要和问题

1. 生理方面的问题和需要　死亡之前的临终期包括两方面内容：生理临终期与精神临终期。绝大多数临终人士在两个方面的退化是不同步的。约75%的患者的生理临终期先于神志的丧失。可见，临终患者面临的主要问题之一就是生理的临终。生理的临终是指生活不能自理、各器官和系统全面衰竭、不可逆转。在此阶段，患者通常会经历许多相关的身体不适，如疼痛、呼吸困难、身体虚弱、吃饭和睡觉问题、消化和排泄问题、感觉损伤、麻痹、皮肤问题或吞咽困难等。处于生理临终期的老年人需要医护人员采取各种措施，利用器械、药物进行姑息治疗，以减轻疼痛和不适，减缓各种影响生命质量的症状。

在实务工作中，当患者进入临终关怀程序后，工作人员要为他们安排适宜的居住环境。临终人士的生活环境应当是安静的、舒适的，并配备一定的医疗器械，以便能够及时开展抢救。除非症状严重，否则不要让老人过早住进单间病房或重症监护室，以免造成资源浪费，加速老人的功能退化。在照顾服务中，工作者要给予患者舒适和安全的体位，帮忙翻身擦拭，避免压疮发生；要设法鼓励患者进食，防止虚脱与并发症；要特别关注患者的清洁卫生，预防感染，维护其人格尊严。临终关怀的重要任务是控制疼痛，淡化"治疗"色彩，强调"舒缓照护"。它强调把死亡视为一个正常的过程，既不人为加速也不竭力阻止这一过程。临终关怀的目标是让患者少一些痛苦和绝望，多一些自主和尊严。

2. 心理方面的问题和需要 临终人士通常都会经历相当大的情绪压力。在走向生命终点时，患者不可避免地会感受到死亡的威胁，对可能经历的死亡过程感到恐惧。他们担心失去对身体和生活的控制感，担心自己独处或被家人抛弃。一些患者会因"未完成的事业"而抱憾，为自己拖累了家庭而内疚等。在死亡到来之前，患者还会陷入神智不清的状态，即精神临终。因此，临终患者所需要的另一项服务就是心理支持。身体上的疼痛，可以通过医疗手段进行干预，但心理上的痛苦，只能依赖他人的爱与关怀。因此，在实务工作中，医护人员、社会工作者、心理咨询师等专业人士要了解患者的心理活动，做好心理护理工作，包括：第一，建立良好的护患关系，取得患者的信任。第二，对患者的认知偏差进行干预。焦虑、抑郁等行为是源于人们对环境刺激的错误认知，因而调整患者对应激的认识是很重要的。沟通时，既要弄清楚他们的认识偏差，又要与患者一起讨论分析，使其转变旧看法，形成新认识。第三，合理的情绪疗法。积极疏导，鼓励患者表达消极情绪，以减轻心理负担。第四，利用社会支持系统，动员家人、朋友、志愿者探视老人、关爱老人。

心理护理是临终关怀的重要内容，它贯穿临终护理的全过程。临终患者的心理状态极其复杂，要求服务团队要能够谅解和宽容患者。在香港，善终服务机构要求辅导员在帮助垂死患者之前，首先要反省自己对死亡的感受和态度。机构认为，若辅导员内心对死亡充满焦虑，便不能自由地、镇定地辅导患者，也很难与患者有真诚的接触。日本的临终关怀机构要求医护人员掌握患者的性格、心态，正确判断其心理承受能力，选择适当的方式告知真实病情，使患者有充分的心理准备配合治疗，珍惜与亲人共同拥有的临终时光。提供心理支持，要求服务人员以温和的语言、亲切的态度、耐心的照顾，去体贴、安抚临终者，使其心理获得平衡。心理护理要尊重临终患者的生活习惯、宗教信仰、兴趣爱好，为他们提供生理、心理、灵性、社会各方面的帮助。

《相约星期二》简介

米奇是一位体育专栏主持人,莫里是一位社会学教授。在米奇毕业15年后的一天,他偶然得知自己的老师莫里身患绝症,来日无多。米奇决定去探望教授,并相约每周二去听教授讲课。在以后的14周,米奇按照约定准时去探望老师,聆听他的教诲。后来,米奇把整个事情的过程,以及课堂笔记整理成了《相约星期二》。这本书在美国一经出版便轰动一时,连续44周名列图书销售排行榜,被翻译成30余种文字,创造了近年来图书出版业的一个奇迹。

这本书的封面印着这样一句话"一个老人,一个年轻人和一堂人生课"。在陪伴莫里走过人生最后时光的14周里,莫里与米奇探讨了许多人生话题:如何面对他人、爱与恐惧,如何面对家庭、感情及婚姻,以及如何面对金钱与文化、衰老与死亡等,最后一堂课是莫里的葬礼。《相约星期二》细致地刻画了一位老人罹患绝症后的生理体验和心路历程,更有超越文字之上的人生体悟……莫里曾经说:"这是失去自理能力的最后界限:得有人替我擦屁股,但我要努力适应它。""清醒的神智被禁锢在一个躯壳内。""那是我悲哀的时刻。我触摸自己的身体,移动手和手指——一切还能动弹的部位——然后为自己失去的感到悲哀。""来日无多和毫无价值不是同义词。"

(三)医务社会工作介入临终关怀

任何生命都有终结的时候,在生命终结时都有所希望,而临终关怀通过尽量满足临终者的合理要求,让他们感受到生命的温暖,从而减轻身体或精神上的痛苦。临终关怀是为了让患者有尊严地、无憾地到达人生彼岸而开展的一项社会公共事业,是社会文明进步的标志。现在,有越来越多的临终患者在医疗机构中走完人生的最后一段路程,他们需要专业人士的支持。社会工作是临终关怀服务的组成部分。在欧美国家,临终关怀服务通常由一个专业团队提供,团队中包括注册护士、内科医生、营养师、社会工作者、牧师和法律顾问等。医务社会工作介入临终关怀主要涉及以下内容。

1. 针对临终患者的服务 社会工作者需要统筹考虑患者的身体、心理、灵性、社会等各方面的需求，制订一个完整的照顾计划，并联合临终关怀团队中的其他人员，实施照顾计划。具体的实施工作包括：第一，协助医务人员为患者提供姑息处置，减轻身体不适。第二，处理患者的不良情绪，通过心理疏导为其提供支持。第三，满足患者的灵性照顾需求。灵性照顾一般包括生命回顾、道别、全程陪同走过悲伤的所有阶段、共同面对死亡的事实、协助处理未完成的事务、探寻生命与死亡的意义、谈论希望与害怕的事物等内容。灵性照顾是一个帮助患者探究其一生的过程，通过生命回顾，协助患者重新体会自己生命的价值。灵性照顾通过谈论死亡，可以降低患者对死亡的恐惧；通过谈论希望和未处理的事务，可以帮助患者实现自我整合。

2. 针对患者家属的服务 在照顾临终患者时，家属往往承担着巨大的经济压力、身体压力和精神压力，尤其是主要照顾者。社会工作者需要帮助家属宣泄不良情绪，协助其处理日常压力性事件造成的情绪问题。另外，在临终患者离世后，家属可能会长时间处于悲伤期，甚至无法顺利回归到个人正常的生活中，这些都需要社会工作者通过行动协助、哀伤辅导等方式，协助家属渡过哀伤期。在现代临终关怀服务中，不仅要追求患者的善终、无憾的离世，也要达致"生死两相安"，即亡者无憾、生者无悔。换言之，尽可能减少亲人离世对于患者家属的消极影响，也是临终关怀服务的基本目标。

3. 针对不同群体的沟通服务 社会工作者需要维持患者、患者家属、医疗工作人员之间良好的沟通，成为联接不同群体的桥梁，以实现医疗信息、需求信息的畅通和有效传递。在临终关怀团队内部，因具体分工不同、操作方法不同、价值理念不同等，各工作成员之间可能产生分歧，社工需要承担协调的功能，缓解矛盾，使团队保持一致。临终关怀团队成员也承受着一定的压力，包括受到服务对象悲伤情绪的影响、体验死亡带来的无助与无奈等，社会工作者在这方面也需要提供支持与辅导。

4. 整合各类资源的服务 开展临终关怀服务，需要挖掘和整合很多相关资源。例如，社工要帮助患者处理未竟事务，可能需要联系其亲友、工作单位、社区等；社会工作者在服务患者时，经常需要发动善心人士、志愿者探访和陪护老人；社会工作者在协助家属准备和料理患者的后事时，可能需要联系宗教机构、殡葬服务机构等。总之，在为患者提供临终关怀的过程中，社会工作者应当尽可能挖掘家庭内外、机构内外的资源，使患者及其家人能够获得有效的支持，最大限度地满足他们的合理需求。

5. 与社会倡导有关的服务　临终关怀的目标是让患者在离世前少受一些身体或精神上的痛苦，感受家庭与社会的温暖，能够平静地、无憾地走完一生。因此，倡导活动也应该围绕上述目标进行。有效的倡导通常通过2种途径达成，即代表服务对象与影响决策者。例如，将服务对象的心声和诉求反映给机构，促使机构采取更人性化的、"全人"的照顾方式，提高患者的生存质量；呼吁患者家人及机构尊重患者的真实意愿和自决权利，如不做过度的、无意义的临床抢救。目前，在美国、加拿大等发达国家，很多人在身体健康或意识清醒的状态下签署"生前预嘱"，对临终前的医疗救治作出安排，声明在死亡无法避免时，不采取气管插管、心脏电击、心内注射等抢救措施，以减少痛苦，有尊严地离世。生前预嘱的诞生是很多有识之士积极倡导的结果，体现了对患者生命和权利的尊重。对于临终人士有"尊严死"及其相关需求，社会工作者有责任将之反馈给政策设计者。

【本章关键词】

三无患者；癌变；艾滋病；临终关怀

【复习指导】

1. 小组讨论:"三无"患者给医疗卫生服务带来了哪些问题?
2. 从网络上查找资料,了解医院是如何为"三无"患者提供服务的,并讨论如何完善针对"三无"患者的医疗服务和社会服务。
3. 结合案例,讨论肿瘤患者的心理及服务需求,并思考社会工作如何进行干预。
4. 了解艾滋病的传播途径,讨论艾滋病带来的问题。
5. 请阅读文章《走完最后一里路,有尊严》(作者:成锡锋),组织小组讨论,分析患者家人的感受与需要,并探讨如何为临终人士的照顾者提供支持。

  几年前,母亲得了脑瘤,生命垂危。尽管我愿意竭尽全力来减轻她的痛苦,延长她的生命,但最终还是子欲养而亲不待。后来读到首都经贸大学程虹教授的译著《心灵的慰藉》,其序中提及:"我与《心灵的慰藉》的作者特丽·T.威廉斯在某种程度上有着相似的经历。因为,在翻译此书的同时,我也在照顾身患癌症的老人,并陪伴她走完生命的最后一程,这个过程持续了5年。所以,翻译《心灵的慰藉》,也使我能面对残酷的现实,成为本人心灵的慰藉。相比之下,《低吟的荒野》翻译的进度较快,因为,我是在拼命地译书,来填补痛失亲人的心灵空缺",不禁心有戚戚:要是我们身边有临终关怀服务,该多好。与朋友分享程教授这段文字以及我自己的不堪之痛,才发现和我有类似经历的人还真不少。(该文刊于《南方周末》,2014-1-30)

6. 推荐学生阅读下列文献:①联合国艾滋病规划署:《生活在一个有艾滋病的世界里》(中文版);②米奇·阿尔博姆:《相约星期二》;③于娟:《此生未完成》;④苏绚慧:《死亡如此靠近》;⑤罗点点:《我的死亡谁做主》,并分享阅读感受。

附录一　健康教育服务规范[①]

一、服务对象

辖区内居民。

二、服务内容

（一）健康教育内容

1. 宣传普及《中国公民健康素养——基本知识与技能（试行）》。配合有关部门开展公民健康素养促进行动。
2. 对青少年、妇女、老年人、残疾人、0~6岁儿童家长、农民工等人群进行健康教育。
3. 开展合理膳食、控制体重、适当运动、心理平衡、改善睡眠、限盐、控烟、限酒、控制药物依赖、戒毒等健康生活方式和可干预危险因素的健康教育。
4. 开展高血压、糖尿病、冠心病、哮喘、乳腺癌和宫颈癌、结核病、肝炎、艾滋病、流感、手足口病和狂犬病、布氏菌病等重点疾病健康教育。
5. 开展食品安全、职业卫生、放射卫生、环境卫生、饮水卫生、计划生育、学校卫生等公共卫生问题健康教育。
6. 开展应对突发公共卫生事件应急处置、防灾减灾、家庭急救等健康教育。
7. 宣传普及医疗卫生法律法规及相关政策。

[①] 中华人民共和国卫生部(现卫计委). 国家基本公共卫生服务规范(2011年版). [2011-04-25]. http://www.moh.gov.cn/mohfybjysqwss/s3577/201105/51780.shtml

（二）服务形式及要求

1. 提供健康教育资料

（1）发放印刷资料：印刷资料包括健康教育折页、健康教育处方和健康手册等。放置在乡镇卫生院、村卫生室、社区卫生服务中心（站）的候诊区、诊室、咨询台等处。每个机构每年提供不少于12种内容的印刷资料，并及时更新补充，保障使用。

（2）播放音像资料：音像资料包括录像带、VCD、DVD等视听传播资料，机构正常应诊的时间内，在乡镇卫生院、社区卫生服务中心门诊候诊区、观察室、健教室等场所或宣传活动现场播放。每个机构每年播放音像资料不少于6种。

2. 设置健康教育宣传栏 乡镇卫生院和社区卫生服务中心宣传栏不少于2个，村卫生室和社区卫生服务站宣传栏不少于1个，每个宣传栏的面积不少于2平米。宣传栏一般设置在机构的户外、健康教育室、候诊室、输液室或收费大厅的明显位置，宣传栏中心位置距地面1.5~1.6米高。每个机构每2个月最少更换1次健康教育宣传栏内容。

3. 开展公众健康咨询活动 利用各种健康主题日或针对辖区重点健康问题，开展健康咨询活动并发放宣传资料。每个乡镇卫生院、社区卫生服务中心每年至少开展9次公众健康咨询活动。

4. 举办健康知识讲座 定期举办健康知识讲座，引导居民学习、掌握健康知识及必要的健康技能，促进辖区内居民的身心健康。每个乡镇卫生院和社区卫生服务中心每月至少举办1次健康知识讲座，村卫生室和社区卫生服务站每2个月至少举办1次健康知识讲座。

5. 开展个体化健康教育 乡镇卫生院、村卫生室和社区卫生服务中心（站）的医务人员在提供门诊医疗、上门访视等医疗卫生服务时，要开展有针对性的个体化健康知识和健康技能的教育。

三、服务流程（略）

四、服务要求

（一）乡镇卫生院和社区卫生服务中心应配备专（兼）职人员开展健康教育工作，每年接受健康教育专业知识和技能培训不少于8学时。树立全员提供健康教育服务的观念，将健康教育与日常提供的医疗卫生服务结合起来。

（二）具备开展健康教育的场地、设施、设备，并保证设施设备完好，正常使用。

（三）制订健康教育年度工作计划，保证其可操作性和可实施性。健康教育内容要通俗易懂，并确保其科学性、时效性。健康教育材料可委托专业机构统一设计、制作，有条件的地区，可利用互联网、手机短信等新媒体开展健康教育。

（四）有完整的健康教育活动记录和资料，包括文字、图片、影音文件等，并存档保存。每年做好年度健康教育工作的总结评价。

（五）加强与乡镇政府、街道办事处、村（居）委会、社会团体等辖区其他单位的沟通和协作，共同做好健康教育工作。

（六）充分发挥健康教育专业机构的作用，接受健康教育专业机构的技术指导和考核评估。

（七）运用中医学理论知识，在饮食起居、情志调摄、食疗药膳、运动锻炼等方面，对城乡居民开展养生保健知识宣教等中医健康教育，在健康教育印刷资料、音像资料的种类、数量、宣传栏更新次数及讲座、咨询活动次数等方面，应有一定比例的中医药内容。

五、考核指标

（一）发放健康教育印刷资料的种类和数量。
（二）播放健康教育音像资料的种类、次数和时间。
（三）健康教育宣传栏设置和内容更新情况。
（四）举办健康教育讲座和健康教育咨询活动的次数和参加人数。

六、附件

健康教育活动记录表

活动时间:		活动地点:	
活动形式:			
活动主题:			
组织者:			
接受健康教育人员类别:		接受健康教育人数:	
健康教育资料发放种类及数量:			
活动内容:			
活动总结评价:			
存档材料请附后 □书面材料　□图片材料　□印刷材料　□影音材料　□签到表 □其他材料			

填表人（签字）：　　　　负责人（签字）：

　　　　　　　　　　　　　　　　填表时间：　　年　　月　　日

附录二　医务社会工作实务常用工具

一、住院患者个案服务记录表

案主姓名		年龄		性别	
科室名称		病床号		家庭住址	
入院时间		主治医生		案主编号	
接案时间		结案时间			
服务次数		社工姓名			
（一）案主的病史及病情					
（二）案主的问题与需要					
（三）案主的心理与社会功能					
（四）案主的支持资源					
（五）服务目的与目标					
（六）服务计划与实施情况					
（六）服务效果评估					
（七）跟进与回访					

二、患者非正式支持系统评估表

	姓名	年龄	文化程度	职业	健康状况	收入状况	双方关系
家庭成员							
其他亲友							
评估结论							

三、患者问题预估表

案主问题概述	生理方面	
	心理方面	
	社会环境	
	家庭环境	
	其他	
社会工作者的判断		

四、个案工作评估表

个案工作评估	案主自我评估	
	工作者评估	
	照顾者评估	
	评估结论	
	工作反思	

五、小组活动计划书（示例）

（一）小组名称

（二）小组基本情况

1. 类型 / 性质
2. 人数
3. 活动次数
4. 活动时间
5. 活动地点

（三）小组目的与目标

（四）具体活动安排

节次	时间	主题	内容	地点	负责人

（五）资源保障

（六）可能的困难及其应对

（七）评估方式与办法

社工签名：_____ 日期：_____
督导签名：_____ 日期：_____
机构签章：_____ 日期：_____

六、小组工作评估表（定性）

（一）小组目标评检

1. 主要目标是否达成及如何达成：

_____

2. 其他目标是否达成及如何达成：

_____

（二）小组过程评检

1. 计划筹备情况：

_____

2. 组员参与情况（态度、出勤、程度）：

_____

3. 志愿者参与情况（数量、态度、程度）：

_____

4. 突发情况及其处置（若适用）：

_____

(三)小组效果评估

1. 组员的反馈(优点、不足):

_____

2. 志愿者的反馈(优点、不足):

_____

3. 工作者自评(收获、反思):

_____

(四)跟进及建议:

_____
_____

(五)督导评语:

_____
_____
_____

社工签名:_____ 日期:_____
督导签名:_____ 日期:_____
机构签章:_____ 日期:_____

附录三 医务社会工作常用政策法规资源列表

政策资源名称	时间	所涉及的主要实务问题
医疗事故处理条例	2002	医疗事故的处理流程、要求,患者、医疗机构、医护人员合法权益的维护等
医疗事故技术鉴定暂行办法	2002	可用于指导患者申请医疗事故鉴定,协调医患关系
医疗事故分级标准(试行)	2002	指导患者了解医疗事故分级政策,理性对待医疗纠纷或争议
中华人民共和国安全生产法	2002	协助患者了解安全生产法律,知晓自身权利与义务
突发公共卫生事件应急条例	2003	指导社工参与突发公共卫生事件的处理
关于疾病预防控制体系建设的若干规定	2004	帮助社会工作者了解国家疾控体系的构成、层级、职责、人员配备等相关规定
中华人民共和国妇女权益保障法	2005	妇女的合法权益及其维护
中华人民共和国艾滋病防治条例	2006	指导 HIV 感染者、AIDS 患者依法维权
卫生信访工作办法	2006	规范卫生信访工作和信访行为
处方管理办法(试行)	2006	指导患者了解卫生系统关于处方书写、开具、调剂等相关规定
中华人民共和国劳动合同法	2007	用于指导患者解决劳动关系方面的纠纷
中共中央国务院关于深化医药卫生体制改革的意见	2009	社会工作者应当了解国家医药卫生体制改革的目标、内容、原则、路线图等
关于进一步完善城乡医疗救助制度的意见	2009	指导患者了解城乡医疗救助政策精神、要求、程序等
中华人民共和国侵权责任法	2009	指导患者了解民事权益及其维护依据
工伤认定办法	2010	指导患者了解工伤认定的办法、程序等
中华人民共和国社会保险法	2010	协助患者了解保险待遇、领取办法等

政策资源名称	时间	所涉及的主要实务问题
医疗卫生服务单位信息公开管理办法（试行）	2010	协助患者了解医疗机构相关信息，维护知情权，促进医患和谐
公共场所卫生管理条例实施细则	2011	帮助社工了解公共场所卫生管理的内容、要求、监督、法律责任等
中华人民共和国精神卫生法	2012	精神卫生服务的规范实施，精神障碍患者的权益及其保障等
中华人民共和国老年人权益保障法	2012	老年人的合法权益及其维护
职业病诊断与鉴定管理办法	2013	指导患者了解职业病诊断与鉴定相关事项
结核病防治管理办法	2013	使社会工作者了解结核病防治体系，以及管理、治疗、随访政策
人体捐献器官获取与分配管理规定（试行）	2013	使社会工作者了解人体器官获取组织，以及人体器官捐献协调员的条件、职责、监督管理等事项

参考文献

一、中文文献

[1] 傅华, 叶葶葶. 临床预防医学. 上海: 复旦大学出版社, 2006.
[2] 国家体育总局. 第二次国民体质监测报告. 北京: 人民体育出版社, 2007.
[3] 国家统计局. 中国统计年鉴·2010. 北京: 中国统计出版社, 2010.
[4] 黄陈碧苑, 廖卢慧贞, 文锦燕. 交往技巧的运用与分析. 北京: 清华大学出版社, 2005.
[5] 金蔚如. 医务社会工作. 台北: 五南图书出版公司, 1988.
[6] 刘继同. 医务社会工作导论. 北京: 高等教育出版社, 2008.
[7] 刘淼. 临床医学概论. 北京: 科学出版社, 2010
[8] 廖荣利. 医疗社会工作. 台北: 巨流图书公司, 1991.
[9] 罗伯特·施耐德, 洛丽·莱斯特. 社会工作倡导: 一个新的行动框架. 韩晓燕, 柴定红, 译. 上海: 格致出版社, 上海人民出版社, 2011.
[10] 洛伊斯·A. 考尔斯. 医疗社会工作: 保健的视角. 刘梦, 王献蜜, 译. 2版. 北京: 中国人民大学出版社, 2011.
[11] Roberta G Sanda. 精神健康——临床社会工作实践. 何雪松, 译. 上海: 华东理工大学出版社, 2003.
[12] 孟馥, 王彤. 医务社会工作与医院志愿者服务实用指南. 上海: 文汇出版社, 2011.
[13] 莫藜藜. 医务社会工作. 台北: 桂冠图书股份有限公司, 1998.
[14] 全国社会工作者职业水平考试教材编写组. 社会工作实务(中级). 北京: 中国社会出版社, 2007.
[15] 全国社会工作者职业水平考试教材编写组. 社会工作实务(中级). 3版. 北京: 中国社会出版社, 2014.
[16] 全国社会工作者职业水平考试教材编写组. 社会工作综合能力(中级). 北京: 中国社会出版社, 2012.
[17] 史柏年. 社会工作实务(中级). 北京: 中国社会出版社, 2010.
[18] 汪春祥. 预防医学基础. 北京: 高等教育出版社, 2005.
[19] 香港·社会服务发展研究中心. 医务社会工作实务手册. 广州: 中山大学出版社, 2013.

[20] 谢美娥. 老人长期照护的相关论题. 台北: 桂冠图书公司, 1993.
[21] 姚卓英. 医务社会工作. 台北: 正中书局, 1978.
[22] 帕梅拉·特里维克西. 社会工作技巧——实践手册. 肖莉娜, 译. 2版. 上海: 格致出版社, 2010.
[23] 叶锦成. 精神医疗社会工作: 信念、理论与实践. 台北: 心理出版社, 2011.
[24] 殷秀珍. 康复医学. 北京: 北京医科大学出版社, 2002.
[25] 张开宁. 应对艾滋危机的公共管理与公共服务. 北京: 中国人口出版社, 2005.
[26] 曾光. 中国公共卫生与健康新思维. 北京: 人民出版社, 2006.
[27] 花菊香. 突发公共卫生事件的社会工作介入时序研究. 社会科学辑刊, 2005, 1: 36-41.
[28] 黄敬亨. 健康城市的发展与展望. 中国健康教育, 2002, 1: 8-10.
[29] 焦若水. 精神性与社会工作. 广东工业大学学报, 2013, 1: 19-26
[30] 李霁, 张怀冰. 医学模式的演进与医患关系的变更. 中国医学伦理学, 2004, 2: 8-12.
[31] 李茹锦, 唐斌尧. 略论社会工作在社区康复领域中的运用. 中国康复理论与实践, 2004, 10(8): 510-511.
[32] 李义军. 医务社会工作对疾病治疗康复的介入思考. 医学与哲学, 2009, 7: 36-38.
[33] 刘斌志. 社会工作视野下构建和谐医患关系的策略分析. 医学与哲学, 2008, 4: 1-5.
[34] 刘继同. 改革开放30年以来中国医务社会工作的历史回顾、现状与前瞻. 社会工作, 2012, 1: 4-10.
[35] 刘继同. 改革开放30年以来中国医务社会工作的历史回顾、现状与前瞻. 社会工作, 2012, 7: 4-8.
[36] 刘凌, 付伟. 英美两国出院计划发展及其启示. 健康研究, 2011, 6: 455-459.
[37] 罗灵, 仲伟爱. 临终关怀与医务社会工作. 中国民康医学, 2010, 22(20): 2660-2662.
[38] 蒲爱德. 医务社会工作者: 他们的工作与专业训练. 社会工作, 2008, 4: 4-9.
[39] 宁蔚夏. 医学模式与健康观的变迁. 生命世界, 2012, 3: 36-39.
[40] 宋海燕. 论科学健康观的时代变迁. 南华大学学报(社会科学版), 2010, 11(3): 15-17.
[41] 王素明. 精神康复实务教学探讨. 山西医科大学学报(基础医学教育版),

2011, 13(4): 373-375.
- [42] 刘勤, 陈用冲. 麻风康复村的社会回归与社会工作介入分析. 社会工作, 2012, 4: 81-83.
- [43] 中国疾病预防控制中心. 2014年12月全国艾滋病性病疫情及主要防治工作进展. 中国艾滋病性病, 2015, 21(2): 87.
- [44] 王卫平, 肖慧欣. 部分国家地区医务社会工作专业人才培养模式研究. 辽宁医学院学报(社会科学版), 2012, 10(3): 16-20.
- [45] 汪炎雄, 白洪海. 临终关怀———一项造福于人类的崇高事业. 中国医学伦理学, 1992, 4: 31-33.
- [46] 徐晖, 李峥. 精神疾病患者病耻感的研究进展. 中华护理杂志, 2007, 42(5): 455-458.
- [47] 赵怀娟. 国内医患关系研究评价. 医学与社会, 2012, 10: 13-16.
- [48] 赵岳. 出院计划: 患者出院过程中的连续护理模式. 继续医学教育, 2006, 20(29): 5-7.
- [49] 郑雄飞. 医患关系的伦理透视和实践理性. 北京社会科学, 2009, 2: 56-61.
- [50] 周勇. 美国精神健康领域社会工作及其对中国的启示. 四川大学学报(哲学社会科学版), 2010, 3: 127-132.
- [51] 关婷, 郝徐杰, 周庆环, 等. 加油!医院志愿服务. [2014-01-16]. http://www.jkb.com.cn/htmlpage/40/402454.htm?docid=402454&cat=null&sKeyWord=null.
- [52] 中华人民共和国国务院. 突发公共卫生事件应急条例. 北京: 中国法制出版社, 2003.
- [53] 中国残联. 2012年中国残疾人事业发展统计公报. 2013-03-26.
- [54] 中共中央国务院关于深化医药卫生体制改革的意见. 北京: 人民出版社, 2009.
- [55] 中华人民共和国民政部. 社会工作者道德指引. 2012-12-28.
- [56] 中华人民共和国卫生部(现卫计委). 2010年我国卫生事业发展统计公报. 2011-05-04.
- [57] 中华人民共和国卫生部(现卫计委). 国家基本公共卫生服务规范(2011年版). 2011-04-25.
- [58] 中华人民共和国卫生部(现卫计委). 2011年我国卫生事业发展统计公报. 2012-04-25.
- [59] 中央组织部、中央政法委、民政部等19部委. 社会工作专业人才队伍建设中长期规划(2011—2020年). 2012-02-20.
- [60] 中华人民共和国卫生部(现卫计委). 医务社会工作者调查与政策研究报告. 2007.

二、英文文献

[1] American Hospital Association. Introduction to Discharge Planning for Hospital. Chicago: American Hospital Publishing, Inc, 1983.

[2] Cabot R C. Hospital and dispensary social work // Goldstine, Dora. Expanding Horizons in Medical Social Work. Chicago: University of Chicago Press, 1955: 260

[3] Clare A W, Corney R H. Social Work and Primary Health Care. New York: Academic Press, 1982.

[4] Cockerham W C. Medical Sociology. Englewood Cliffs, New Jersey: Prentice Hall, 1992.

[5] Day P J. A New History of Social Welfare. Englewood Cliffs, New Jersey: Prentice Hall, 1989.

[6] National Association of Social Workers. Dictionary of Social Work. Silver Spring, Maryland: MASW, 1987.

[7] Rosenberg G. Behavioral Social Work in Health Care Settings. London; New York: Routledge, 2000.

[8] Shulman L. The Skills of Helping Individuals, Families, Groups and Communities.4th ed. Itasca, Illinois: Peacock, 1999.

[9] World Health Organization. Mental Health Policy, Plans and Programmes. 2005.

[10] Cassandra L B. Conceptions of authority within contemporary social work practice in managed mental health care organizations. American Journal of Orthopsychiatry, 2005, 75(3): 409-420.

[11] Engel G L. The need for a new medical model: a challenge for biomedicine. Science, 1977, 196(4286): 129-136.

[12] Loomis J F. Case management in health care. Health and Social Work, 1988, 13(3): 219-225.

[13] National Association of Social Workers. NASW Standard for Social Work in Health Care Settings. 2005.

[14] Nazario J. Confronting the system: how social workers can challenge and change—the laws. Practice Digest, 1984, 7(2): 4-9.

[15] Vaghy A. Report identifies health care issues affecting social work education. Social Work Education Reporter, 1998, 46(3): 8-36.